权威·前沿·原创

皮书系列为
"十二五""十三五""十四五"时期国家重点出版物出版专项规划项目

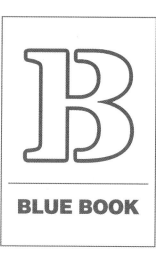

BLUE BOOK

智 库 成 果 出 版 与 传 播 平 台

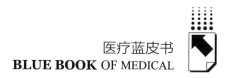

医疗蓝皮书
BLUE BOOK OF MEDICAL

中国县域医共体发展报告（2022）

ANNUAL REPORT ON CHINA'S COUNTY MEDICAL COMMUNITY (2022)

新时代健康保障体系"三明实践"

Exploration on the New Era of Health Security System in Sanming

总　编／荆林波　方伟岗　赵　俊
主　编／詹积富　王雪峰　刘丰梅
副主编／陈　航　张元明　苗艳青

社会科学文献出版社
SOCIAL SCIENCES ACADEMIC PRESS（CHINA）

图书在版编目（CIP）数据

中国县域医共体发展报告 . 2022：新时代健康保障
体系"三明实践" / 詹积富，王雪峰，刘丰梅主编 . --
北京：社会科学文献出版社，2022.9
（医疗蓝皮书）
ISBN 978-7-5228-0536-8

Ⅰ.①中…　Ⅱ.①詹…②王…③刘…　Ⅲ.①县-医
疗卫生服务-研究报告-中国-2022　Ⅳ.①R199.2

中国版本图书馆 CIP 数据核字（2022）第 143152 号

医疗蓝皮书
中国县域医共体发展报告（2022）
　　——新时代健康保障体系"三明实践"

总　　编 / 荆林波　方伟岗　赵　俊
主　　编 / 詹积富　王雪峰　刘丰梅
副 主 编 / 陈　航　张元明　苗艳青

出 版 人 / 王利民
责任编辑 / 史晓琳
责任印制 / 王京美

出　　版 / 社会科学文献出版社·国际出版分社（010）59367142
　　　　　 地址：北京市北三环中路甲 29 号院华龙大厦　邮编：100029
　　　　　 网址：www.ssap.com.cn
发　　行 / 社会科学文献出版社（010）59367028
印　　装 / 天津千鹤文化传播有限公司

规　　格 / 开　本：787mm×1092mm　1/16
　　　　　 印　张：20.5　字　数：306 千字
版　　次 / 2022 年 9 月第 1 版　2022 年 9 月第 1 次印刷
书　　号 / ISBN 978-7-5228-0536-8
定　　价 / 198.00 元

读者服务电话：4008918866

编　委　会

阴赪宏　首都医科大学附属北京妇产医院院长

陈　凌　解放军总医院第一医学中心神经外科医学部神
　　　　经肿瘤外科主任

闫卫华　新疆生产建设兵团卫生健康委党组书记

时松和　郑州大学公共卫生学院教授

王宏宇　北京大学首钢医院副院长

杨学东　中国中医科学院广安门医院放射科副主任

邓兴菊　信阳市医疗保障局副局长

安占天　新疆生产建设兵团第十三师红星医院院长

万耀华　广东省临床医学学会互联网医院专业委员会副
　　　　主任委员

主编单位简介

中国研究型医院学会移动医疗专业委员会 中国研究型医院学会是经民政部正式批复并登记注册的全国性一级学会，是以探索和建设研究型医院为目标的具有医疗服务、科学研究和临床教学"三位一体"功能的非营利性社会组织。中国研究型医院学会移动医疗专业委员会（以下简称专委会）隶属中国研究型医院学会，是中国首家移动医疗专业学术组织，是从事移动医疗人员自愿组成的专业性、学术性、群众性的全国性学会二级学术团体。专委会自成立以来，长期致力于医联体/医共体建设及老少边穷地区医疗帮扶工作，连续召开了6届全国"互联网+医疗"学术高峰论坛，组织专家团队调研了25个省区市80多个地级市100多个县乡村医疗机构，召开现场座谈会100多场。联合中关村华医移动医疗技术创新研究院，组织相关专家先后出版了《中国医疗联合体建设与健康扶贫蓝皮书》《医疗蓝皮书：中国县域医共体发展报告（2021）》等学术成果，共同申请各类课题、专利等近100项，科技成果在全国10个省区市转化落地并良性运营，有效巩固脱贫成效，助力乡村振兴，受到相关部委及当地政府和百姓的高度好评。

中国社会科学评价研究院 前身为2013年12月成立的中国社会科学院中国社会科学评价中心。2017年7月，经中央机构编制委员会办公室批准，中国社会科学评价研究院正式成立。内设机构共9个，分别为综合办公室、哲学社会科学科研诚信管理办公室、评价理论研究室、机构与智库评价研究室、期刊与成果评价研究室、人才与学科评价研究室、评价数据研究室、公共政策评价研究室、评价成果编辑部。切实履行"制定标准、组织评价、检查监督、保证质量"和科研诚信管理职责，构建中国特色哲学社会科学学术评价体系，制定和完善中国哲学社会科学评价标准，参与制定国际学术评价标准，承担和协调全国哲学社会科学学术评价工作，加强哲学社会科学科研诚信体系建设，统筹指导全国哲学社会科学科研诚信管理工作。

中关村华医移动医疗技术创新研究院 2014年11月于北京创立，是我国首家以移动医疗命名、专业从事移动互联网医疗学术研究的民办非营利性社团组织。由北京30余家三甲医院临床学科带头人及部分科研院校临床、信息化、生物工程学科院士、专家共同发起，旨在为医学专家、医学信息及科技工作者从事移动医疗学术研究及创新服务提供综合性平台。与中国研究型医院学会移动医疗专业委员会多位医工交叉学科专家联合，充分利用云计算、大数据、物联网、移动互联网、人工智能等先进技术，完成了"华医云智慧分级诊疗""紧密型医共体""医共体运行监管评价""医共体医疗保险清分结算""人工智能与数字医疗"等多个信息项目的研发，助力县域医共体信息化建设和健康扶贫，成效显著。各类项目已在北京、河南、河北、甘肃、青海、海南、云南、山东、广东、新疆10个省区市的23个地级市56个县（区）近3000家医疗机构成功运营近6年，服务覆盖超1亿人口，完成远程诊断/会诊超100万例，为群众节约就医成本约1.34亿元，年平均节约基层医师配置费用约1.15亿元。2019年4月被评为全国脱贫攻坚"优秀案例"并荣获支持革命老区"特别贡献奖"，2020年10月荣获"北京市扶贫协作奖——创新案例奖"。

主要编撰者简介

荆林波 经济学博士，二级研究员，中国社会科学评价研究院党委书记、院长，博士生导师。享受国务院政府特殊津贴专家，"新世纪百千万人才工程"国家级人选，国家标准化管理委员会委员，商务部现代供应链专家委员会专家，八部委特聘电子商务专家。参与多项国家和部委重大课题研究。获得孙冶方经济科学奖、万典武商业经济学奖、"有突出贡献中青年专家"等多项荣誉。主要研究方向为产业经济、服务经济、消费经济、哲学社会科学评价。

方伟岗 北京大学临床研究所所长，北京大学医学部原副主任。《中国医疗联合体建设与健康扶贫蓝皮书》《医疗蓝皮书：中国县域医共体发展报告（2021）》主编。享受国务院政府特殊津贴专家，入选教育部"跨世纪优秀人才培养计划"，荣获"北京青年五四奖章"、"卫生部有突出贡献中青年专家"称号。主要研究方向为分子病理学、肿瘤转移机制、细胞信号传导。

赵　俊 医学社会学博士，二级教授，二级研究员，南京医科大学第一附属医院（江苏省人民医院）院长，博士生导师。享受国务院政府特殊津贴专家，南京医科大学党委常委，江苏省政协常委。中国研究型医院学会移动医疗专业委员会主任委员，中国医院协会医院健康促进专业委员会主任委员，中国医学创新联盟联合发起人。主要研究方向为社会医学与卫生事业管理、医药卫生政策与医院管理。

詹积富 福建省医疗保障局首任局长，三明市人大常委会原主任，福建省医改研究会副会长。2012年以来，作为三明医改"操盘手"，主导了三明"三医联动"改革，使三明医改模式获得中央的肯定并向全国推广。入选"十年十人：影响中国医院发展进程代表人物"，荣获"2019年中华医学科技奖卫生政策奖"等奖项。主要研究方向为医药卫生体制改革。

王雪峰 副研究员，中国社会科学评价研究院评价理论研究室副主任。《流通蓝皮书：中国商业发展报告》主编，《医疗蓝皮书：中国县域医共体发展报告（2021）》副主编。主要研究方向为哲学社会科学评价、产业经济、消费经济、商业经济、流通经济。

刘丰梅 中国研究型医院学会移动医疗专业委员会副主任委员兼秘书长，北京大学血管医学中心副主任，中国老区建设促进会医药卫生委员会副主任。《中国医疗联合体建设与健康扶贫蓝皮书》《医疗蓝皮书：中国县域医共体发展报告（2021）》主编。荣获"全国老区建设特别贡献奖"，"老区脱贫 巾帼英雄"、中国优秀扶贫案例"最美人物"、"感动社会 民政榜样"等称号。主要研究方向为医共体/医联体建设、智慧分级诊疗、健康扶贫。

陈　航 管理学博士，研究员，首都医科大学附属北京地坛医院党委书记，中国人民大学医院管理研究中心特聘专家，北京医院协会党建专业委员会主任委员，中国人民争取和平与裁军协会医药卫生界别副主任委员。先后担任中华全国青年联合会第十一届医药卫生界别秘书长，中央和国家机关青年联合会医药卫生界别秘书长，中国控烟协会医院控烟专业委员会秘书长。出版专著《医疗供给侧改革：分级诊疗的合作模式选择研究》，主编《医疗蓝皮书：中国县域医共体发展报告（2021）》，在《中国行政管理》《系统工程》《求索》等全国中文核心期刊和省级刊物发表学术论文17篇。先后荣获"北京市科技先进工作者"、"北京市抗疫先进个人"、2016～2018年国家卫生计生委与 2019~2020 年国家卫生健康委"改善医疗服务管理奖"等。主要研究方向为医改政策、医院党建和管理。

张元明 三明市人民政府副市长，三明市医改领导小组副组长。2016 年 8 月开始分管三明医改工作，带领医改团队深入贯彻落实全国卫生与健康大会精神，继续深化"三医联动"改革，推动三明医改走向治未病、大健康的第三阶段，探索紧密型医共体建设、C-DRG 收付费改革、医保打包支付、慢性病一体化管理、医防融合等全民健康管理改革新路径。主要研究方向为医药卫生体制改革。

苗艳青 经济学博士，北京大学经济学院经济学博士后，研究员，国家卫生健康委卫生发展研究中心整合服务与公共卫生研究室主任，国家卫生健康委县域医共体指导专家组专家，硕士生导师，博士后合作导师。主要研究方向为基层卫生政策、医药卫生体制改革、公共卫生体系。

序

《医疗蓝皮书：中国县域医共体发展报告（2022）——新时代健康保障体系"三明实践"》即将出版，我感到很欣慰。

六年前，对三明医改是否成功和是否可推广，还存在较大的争议，为此我赴三明实地考察调研。三明医改坚定的信念、清晰的思路、切实的效果给我留下了深刻的印象。詹积富同志敢想敢为能为的事迹深深感动了我，我写了"敢为人先"的条幅送给他。

这几年，三明市在原有基础上，继续扎扎实实地推进改革，不断有所创新，有所进步，探索出了以"四个可以"为起点、以"三个回归"为方向、以"三个依靠"为路径和以"三医联动""四级联推"为抓手的中国特色医改经验。

习近平总书记充分肯定并要求推广三明医改经验，国务院办公厅已把"进一步推广三明经验"和"深入推广三明经验"分别作为2021年和2022年深化医改的首要任务和核心任务。国务院医改领导小组连续印发了推广三明经验的通知和实施意见。国务院医改领导小组秘书处将三明认定为全国深化医药卫生体制改革经验推广基地，还建立了深入推广三明经验监测评价机制。各相关部委也积极行动，出台或制定了落实三明经验的政策文件。学习三明经验已经成为全国各地推进深化医改的规定动作。

这部蓝皮书站在建设新时代全民健康保障体系的高度，详细介绍三明十年医改过程，全面展示三明医改成果，深入剖析医改各环节的逻辑

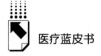

关系，深刻总结三明医改经验，相信能为全国各地推进深化医改提供有益借鉴。

韩启德

2022 年 7 月

前　言

　　分级诊疗制度建设是深化医药卫生体制改革、建立中国特色基本医疗卫生制度的重要内容，是合理配置医疗资源、促进基本医疗卫生服务均等化的重要举措，是"新医改"成败的关键。县域医共体建设作为分级诊疗制度的载体，是深化医药卫生体制改革的重要组成部分，被作为推动城乡医疗资源配置均等化的重要举措列入国家乡村振兴战略。

　　2021年3月，习近平总书记在福建考察时指出："现代化最重要的指标还是人民健康，这是人民幸福生活的基础。把这件事抓牢，人民至上、生命至上应该是全党全社会必须牢牢树立的一个理念。"2021年10月，国务院深化医药卫生体制改革领导小组《关于深入推广福建省三明市经验　深化医药卫生体制改革的实施意见》正式发布，对推广三明医改经验提出了明确要求。

　　基于党中央、国务院推广三明医改经验的要求和各地学习三明医改经验的实际需求，编委会经多次研讨后决定撰写并出版《医疗蓝皮书：中国县域医共体发展报告（2022）——新时代健康保障体系"三明实践"》，为推广三明医改经验贡献绵薄之力。在编纂过程中，我们得到了来自国家卫生健康委、中国社会科学评价研究院、清华大学、北京大学等的专家学者以及部分省区市卫生健康行政管理部门、医疗机构的大力支持。在此，向支持和参与本蓝皮书编纂的各位专家、学者表示深深的谢意！

　　本书为更好地理解三明推行新时代健康保障体系、借鉴学习三明医改经验、发挥好典型示范作用提供了丰富的材料，对推进深化医改、用中国式方

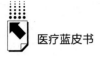
法破解医改这个世界性难题提供了理论和实践支撑，以期服务于健康中国战略和社会主义现代化强国建设。

由于时间仓促，书中瑕疵难免。恳请读者不吝赐教，以便再版时修正。

赵　俊　刘丰梅

2022 年 9 月

摘　要

　　深化医药卫生体制改革是一项涉及面广、难度大的社会系统工程。经过13年的努力探索，我国深化医改已由打基础转向提质量、由搭框架转向建制度、由单项试点转向系统推进的阶段。县域医共体建设是深化医药卫生体制改革步入新阶段的重要内容和重大举措，是推进"以人民健康为中心"思想在县域深化医改中的具体体现，是关乎群众健康福祉的基层医改新政。

　　在县域医共体建设5年多的探索过程中，涌现出一批敢闯能干、勇于创新的典型，形成了一批符合实际、可复制推广的经验做法。其中，三明医改实践经由扭转"以挣钱为中心"的治混乱、堵浪费治理和"以看病为中心"的建章程、立制度的规范建设，进入践行"以健康为中心"的新时代健康保障体系建设阶段，符合我国医改深化的方向。三明医改实践经验先后多次得到党中央、国务院主要领导的肯定，不断被总结推广。三明医改经验推广成为党中央、国务院推进深化医改的重要抓手，也成为全国各地践行深化医改的规定动作。

　　本书选择"新时代健康保障体系'三明实践'"为主题，是编委会在深刻把握和理解新时代、新思想、新要求精神的基础上，依据深化医改和县域医共体建设推进方向和质量提升要求，经过多次严谨慎重、深入激烈研讨后做出的决定。本书旨在推动党中央、国务院所要求的三明医改经验的总结推广，以新时代健康保障体系为核心，对三明医改的整体逻辑、历程、要点、精髓以及实践过程中体现的政府承担办医责任、医药管理体制改革、医疗管理体系改革、医保管理体制改革、打造健康管护体系等方面进行全方位、多维度的系统结构性解析和阐释，并对其成效和经验推广进行了客观全面的评价和研判。

关键词： 三明医改　以人民健康为中心　健康保障体系　县域医共体
健康中国

目 录 ⟩⟩

I 总报告

II 探索篇

III 实践篇

Ⅳ　评价篇

皮书数据库阅读**使用指南**

总报告

Genaral Report

B.1
建设新时代健康保障体系
落实健康中国战略

苗艳青　孙海涛*

摘　要： 新时代健康保障体系是在更高级文明形态引领下和新发展理念催生下的产物，是保持经济高质量可持续发展和实现人民对美好生活向往的必然要求。本文在论述新时代健康保障体系战略意义和理论渊源的基础上，深入分析了新时代健康保障体系的内涵、根本特征与基本特征，以及主要框架，并回顾了我国从无保障到有保障再到全民保障的探索与实践，提出新时代健康保障体系更加强调政府的责任，需要更加紧密的部门联动，保障程度是政府提供基本的托底保障和市场提供非基本的个性化保障等观点，深入阐述了建设新时代健康保障体系面临的挑战，

* 苗艳青，经济学博士，北京大学经济学院经济学博士后，研究员，国家卫生健康委卫生发展研究中心整合服务与公共卫生研究室主任，硕士生导师，博士后合作导师，主要研究方向为基层卫生政策、医药卫生体制改革、公共卫生体系；孙海涛，教授，中国医科大学马克思主义学院硕士生导师，主要研究方向为党史、党建与卫生政策。

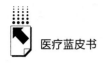

从筹资、服务提供、人才保障、基层卫生体系等方面提出了战略性和策略性的建议。

关键词： 新时代健康保障体系　基本内涵　特征　主要框架

新时代健康保障体系是在我国迈向第二个百年奋斗目标的社会经济发展的大背景下对我国健康保障体系的完善和发展，具有丰富内涵。新时代健康保障体系是在更高级文明形态引领下和新发展理念催生下的产物，是保持经济高质量可持续发展和实现人民对美好生活向往的必然要求。

新时代健康保障体系秉承新发展理念和以人的健康为中心的服务理念，以满足城乡居民日益增长的多层次、多样化的医疗卫生服务需求为导向，从健康影响因素的广泛性、社会性、整体性出发，沿着全方位全周期的服务路径，构建促进全体人民少生病、不生病的服务新模式，最终实现人人拥有健康的目标。新时代健康保障体系的根本特征是一切为了人民健康，具有显著的时代性和实践性。时代性体现为新时代健康保障体系既是对以往卫生健康保障体系的继承，又是为了满足新时代人民日益增长的卫生健康服务需求而产生。实践性体现为新时代健康保障体系植根于中国特色医药卫生体制改革总体框架，是我国基层探索实践的成果归纳，是围绕人的健康需要，以健康筹资保障、新时代整合型服务提供、人财物要素保障、政府责任与监督保障以及健康产业体系形成的基本框架。

一　建设新时代健康保障体系的背景与重大战略意义

（一）背景

全面深化医改以来，以习近平同志为核心的党中央用中国式办法破解医改这一世界性难题，"不仅显著提高了人民健康水平，而且开辟了一条符合我国国情的卫生与健康发展道路"①，初步形成了中国特色的基本医疗卫生制度。在 2016 年全国卫生与健康大会上，习近平总书记提出"要把人民健康放在优先发展的战略地位"②，2016 年 10 月，《"健康中国 2030"规划纲要》印发，正式开启探索全方位全周期全民健康保障之路。进入新时代，我国社会主要矛盾要求卫生健康领域服务提供和保障措施围绕人民健康开展，通过维护健康和提升健康促进人的全面发展，要从健康影响因素的广泛性、社会性、整体性出发，调动全社会的资源共同建设全民健康保障体系，为实现中华民族伟大复兴的中国梦打下坚实健康基础。

（二）必要性

1. 建设新时代健康保障体系是中国共产党践行初心使命的必然要求

中国共产党百年卫生健康事业发展史，经历了建党初期的初创、土地革命时期的起步、抗日战争和解放战争时期的奠基、新中国成立初期艰难曲折的发展以及改革开放以来的阔步前进，积累了宝贵的经验，留下了弥足珍贵的财富，真正体现了我党作为马克思主义执政党的执政理念、价值取向和民生情怀。人民健康乃"国之大者"，是社会主义现代化强国目标的题中应有之义。保障人民健康，必须坚持以人民为中心思想。一切漠视人民医疗诉求的改革都将背离医改的初衷；一切增加百姓就医负担的改革亦必然不能取得成功。在当前建设健康中国宏观背景下，建设新时代健康保障体系实为全面深化医改的重大举措。只有以人民健康为中心，才能破解医改难题，真正实现人民"病有所医"。只有筑牢以人民为中心的理论基石，才能切实构建保障人民健康的改革体系，进而实现健康中国战略，奠定现代化强国之基。

2. 建设新时代健康保障体系是贯彻"健康中国建设"战略部署的时代要求

在 2016 年全国卫生与健康大会上，习近平总书记从党和国家事业全局

---

① 习近平：《习近平谈治国理政》（第二卷），外文出版社，2017，第 370 页。

② 习近平：《习近平谈治国理政》（第二卷），外文出版社，2017，第 370 页。

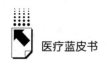

的战略高度，深刻阐述了推进健康中国建设的重大意义、指导思想、工作方针、目标任务和重大举措。习近平总书记提出，"保障人民健康是一个系统工程，需要长时间持续努力。人民群众不但要求看得上病、看得好病，更希望不得病、少得病，看病更舒心、服务更体贴，对政府保障人民健康、提供基本卫生与健康服务寄予更高期望"①，"要坚持正确的卫生与健康工作方针，以基层为重点，以改革创新为动力，预防为主，中西医并重，将健康融入所有政策，人民共建共享"②。"健康中国建设"战略部署深刻揭示了为人民群众谋求健康福祉的目标任务、实现路径和根本方法，为建设新时代健康保障体系提供了基本遵循。

3. 建设新时代健康保障体系是贯彻习近平"三新"重要论述的发展要求

习近平（2021）指出：全面建成小康社会、实现第一个百年奋斗目标之后，我们要乘势而上开启全面建设社会主义现代化国家新征程、向第二个百年奋斗目标进军，这标志着我国进入了一个新发展阶段。在新发展阶段，必须从问题导向把握新发展理念，加快构建以国内大循环为主体、国内国际双循环相互促进的新发展格局。

建设新时代健康保障体系，必须准确把握新发展阶段。新发展阶段是实现党的第二个百年奋斗目标、建成社会主义现代化强国的关键阶段。这就要求，实现国家层面的现代化，必须首先实现全体国民健康现代化。而全体国民健康现代化必须依靠全民健康保障体系的有力支撑。健康是人民生活质量的保证，更是强国的重要标志。如果健康服务和质量达不到世界先进水平，现代化发展目标的实现将失去重要依托。

建设新时代健康保障体系，必须贯彻新发展理念。习近平总书记明确要求从根本宗旨和问题导向来把握新发展理念。我们党的宗旨是全心全意为人民服务，因此，只有人人享有健康服务，每个人的健康都能得到切实保障，才能真正兑现我们党为人民谋幸福的庄严承诺。当前，卫生健康领域区域发

---

① 中共中央文献研究室编《习近平关于社会主义建设论述摘编》，中央文献出版社，2017，第 101 页。
② 习近平：《习近平谈治国理政》（第二卷），外文出版社，2017，第 371 页。

展不平衡、资源配置不均衡、供需矛盾突出等问题依然存在，解决好这些问题，固然需要继续深化医改，但更应该牢固树立以人民为中心的发展和改革理念，围绕人民的卫生健康需求与亟须解决的现实问题，来建设健康保障体系。

建设新时代健康保障体系，必须立足构建新发展格局。在新发展阶段，卫生健康领域构建新发展格局，当前最主要的任务是加快供给侧结构性改革。从人民日益增长的健康需求看，人民群众期盼更高水平的医疗卫生服务，不仅希望看得上病、看得好病，而且能够不得病、少得病，但我国健康筹资体系仍然集中于"病的保障"，医疗服务体系无论是服务还是资源仍然呈现"倒三角"，优质医务人才过于集中在大医院和公立医院，基层人才缺乏仍然是一大难题，康养服务、健康管理等健康产业仍然呈现"跛脚式"发展。可见，我国目前无论是健康筹资体系、医疗服务提供体系还是人才培养体系，都需要进一步优化和完善。只有建设以健康为中心的新时代健康保障体系，人的健康现代化才会实现良好开局。

（三）战略意义

1. 建设新时代健康保障体系，对于落实社会主义现代化强国战略安排，实现党的第二个百年奋斗目标具有战略意义

分两步走建成社会主义现代化强国是党的十九大做出的战略安排。党的十九大报告擘画了"强国蓝图"："到那时，我国物质文明、政治文明、精神文明、社会文明、生态文明将全面提升，实现国家治理体系和治理能力现代化，成为综合国力和国际影响力领先的国家，全体人民共同富裕基本实现，我国人民将享有更加幸福安康的生活"[1]。

实现人的自由全面发展，是现代化发展的目标旨归。无论是党的十九大报告，还是《"健康中国2030"规划纲要》，都贯穿着以人民为中心的发展理念。应该说，现代化强国目标与健康中国建设目标是高度一致的，因为

———————————

① 习近平：《习近平谈治国理政》（第三卷），外文出版社，2020，第23页。

"从国际经验看，健康现代化是国家现代化的一个重要领域，一个现代化国家必然是健康寿命、健康生活、健康服务和健康质量达到世界先进水平的国家。"① 目前，我国主要健康指标与发达国家相比仍存在较大差距。如何保障提升人民健康水平，建设健康保障体系，推进卫生与健康事业高质量发展，不仅是实现国家现代化的前提基础，而且对于实现我们党的第二个百年奋斗目标具有全局性战略意义。

2. 建设新时代健康保障体系，有利于坚持以人民为中心的根本立场，推进马克思主义中国化在卫生健康领域的理论创新

坚持理论创新，不断推进马克思主义中国化，是中国共产党百年奋斗成功的宝贵历史经验。人民健康始终是治国安邦之大事，既关乎现代化发展全局，亦攸关党的执政基础。卫生健康从民生问题到社会政治问题再到强国发展战略，其地位作用表述的不断深化，不仅集中体现了我们党作为马克思主义执政党的执政理念、价值取向和民生情怀，而且也是马克思主义基本原理同中国卫生健康实际相结合的理论创新的逻辑必然。

马克思主义中国化理论创新的历史表明，伟大实践是创新之源，无论革命、建设还是改革，都是在探索中摸索经验，在总结经验中完善理论，在理论创新中，坚持马克思主义人民立场，并且以中国国情为基本依据。因此，在"两个百年"的历史交汇期和战略机遇期，卫生健康事业改革发展的伟大实践必将为马克思主义中国化提供创新动力。在习近平关于健康中国重要论述的引领下，一切为了人民健康，实现更高水平人民健康，在全面深化医改中不断探索卫生改革之路与健康治理之路，也必将开拓卫生健康领域马克思主义中国化理论创新的新境界。

3. 建设新时代健康保障体系，有利于完善中国特色的基本医疗卫生制度，落实健康中国战略

中国特色基本医疗卫生制度是中国医药卫生体制改革实践成果的具体反映。2009 年之前，我国的医改始终在"政府与市场"的争论中前行。但随

---

① 何传启：《中国健康现代化的路线图》，《科学与现代化》2018 年第 2 期，第 27 页。

着党的执政理念的转变，医改方向进行了战略性调整。新医改以来，全民医保基本实现，城乡基本医疗卫生制度初步建立，医药卫生体制改革取得了重大进展。党的十八大以来，全面深化医改坚持以人民健康为中心，加强卫生健康治理体系建设，实施健康中国战略，实现人民对"病有所医"的美好期盼，形成了中国特色的基本医疗卫生制度。

总体上，我国医改是成功的。但回顾我国医改艰辛历程可知，真正建立起保障人民健康的制度体系、满足人民"病有所医"的美好生活需要仍然任重道远。按照《"健康中国2030"规划纲要》的目标要求，到2030年，要形成具有中国特色、促进全民健康的制度体系，全面建立优质高效的整合型医疗卫生服务体系和完善的全民健身公共服务体系，主要健康指标进入高收入国家行列。上述目标的实现，需要坚持我们党对卫生健康工作的集中统一领导，需要更好地发挥政府作用，更需要建设以人民健康为中心的新时代健康保障体系。新时代健康保障体系以习近平关于健康中国重要论述为指导，是以保障人民健康为根本目的的系统化综合性的健康治理体系，对落实健康中国战略，实现现代化强国目标具有战略意义。

二　新时代健康保障体系的理论渊源和基本内涵

人民健康是社会文明进步的重要基础。人民拥有健康意味着我国拥有更加强大的综合国力和可持续发展能力。习近平总书记在2021年3月考察福建三明医改时提出，健康是1，其他是后面的0，没有1，再多的0也没有意义。新时代健康保障体系是在更高级文明形态引领下和新发展理念催生下的产物，是保持经济高质量可持续发展和实现人民对美好生活向往的必然要求。

（一）理论渊源

1. 理论基石：马克思、恩格斯关于人的全面发展理论

马克思、恩格斯关于人的全面发展思想是针对资本主义社会下的人的片

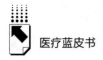

面、畸形的发展而提出的，是为了寻找一条解决人的片面、畸形发展问题的途径而产生的（许崇正等，2011）。马克思、恩格斯关于人的全面发展理论是站在人民的立场上为人类求解放的科学理论。在《德意志意识形态》、《共产党原理》和《共产党宣言》三部著作中，正式提出了"人的全面发展"这一科学概念，并对人的全面发展问题做了比较详尽、深刻的论述。最终在《资本论》以及《1857～1858年经济学手稿》中形成了系统完整的人的全面发展理论。马克思、恩格斯关于人的全面发展理论有四个层次或者有四个含义。第一层次，人能够适应不同的劳动需求，把不同的社会职能当作相互交替的活动方式，这是人的全面发展最基本的层次。第二层次，在相互交替中，人的先天和后天的各种能力得到了自由的发展，"全面的活动因而使我们一切天赋得到充分的发挥"[①]，即人的自由全面发展是人的创造力得以产生的源泉、潜能得到挖掘的手段（许崇正等，2011）。第二层次，人的全面发展不仅需要先天（遗传）能力，还需要后天的各种能力，如维持健康体魄。第三层次，社会全体成员的能力都得到发展，这是人的全面发展的第三个层次，突破了个体，上升到群体的范畴，但仍然是群体的全面发展，并没有指出人的全面发展跟社会的关系。第四层次，个体与社会、自然（环境）和谐发展，指出了人的全面发展是社会、经济、自然（环境）发展的根本目标。马克思、恩格斯把自然（环境）、人、社会看成有机统一的整体，人的全面发展就是他们关于自然、人、社会相互关系的学说。这一学说告诉我们："自然是人的无机身体"，人是自身的自然与人身外的自然的统一体，人是自然存在与社会存在相互依存、相互制约的统一体。可见，马克思、恩格斯关于人的全面发展理论是从个体层面到群体层面再到个体与社会、自然（环境）和谐发展层面，四个层面互相联系，缺一不可，成为建设新时代健康保障体系的理论基石。

2. 文化意蕴：中华民族健康观

在中华优秀传统文化中，作为国粹的中医有着数千年的悠久历史。中医

---

① 《马克思恩格斯全集》（第三卷），人民出版社，1960，第286页。

文化博大精深，是中华民族健康观的思想宝库，蕴含着丰富的卫生预防和健康养生思想，在人们健康维护中发挥着重要作用。（1）身心平衡的健康观。在传统文化中，身体健康是人的健康的根本和前提。儒、释、道三家皆提及饮食、锻炼、保持阴阳平衡、顺应自然规律是保养身体的良策。关于心理健康，《黄帝内经》有云："怒伤肝，喜伤心，思伤脾，忧伤肺，恐伤肾。"情绪过度则会伤及身体健康，因而需保持情绪的协调与平衡。道家也特别重视心理上的修养，《庄子·养生主》主张"安时而处顺，哀乐不能入也，古者谓是帝之悬解"，点明顺应自然、保持良好情绪的重要性。（2）阴阳平衡的健康观。传统中医认为，人体是一个处于动态平衡的有机整体，表现为阴阳平衡方面的相互消长。疾病都是源于阴阳失衡；病愈则归于恢复平衡。只要保持人体的阴阳平衡，人就不会生病，正所谓"阴平阳秘，精神乃治"。中医的阴阳平衡健康观，体现了中华传统文化的中庸之道。中庸强调不偏不倚，应用到传统医学，就是追求人的平衡稳定的健康状态。（3）健康养生的治未病思想。"治未病"是中医具有原创性的观点，这一观点最早见于《黄帝内经》。《黄帝内经·素问·四气调神大论》云："阴阳四时者，万物之终始也，死生之本也，逆之则灾害生，从之则苛疾不起，是谓得道。道者，圣人行之，愚者佩之。从阴阳则生，逆之则死，从之则治，逆之则乱。反顺为逆，是谓内格。是故圣人不治已病治未病，不治已乱治未乱，此之谓也。夫病已成而后药之，乱已成而后治之，譬犹渴而穿井，斗而铸锥，不亦晚乎？"这段话清楚地阐释了治未病的基本含义。所谓"治未病"，就是医生要指导人们保持健康的生活方式，养生颐寿，以提高身体素质，从而达到不得病或少得病的目的，使人们能"尽终其天年"（张志斌、王永炎，2007）。中华民族健康观为建设新时代健康保障体系奠定了浑厚的文化根基。

3. 历史传承：中国共产党的健康观

从战争年代领导中国革命，到新中国成立后进行社会主义建设和改革发展的不同历史时期，中国共产党始终视健康为最重要的民生，将民生作为最大的政治。100年来，党在领导推进卫生事业发展的伟大实践中，始

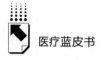
终以人民健康为中心，用马克思主义中国化科学理论做指导，通过保障和改善人民健康增进民生福祉，巩固执政之基。可以说，一部中国共产党的卫生事业发展史，也是一部党的健康观形成和发展的演进史。中国共产党的卫生健康观就是中国共产党在领导中国革命、进行社会主义建设和改革发展的各个历史时期，为保障和改善人民健康，在开展医疗卫生工作时所遵循的根本立场和基本观点，集中体现了中国共产党的执政理念、价值取向和民生情怀。

党的十八大以来，中国共产党高度关注卫生与健康事业的发展，形成了如下卫生健康发展战略思想。第一，以人民为中心，把人民健康放在优先发展的战略地位。这是新时代卫生与健康事业的"基本方略"。习近平在2013年8月会见世界卫生组织总干事时提出，"中国政府坚持以人为本、执政为民，把维护人民健康权益放在重要位置。我们将迎难而上，进一步深化医药卫生体制改革，探索医改这一世界性难题的中国式解决办法，着力解决人民群众看病难、看病贵，基本医疗卫生资源均衡配置等问题，致力于实现到2020年人人享有基本医疗卫生服务的目标，不断推进全面建设小康社会进程"①。在2016年全国卫生与健康大会上，习近平明确指出"没有全民健康，就没有全面小康"②。"健康是促进人的全面发展的必然要求，是经济社会发展的基础条件，是民族昌盛和国家富强的重要标志，也是广大人民群众的共同追求"③。第二，实施健康中国战略，把健康融入所有政策，人民共建共享。这是新时代卫生与健康事业建设的基本路径，是对以往卫生健康工作策略与方法的继承与发扬，体现了时代性和实践性。2016年全国卫生与健康大会确立了新时期我国卫生与健康工作新方针。新方针的提出是同我国人民健康需求相适应的，是针对一定时期卫生与健康事业发展的突出矛盾与问题而提出的。习近平总书记指出，"把健康融入所有政策，人民共建共享，就是从健康影响因素的广泛性、社会性、整体性出发，更加强调政府统

① 《习近平会见世界卫生组织总干事陈冯富珍》，《人民日报》2013年8月21日。
② 习近平：《习近平谈治国理政》（第二卷），外文出版社，2017，第370页。
③ 习近平：《习近平谈治国理政》（第二卷），外文出版社，2017，第370页。

筹协调的责任，更加突出依靠群众，调动全社会参与的积极性、主动性、创造性"①。第三，以健康为中心，全方位全周期维护人民健康。这是新时代卫生健康事业的实现途径。中共中央提出，要"强化提高人民健康水平的制度保障。坚持关注生命全周期、健康全过程，完善国民健康政策，让广大人民群众享有公平可及、系统连续的健康服务"②。第四，坚持人民至上，生命至上，把人民的生命安全、身体健康放在第一位。这是对健康内在价值的最终追求，是人的全面发展的终极目标。2020年1月25日，习近平主持召开中共中央政治局常委会议，专门研究新冠肺炎疫情防控工作。习近平强调"生命重于泰山。疫情就是命令，防控就是责任"，要求各级党委和政府必须"把人民群众生命安全和身体健康放在第一位"③。始终秉持人民至上、生命至上价值理念，是以习近平同志为核心的党中央对人民健康高度负责的重要体现，不仅为坚决打赢疫情防控阻击战注入了强大信心和动力，而且也实现了中国共产党人民健康观在新时代的新发展。

（二）基本内涵与特征

1. 基本内涵

新时代健康保障体系的内涵是其本质属性的总和。要想全面深刻理解新时代健康保障体系的基本内涵，需要从健康、健康保障、健康保障体系等概念的内涵说起。

（1）健康："四维健康"理念下的健康内涵

新时代健康保障体系的内涵跟健康的内涵息息相关。健康的内涵往往采用的是世界卫生组织（WHO）1948年的说法，但随着"大健康""大卫生"理念的提出与不断强化，"四维健康"理念逐渐成为衡量生命质量的重

---

① 中共中央文献研究室编《习近平关于社会主义社会建设论述摘编》，中央文献出版社，2017，第102页。

② 《中共中央关于坚持和完善中国特色社会主义制度　推进国家治理体系和治理能力现代化若干重大问题的决定》，2019。

③ 《研究新型冠状病毒感染的肺炎疫情防控工作》，《人民日报》2020年1月26日。

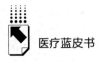

要指标。1996年，WHO在一篇对生命质量的评价报告中提出，"衡量生命质量的指标，不但包括身体健康、心理健康、社会关系，还包括环境和谐共四个维度"（见表1）。后来中国工程院院士刘德培将其提炼为"四维健康"。"一维健康"是"无病无弱"；"二维健康"是"无病无弱，身心健全"；"三维健康"是"无病无弱，身心健全，社会适应"；"四维健康"是"无病无弱，身心健全，社会适应，环境和谐"。针对健康这一内涵的丰富与拓展带来了对健康保障和健康保障体系的完善与发展。

表1 生命质量指标的四个维度

四大领域	衡量的内容或方面
身体健康	每天生活活动 用药和医疗救助的依赖性 疲劳度和精力 流动性 疼痛和不舒服程度 睡眠和休息情况 工作强度和能力
心理健康	整体的想象力和表现力 负面情绪程度 正面情绪 自我认同感 精神/宗教的/个人的信仰 思考、学习、记忆力和专注力
社会关系	与人交往关系 社会支持 性行为
环境和谐	财力资源 自由、身体安全有保障 医疗服务和社会照护：可及性和质量 家庭环境 获得新技术、新技能的机会 参与娱乐活动或者有消遣和休闲的时间 生活的自然环境（污染/噪声/交通/气候等） 交通运输便利性

资料来源：WHO（1996）。

（2）健康保障：从医疗费用保障到健康风险保障

基于健康维度的扩展与内涵的丰富，健康保障的内涵、特征与功能也在不断丰富与扩展，传统意义上的健康保障属于广义的社会保障制度的内容之一（景天魁、毕天云，2011）。社会保障的基本特征是公平性、福利性和强制性，更加强调政府的责任，因此健康保障可以理解为以政府为主体，建立保障基金，通过制定的一系列相关政策和制度达到保障人民健康的目标。健康保障制度实质是为了解决社会成员的收入风险问题（梁君林，2008），这种健康保障更准确地说是医疗费用保障，属于经济保障范畴。而基于"四维健康"理念下的健康保障，从基本面来讲，它是国家繁荣昌盛、社会文明进步的重要基础，其实质是围绕健康展开，全方位全周期保障人民的健康，它所包含的范围要广泛得多，内容要丰富得多，是真正的控制健康风险的一种保障。健康保障不是只涵盖单一的医疗保障，不等同于医疗保障。人人获得基本医疗卫生服务仅仅是保持健康的最低要求，而保障健康需要更多、更为全面的保障（胡宏伟，2011）。

（3）新时代健康保障体系

从健康保障体系到新时代健康保障体系，二者区别在于"新时代"。新时代是中国特色社会主义发展新的历史方位。新时代健康保障体系秉承新发展理念和以人的健康为中心的服务理念，以满足居民多层次、多样化的医疗卫生服务需求为导向，从健康影响因素的广泛性、社会性、整体性出发，沿着全方位全生命周期的服务路径，构建促进人人共同健康的服务模式。

第一，新时代健康保障体系强调对人的健康需要的全方位全周期保障。新时代，社会主要矛盾的转化折射出人民对美好健康生活的内在诉求发生了变化，人民对于就医、健身、养老、旅游、环境等与健康相关的需求越来越多，要求也越来越高。人民群众不但要求能满足其看病就医的需求，还希望在看病就医时能得到舒心与体贴的照护，对政府的健康保障责任寄予更高期望。为此，新时代健康保障体系以人民的健康需要为导向，围绕健康影响因素，以维护和促进人民健康为最终目标。保障对象是全人群，既包括患病人群，又逐步扩展到高危人群和健康人群。保障范围是全方位，不仅保障个体

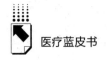

的生理、心理、精神维度的健康问题，还关注家庭、单位、社区、地区的社会环境和自然环境中影响健康的因素；不仅关注疾病的治疗问题，还关注疾病预防、保健、康复、健康照护和健康促进等多方面问题。

第二，新时代健康保障体系强调政府的责任。政府是建设健康保障体系的主体，历代国家领导人都强调把人民健康作为事关全局的重大政治问题，将提高人民健康水平上升为国家意志，正如在 2016 年全国卫生与健康大会上，习近平总书记明确指出，人民健康既是民生问题，也是社会政治问题。这是构建新时代健康保障体系的根本定位。所以，新时代健康保障体系更加突出政府的健康治理责任。政府要把准定位，明确职责，切实承担保障主体的责任，既有财务保障责任，也有服务提供责任。这一特征应该在财政投入、运行保障、监督管理等方面重点体现，如三明市在探索新时代健康保障体系中将政府的责任具体化为：医疗机构的建设保障责任、医疗机构的运行保障责任、医保基金的运行保障责任、全行业的监督管理责任。

第三，新时代健康保障体系强调政府部门在更大范围内进行更加紧密的联动。新时代健康保障体系建设涉及多个行政部门的配合与联动，要以新的发展理念推动健康保障体系的建设，始终把各个政府部门之间的紧密联动作为新时代健康保障体系建设的主要路径，增强改革建设的系统性、整体性、协同性。党的十八大以来，我国坚持以大卫生、大健康为统领，加强健康促进，坚持"三医联动"，统筹推进医保、医疗、医药等各项制度的建设与完善，织密织牢人民群众看病就医的基本保障网，其中，卫生健康部门贯彻落实"大健康"理念，推动卫生工作向"以健康为中心"转变，坚持把健康融入各项政策，统筹应对各类健康影响因素干扰，使健康促进成为全社会的共识和自觉行动。医保部门充分发挥医疗保障基金战略性购买的作用，实行"三保合一""招采合一"，不断创新与改革医保支付方式，对医疗服务提供，建立促进健康水平提升的激励与约束机制，调控医药价格，推动药品流通秩序改革。新时代健康保障体系需要在更大范围内统筹更多行政部门参与建设，实施医疗卫生、环境保护、心理干预、体育健身等综合治理，为此，要进一步增强联动改革的系统性、协同性，确保新时代健康保障体系行稳致远。

第四，新时代健康保障体系强调政府提供基本的托底保障和市场提供非基本的个性化保障。基本保障的主体是政府，非基本保障的主体是个人和社会。新时代健康保障体系首先要有基本保障政策托底的功能，着力提供基本保障，注重机会公平，尽力而为，量力而行，不断完善基本医疗卫生服务提供体系、具有强外部性的公共卫生服务，促进基本卫生健康保障服务的全覆盖和均等化，实现人人享有基本医疗卫生服务的改革目标。另外政府提供的基本保障要从供给侧出发，补齐卫生体系提升健康的短板。WHO（2000）在《2000 年世界卫生报告》中提出卫生体系应该具备恢复健康、维护健康、提升健康三大功能。长期以来，我国卫生体系工作更多针对恢复健康（疾病治疗）和维护健康（疾病预防）两个核心功能。新时代健康保障体系要补齐卫生体系提升健康的功能，有效满足就医患者提升健康的需求。政府提供的基本保障还要补齐基层卫生与健康服务能力不足与缺失的短板，提升基层医疗卫生服务医防融合的能力和拓宽基层卫生与健康服务提供的范围，增加贴心的、本地化的健康服务供给，增强基层防病治病和提供健康管理服务的能力，提升人民群众对基层卫生与健康服务的获得感和信任感。市场提供非基本的个性化保障，就要鼓励社会力量增加产品和服务供给，提供多样化、差异化、个性化的健康服务，满足居民非基本卫生与健康服务的需求。

第五，新时代健康保障体系的保障目标是促进全体人民少生病、不生病，最终实现人人拥有健康的目标。人的健康受到多种内外因素的影响。关于健康的定义，1948 年《世界卫生组织组织法》提出的通俗表达为，健康不仅是没有疾病，而且是躯体、心理与社会的完好状态。人的健康长寿 60% 取决于个人的行为生活方式，17% 取决于自然与社会环境，8% 取决于医疗条件，15% 取决于遗传因素。[①] 由此可见，新时代健康保障体系更加注重健康促进，坚持预防为主、关口前移，从侧重疾病的治疗和预防向全面恢复健康、维护健康、提升健康转变，要提供物有所值的医疗卫生服

---

① 习近平在 2016 年全国卫生与健康大会上的讲话。

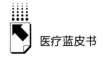

务处方,更要普及健康生活方式,还要建设有利于健康的支持性环境,充分发挥非医疗处方提升健康的作用。因此,从提供服务的角度讲,新时代健康保障体系强调健康管理和疾病预防。这些服务模式的转变同样可以带来经济、环境、健康等多方面的益处。例如,加强本地化的健康管理、疾病预防、慢性病管理等,可以有效减少严重疾病、严重并发症等的发生。在经济方面可以减少个人、政府、医疗保险机构的医疗支出;在环境方面可以减少个人及家庭由远距离、异地就医产生的长途奔波、举家迁移等,从而减少就医交通等产生的碳排放;在健康方面则可以避免不必要手术等治疗手段对患者身体造成的创伤,提高人民的健康水平和患者的生活质量。

2. 特征

新时代健康保障体系的特征是中国特色。中国特色是新时代健康保障体系的基础和根本属性。

(1)新时代健康保障体系的根本特征:一切为了人民健康

特征既能决定新时代健康保障体系的基本框架,又能界定其内容和边界。"一切为了人民健康"是新时代健康保障体系的根本特征,这是由我国的根本政治制度、公有制经济和以按劳分配为主体的基本经济制度所决定的。

习近平总书记明确指出,"坚持人民性,就是要把实现好、维护好、发展好最广大人民根本利益作为出发点和落脚点,坚持以民为本、以人为本。"① 2012 年以来,以习近平同志为核心的党中央坚持以民为本、以人民为中心的执政理念,深入推动中国特色医药卫生体制改革的伟大改革实践,坚定不移地将人民健康放在优先发展的战略地位。逐步构建与完善以人为本的,以基层为重点的一体化的医疗卫生服务提供体系,始终把改革发展成果更多、更公平地惠及全体人民,逐步提高人民的获得感、幸福感和安全感。人民性在新时代健康保障体系中具有深刻的意蕴。

---

① 习近平在 2013 年全国宣传思想工作会议上的讲话。

第一，新时代健康保障体系的根本出发点是满足人民群众日益增长的医疗卫生健康需求。随着社会经济的不断发展，我国居民的健康需求已经从单一的治病发展为全方位、全生命周期的医疗卫生健康，并将生理、心理、社会、环境等不同维度的全面健康作为其追求美好生活的重要内容。

第二，判断新时代健康保障体系建设成败得失的重要标准是人民的获得感和满意度。健康问题关乎国民生存与国家发展，看病就医护健康，让全体人民获得公平、可及、可负担的高质量的医疗卫生健康服务是困扰人类的世界性难题。从百年建党的伟大事业看，中国共产党的一切工作始终以"最广大人民根本利益为最高标准"[①]。我党各个时期的卫生健康事业始终放在全面深化改革过程当中，同部署，同要求。尤其是党的十八大以来，习近平总书记对卫生和健康做出了一系列论述，从"健康中国"的宏大战略部署到关乎民生吃喝拉撒的厕所问题——"厕所革命"，都亲自部署，亲自指挥，深刻体现中国共产党的初心和使命，"把人民对美好生活的向往作为奋斗目标，依靠人民创造历史伟业"[②]。新时代健康保障体系建设就是将人民群众在看病就医护健康时有获得感、幸福感、安全感作为建设的根本目标，让城乡居民真满意而不是"被满意"，正如习近平总书记所强调的，"党中央的政策好不好，要看乡亲们是笑还是哭"[③]。

（2）新时代健康保障体系的基本特征：时代性

一国的卫生与健康保障体系所具有的特征与表现形式和实现程度由其政治制度和经济制度决定，同时又受到国家特定时期治理能力和经济水平制约。新时代健康保障体系具有显著的时代性，体现为其既是对以往卫生健康保障体系的继承，又是为了满足新时代人民日益增长的卫生健康服务需求而产生的，与我国进入新时代的生产力水平和经济发展水平相适应的保障体

---

① 本书编写组编著《党的十九大报告学习辅导百问》，党建读物出版社、学习出版社，2017，第 39 页。
② 习近平：《决胜全面建成小康社会　夺取新时代中国特色社会主义伟大胜利——在中国共产党第十九次全国代表大会上的报告》，人民出版社，2017，第 21 页。
③ 习近平在考察贵州省花茂村脱贫致富情况时的讲话，2015 年 6 月 16 日。

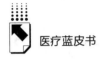

系。新时代健康保障体系的时代特征具体如下。

第一，新时代健康保障体系与新时代的经济发展目标与要求相适应。在中国共产党第十九次全国代表大会上，习近平总书记明确提出，"经过长期努力，中国特色社会主义进入了新时代，这是我国发展新的历史方位。"①进入新时代，我国经济发展从高速增长阶段转向高质量发展阶段，高质量发展阶段更加注重满足人民日益增长的美好生活需要。在新发展理念的指引下，从粗放式发展转向绿色集约式发展，新时代的经济发展是以人的全面发展为目标的发展，是真正的社会主义发展。这种经济发展阶段需要配以与其相适应的健康保障体系，那就是围绕人的健康提供全方位全周期健康服务的新时代健康保障体系。

第二，新时代健康保障体系与满足人民对美好生活的向往的需求相适应。进入新时代，人民的健康需要不仅更加关注自身的生命质量、健康安全，而且呈现多样化和差异化特点。人民不仅要看得上病，看得好病，还希望能看自己喜欢的医生，医疗卫生服务具有连续性，有更好的医患沟通关系，在医院就诊时和住院期间有更全面的照护，减少无效就医等待时间，减少过度医疗、过度用药，减少医源性伤害，减少院内感染，最大化治疗手段的效益成本比，降低医疗负担，等等。国家卫生健康委中国健康教育中心调查数据显示，2020年我国居民健康素养水平达到了23.15%。国家卫生健康委卫生发展研究中心2018年的一项调查显示，63.2%的居民非常认同医疗卫生服务体系不仅关注疾病的治疗，更应注重对健康的管护。因此新时代健康保障体系的建设要以人民群众新的医疗卫生服务需求为导向，以患者和居民健康为中心，提供全生命周期、健康全过程的医疗卫生服务。

第三，新时代健康保障体系与新时代卫生与健康工作方针相适应。这一方针立足国情，把握规律，增强自信，彰显优势，对深刻认识中国特色卫生与健康发展道路具有重大意义，为建设新时代健康保障体系提供了基本遵循。新时代健康保障体系强调以基层为重点，增强基层防病治病能力，统筹

① 习近平在2017年中国共产党第十九次全国代表大会上的讲话。

基本医保基金和公卫资金在医疗卫生机构终端的使用，促进医防融合服务模式的形成。新时代健康保障体系以新时代卫生与健康工作方针为指引，通过紧密型县域医共体模式，从影响健康的因素出发，打破医防分割、脱节的局面，整合包括健康促进、疾病预防、治疗和临终关怀等在内的各种医疗卫生服务的管理和服务，根据健康需要，协调各级各类机构为人民提供全生命周期的服务（WHO，2015）。

（3）新时代健康保障体系的基本特征：实践性

新时代健康保障体系不是脱离实际的异想天开，也不是闭门造车的主观想象，更不是毫无章法的莽撞蛮干，而是我国深化医药卫生体制改革实践创新突破形成的结果。新时代健康保障体系具有鲜明的实践性。

第一，新时代健康保障体系植根于中国特色医药卫生体制改革总体框架。2012年以来，以习近平同志为核心的党中央深入推动中国特色医药卫生体制改革的伟大实践，用中国办法破解医改世界性难题。新时代健康保障体系与中国医改一脉相承，是中国特色医改在新时代的具体体现。

第二，新时代健康保障体系是我国基层探索实践的成果总结。人民群众的基层实践是提炼理论的源泉和基础。新时代健康保障体系立足国情和民情，植根于中国大地，来源于基层首创。我国医改已经涌现出一大批立足当地实际情况、立足实践、勇于改革创新的地区，如福建三明从打破"以药养医"入手，以公立医院改革为突破口，统筹推进医疗、医保、医药"三医联动"改革，创造性地将中央医改精神与当地工作实际相结合，开创了三明医改模式。三明医改在经历重点整治"以赚钱为中心"，转入"以治病为中心"后，现已进入"以健康为中心"阶段。另外还有浙江玉环市的医防融合、湖北黄陂的健康管理联合体、四川泸州的全民健康工程、上海长宁的家庭医生签约服务、山东日照的健康管理服务体系等。这些实践探索为建设新时代健康保障体系奠定了坚实的基础。

（三）基本框架

2009年《中共中央　国务院关于深化医药卫生体制改革的意见》指出，

到 2020 年，覆盖城乡居民的基本医疗卫生制度基本建立。普遍建立比较完善的公共卫生服务体系和医疗服务体系、比较健全的医疗保障体系、比较规范的药品供应保障体系、比较科学的医疗卫生机构管理体制和运行机制，形成多元办医格局。2016 年《"十三五"深化医药卫生体制改革规划》提出，到 2017 年，基本形成较为系统的基本医疗卫生制度政策框架。分级诊疗政策体系逐步完善，现代医院管理制度和综合监管制度建设加快推进，全民医疗保障制度更加高效，药品生产流通使用政策进一步健全。到 2020 年，普遍建立比较完善的公共卫生服务体系和医疗服务体系、比较健全的医疗保障体系、比较规范的药品供应保障体系和综合监管体系、比较科学的医疗卫生机构管理体制和运行机制。新时代健康保障体系以人的健康为中心，以健康筹资体系、整合型医疗卫生服务体系、人财物要素保障体系、政府责任与监督管理体系以及健康产业服务体系形成基本框架（见图 1）。

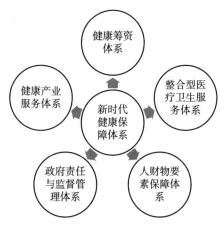

图 1　新时代健康保障体系主要框架

1. 五大转变

基于新时代健康保障体系的内涵和特征，与传统健康保障相比，新时代健康保障体系应实现理念、人群、服务、功能、发展模式五大转变。在理念方面，从以疾病为中心向以人民健康为中心转变。在人群方面，从仅为患病人群服务向为全人群服务转变。在服务方面，从碎片化、被动服务向整合型、主动服务转变。在功能方面，从侧重疾病的治疗和预防向全面恢复健康、维护健康、提升健康转变。在发展模式方面，从规模扩张的粗放型发展向质量效益提升的绿色集约型发展转变（见图2）。

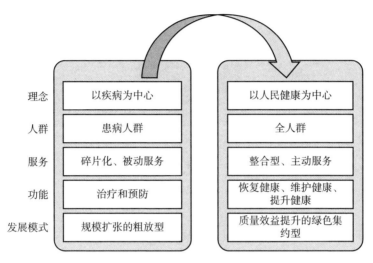

理念	以疾病为中心	以人民健康为中心
人群	患病人群	全人群
服务	碎片化、被动服务	整合型、主动服务
功能	治疗和预防	恢复健康、维护健康、提升健康
发展模式	规模扩张的粗放型	质量效益提升的绿色集约型

图2　新时代健康保障体系的五大转变

2. 新时代健康筹资体系

不同于以往以疾病为中心的医疗保障筹资，新时代健康筹资是贯彻落实习近平总书记提出的要建设中国特色社会保障体系，围绕患者和居民的健康需求，以政府、社会、个人共同筹资形成的维护健康的筹资体系。新时代健康筹资体系包括基本医保的筹资、机关企事业单位为职工购买健康管护的筹资和居民购买健康管护的筹资，具体见图3。当前，首先统筹基本医保基金和公共卫生资金在终端的使用。① 三明市以重点慢病为切入点，将医保基金打包给县域医共体——终端使用，引导医共体提供整合型的集治疗、预防和健康管理于一体的治疗预防护健康服务。

---

① 基本医保基金和公共卫生资金由于性质不同，无法整合在一个池子里，但是可以统筹基本医保基金和公卫资金在终端的使用，尤其是统筹基本医保基金和基本公卫资金在基层医疗卫生机构终端的使用。

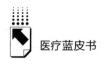
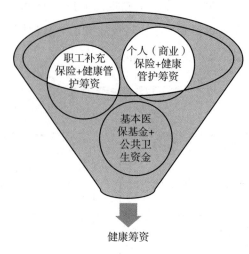

图3　新时代健康筹资体系

3.新时代整合型医疗卫生服务体系

新时代整合型医疗卫生服务体系强调功能凸显和服务整合，不仅要整合已有的医疗服务体系和公共卫生服务体系，促进医防协同和医防融合，还要增加健康管护服务，增加卫生体系提升健康的功能。为此，新时代整合型医疗卫生服务体系是在现有的县域医共体、城市医联体、跨省高水平专科医院联盟、远程医疗协作网基础上，将县域医共体升级为县域健康管理与照护组织，为县域全体居民提供预防、治疗、康复、护理等一体化的健康管理服务，增强基层防病治病能力和健康管理能力（见图4），从以患者为中心的服务转向不仅服务于患者，还服务于亚健康和健康人群，实现向以健康为中心的真正转变。基于健康筹资的多元化，所提供的服务既包括基本服务，也包括非基本服务。

习近平总书记在2016年全国卫生与健康大会上明确指出，每个人是自己健康的第一责任人，为此，健康保障的责任主体，既包含个人，也包含社会。个人主要通过自我健康管理，运用可穿戴设备、各种知识服务体系、生活饮食起居、运动等进行个体健康维护与管理。社会主要通过县域健康管理组织，全方位、全生命周期提供服务。全方位包括生物层面、个人层面、家

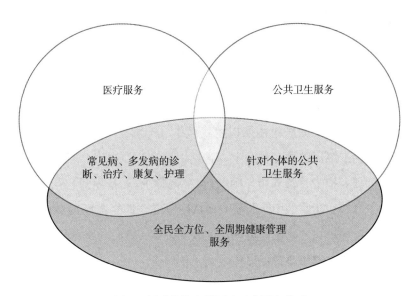

图4 新时代整合型医疗卫生服务体系

庭层面、社区层面、地区层面（省市级）、国家层面、全球层面的健康影响因素，特别是各种环境因素和社会经济因素。全生命周期包括备孕期、胎儿期、婴幼儿期到老年/失能期的各生命阶段的健康影响因素，同时也包括健康的全过程。明确健康影响因素，并有针对性地提供解决方案、产品及服务（见表2）。这些解决方案、产品及服务的提供也为健康产业发展提供了机会。

表2 健康影响因素和相应的产品及服务

层面	健康影响因素	产品及服务
全球	气候变化	
国家	卫生政策、食品药品安全、道路安全、环境保护（气候、水、空气、噪声等）	相关立法、标准
地区	政策、文化、习惯	不使用特定杀虫剂的公园和绿地
社区	环境安全、运动设施	环境监测传感器、可升降工作台
家庭	生活方式（饮食、锻炼、烟草）、居住条件、家庭收入、教育程度	空气净化器、情绪互动机器人
个人		
生物		

资料来源：苗艳青等（2017）。

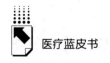

4. 新时代人财物要素保障体系

新时代，提供全方位全周期全过程的健康管理服务，需要分级分类进行人财物等资源要素的供给和优化配置。在人才要素保障方面，新时代整合型医疗卫生服务主要由家庭医生团队、专科医生①、公共卫生医师②以及其他人员提供。其中，家庭医生团队以家庭医生（全科医师或临床医师）为团队长，既包括上级医院的专科医生（包括中医），又包括健康管护组织中的公共卫生医师、护士、营养指导师/心理咨询师/运动指导师、社会工作者/志愿者。家庭医生团队的团队长要具备医防管综合性复合型人才的能力。形成一支运行良好的人才队伍需要相应的基础设施、资金与财务等保障。这些共同构成新时代人财物要素保障体系（见图5）。

5. 新时代政府责任与监督管理体系

党的十八大以来，习近平总书记把保障人民健康放在优先发展的战略地位，强调"推进健康中国建设，是我们党对人民的郑重承诺。各级党委和政府要把这项重大民心工程提上重要日程，强化责任担当，狠抓推动落实"。③ 从国际上看，政府在维护个人健康和群体健康方面的责任来自1946年《世界卫生组织宪章》对健康权的规定。在此宪章中，健康权被定义为：享有可能达到的最高健康水平的权利。另外，《世界人权宣言》第二十五条第（一）款规定："人人有权享受为维持他本人和家属的健康和福利所需的生活水准，包括食物、衣着、住房、医疗和必要的社会服务。"

在新时代健康保障体系建设过程中，政府承担责任包括：（1）设施建设保障责任，政府为公立医疗机构承担基本建设和大型设备购置的保障责任；（2）兜底财政保障责任，政府为公立医疗卫生机构正常运行承担财政保障责任；（3）基本医保基金和基本公卫资金运行保障责任；（4）健康效

---

① 这里指家庭医生团队之外的专科医生。他们与城乡居民不存在固定的契约关系，只是在居民到医疗卫生机构看病就医时为其提供医疗卫生服务。
② 这里指家庭医生团队之外的公共卫生医师。他们与城乡居民不存在固定的契约关系，只是在居民到医疗卫生机构看病就医时为其提供医疗卫生服务。
③ 习近平在2016年全国卫生与健康大会上的讲话。

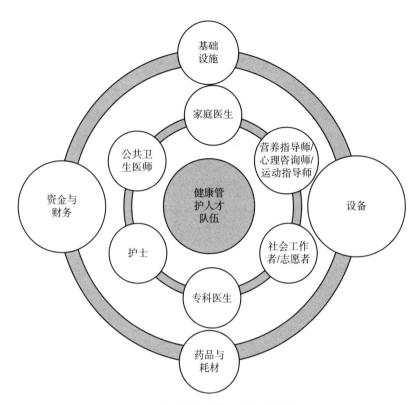

图 5　新时代人财物要素保障体系

益考核评价监督责任；（5）监督管理责任（见图6）。

6.新时代健康产业服务体系

　　新时代健康保障体系既要提供基本的医疗卫生和健康管理服务，又要充分发挥市场在卫生与健康事业发展中的补充作用，鼓励社会力量增加产品和服务供给，满足城乡居民多层次、多元化、个性化的健康需求。从维护健康和提升健康角度看，凡是直接影响健康，能直接改善、促进或保障健康的产业或者与健康紧密联系的服务及相关制造等产业均属于健康产业（汤炎非，2018）。也有学者从经济学角度界定健康产业，金碚（2019）认为，健康产业是满足人民健康的各类活动中的那些具有"产业"性质的领域，通常是以形成一定"产品"或"服务"的供求关系的方式所进行的市场化的生产性经济活动。结合这两种定义，笔者认为，新时代健康产业服务体系作为健

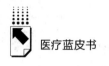

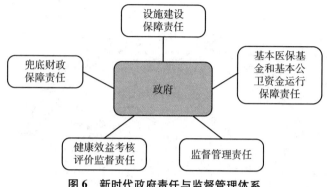

图6　新时代政府责任与监督管理体系

资料来源：根据三明市医改经验相关资料整理。

康事业的补充力量，需要在积极应对人口老龄化国家战略、乡村振兴战略和
健康中国战略的指引下，第一是医养结合，发展健康养老产业，满足广大老
年人的养老健康需求，主要是支持基层医疗卫生机构为老年人提供签约服
务，开展康复护理、老年病和临终关怀服务。第二是医疗与旅游融合，发展
健康旅游产业，结合当地的实际情况充分利用中医药特色医疗资源，开展具
有中医药特色的健康旅游，让游客在旅游中增进健康。第三是互联网与健康
服务融合，发展智慧健康产业，在自我健康管理中，居民可以利用新一代信
息技术、物联网技术支持下的可穿戴设备、智能终端等进行远程交流、沟通
和咨询等，随时随地实现维护健康和提升健康水平的目标（苗艳青等，
2017）。第四是体医融合（见图7），发展健身运动产业。我国一些地区的基
层医疗卫生机构积极与国家体育局等合作①，利用国民体质监测系统，配合
可穿戴设备，在为居民开展健康体检的同时对居民的体质状况进行系统评
估，量身制定符合居民特点的个性化的健身计划并进行实时监测。第五是食
品与健康融合，发展健康食品产业。影响健康的主要因素中，社会经济环境
因素占到了10%左右，其中健康安全的食品供应是新时代健康产业服务体
系的重要组成部分（见图8）。

---

①　广州黄埔区红山街道社区卫生服务中心从2016年开始与当地的体育局合作。

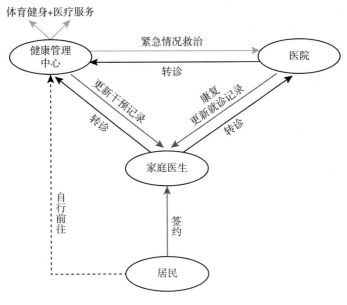

图7　体医融合示意

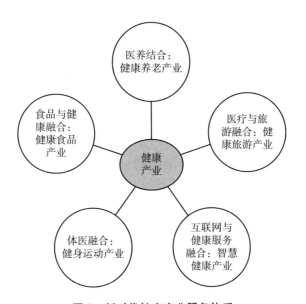

图8　新时代健康产业服务体系

资料来源：李克强在 2018 年全国卫生与健康大会上的讲话。

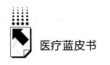
三 新时代健康保障体系的探索与道路选择

中国共产党在不同时期采取不同方式推动我国卫生健康事业的发展。新中国成立后，在短时间内，农村就创建了集预防和医疗保健于一体的农村三级医疗预防保健网、农村合作医疗、赤脚医生等具有中国特色的初级卫生保健制度，发挥中医药"一根针一把草药"作用的初级卫生保健服务，大大降低了农民的医疗卫生费用，真正做到了"无病早防，有病早治，省工省钱，方便可靠"（张自宽，2011），开创了发展中国家解决卫生经费短缺问题的先例。毛泽东主席号召全国人民开展爱国卫生运动，提高人民健康水平。爱国卫生运动的开展，充分体现了中国共产党"以人民健康为中心"和"预防为主，群防群控"的大卫生、大健康理念。正如国际社会宣传的那样，中国建立的农村三级医疗预防保健网、赤脚医生和农村合作医疗被称为支持基层卫生事业的三大支柱。

改革开放以来，中国不断丰富初级卫生保健（Primary Health Care，PHC）制度的内涵和实践，始终将"以人民健康为中心"作为奋斗目标，用较小的投入取得了较好的健康效益。中国特色初级卫生保健制度为我国构建新时代健康保障体系奠定了良好的基础，是中国特色社会主义卫生事业理论和实践良性互动，创新发展的结果。

（一）解决农村居民大病保障问题

新中国成立后的 30 年里，农村合作医疗制度在保障大多数农村居民治疗、预防和健康促进方面做出了巨大贡献。但随着农村经济体制改革进程的不断加快，依附集体经济的农村合作医疗制度失去了主要的筹资渠道，再加上合作医疗制度的运行机制问题（于德志，2013），合作医疗覆盖率从20世纪70年代的92.9%下降到1989年的4.5%（孙淑云等，2020）。农村合作医疗从集体福利制度回归到自愿性的互助保障制度，农民的医疗风险重新暴露（孙淑云等，2020），这成为摆在中国共产党面前的重大问题。

2007 年，党的十七大报告提出"健康是人全面发展的基础"，把健康置于人的基本权利的高度。这是中国共产党对卫生与健康事业认识的新高度。2002 年，中共中央、国务院颁布了《关于进一步加强农村卫生工作的决定》，要求"各级政府要积极组织引导农民建立以大病统筹为主的新型农村合作医疗制度，重点解决农民因患传染病、地方病等大病而出现的因病致贫、因病返贫问题"。2003 年全国开始推行新型农村合作医疗（简称新农合）制度，明确各省区市至少选择一些地区进行试点，取得一定成效后逐步推开。2005 年，全国有 678 个县开展了新农合试点，达到每个地（市）至少有一个试点县的要求，覆盖 2.36 亿农民，参合率为 75.66%。2008 年新农合试点县市总数占全国县（市、区）总数的 95.45%。[1] 温家宝总理在 2008 年联合国千年发展目标高级别会议上宣布中国在 8 亿农民中建立了以政府投入为主的新制度。吴仪副总理在 2008 年全国新型农村合作医疗会议上指出，新农合是我国解决农村居民大病保障的一项重大制度创新。为全国 8 亿农民建立"低水平、广覆盖"的医疗保障制度是我国探索健康保障制度的重要基础。

（二）解决全覆盖、碎片化问题

1998 年底，我国建立了城镇职工基本医疗保险制度，这一制度仅限于城镇正规就业职工，到 2002 年覆盖的人群不到 1 亿人，加上 2003 年覆盖 8 亿农民的新型农村合作医疗制度，共覆盖近 9 亿人口，但仍然有一部分城镇非正规就业居民没有医疗保障，为此，2007 年我国出台了针对非正规就业居民的城镇居民医疗保险制度，覆盖对象主要是学生、少年儿童和其他非正规就业居民，覆盖人群接近 4.5 亿人[2]，至此，三大医疗保障制度正式建立，再加上覆盖部分人群的公费医疗制度，标志着我国初步实现了基本医疗保障在制度上的全覆盖。

---

① 卫生部新型农村合作医疗研究中心：《新型农村合作医疗信息统计手册》（2004~2010 年）。
② 人力资源和社会保障部：《2016 年人力资源和社会保障事业发展统计公报》，2018。

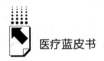

虽然我国初步构建了覆盖全民的基本医保制度框架（申曙光，2014），但制度上的全覆盖不等于全民覆盖，尤其是新农合与城镇居民医保制度实行户籍制度管理，从而出现非正规就业城乡居民、失地农民或"农转非"人群以及中小学生重复参保或漏保的问题（苗艳青、王禄生，2010），因此独立运行的三大基本医保制度已经难以满足参保人员身份和就业状况不断转变的情况。如何解决医疗保障体系的全民覆盖和碎片化问题，成为当时政界学界热议的话题。首先探索的是针对筹资方式和筹资水平、保障范围和保障水平以及基金管理模式比较接近的新农合与城镇居民医保如何实现"两保合一"，解决两类人群待遇保障的公平性问题。2016年后，城乡居民医保制度整合速度加快推进，各级财政加大了参保居民的筹资补助，并相应提高了个人的缴费标准。尤其是党的十八大以来，党中央高度重视医疗保障工作，2018年组建了国家医保局，统一管理职工基本医保和城乡居民医保，并将医疗救助整合到基本医保中，形成了一张世界上最大的覆盖全民的医疗保障网（李滔，2021），覆盖超过13.6亿人，实现了全民覆盖，解决了制度碎片化问题。"十四五"时期，我国将建立高质量发展的医疗保障制度，充分发挥医保基金战略性购买的作用，全力推进健康中国建设。

（三）提供全方位全周期的健康服务

习近平总书记在2016年全国卫生与健康大会上明确提出："人民群众不但要求看得上病、看得好病，更希望不得病、少得病，看病更舒心、服务更体贴，对政府保障人民健康、提供基本卫生与健康服务寄予更高期望。"党的十九大提出了要完善国民健康政策，为人民群众提供全方位全周期健康服务。从健康保障覆盖范围来看，全民健康保障就是要构建可以覆盖全体人民，提供全方位全周期服务的健康保障体系。新时代全民健康保障体系不是一项制度，而是要建立一套科学可行、相互衔接、相互融合、相互配合的保障制度体系，形成健康保障的合力。可见，我国卫生事业改革与发展是分阶段分目标逐步探索建立覆盖全民健康的全方位全周期保障体系，最终促进国民健康水平的提升，促进中华民族的伟大复兴。

如果说 2009 年以来的医改重点解决老百姓"看得上病、看得好病"等突出问题，那么新时代健康保障体系要重点解决老百姓"不得病、少得病，看病更舒心、服务更体贴"的更高层次的健康服务问题，从以疾病为中心向以健康为中心转变，这是真正在卫生健康领域贯彻落实以人民为中心的执政理念。三明市经过十年的努力，从重点解决"看病难、看病贵"问题入手，第一个阶段是"反腐治乱"的医改 1.0（2012 年 2 月~2013 年 1 月），主要是挤压药品流通环节水分，以联合限价采购为抓手，实行重点药品监控、"一品两规"、规范医疗行为等措施，将药品采购市场由原来的卖方市场变为买方市场。2020 年，三明市 22 家公立医院的药品收入只占医药收入的 23.3%，而 2012 年，这一比例高达 39.44%，医改 1.0 以堵浪费为中心。第二个阶段是"建章立制"的医改 2.0（2013 年 2 月~2016 年 8 月），医改 2.0 以治病为中心，提高医疗资源的使用效率，实行城镇职工医保、城镇居民医保、新农合"三保合一"，把医保经办、药品采购、价格调控、医疗行为监管这些分散的职能整合成立了医保管理机构，使医保真正成为"三医联动"的抓手，着力解决医保支付标准统一的问题，促进分级诊疗制度的建立，同时对医院院长和普通医务人员实行目标年薪制，年薪计算实行工分制，推动医院逐步建立符合行业特点的薪酬制度，切断医院、医生与药品之间的利益链条，建立新型医药费用管控机制（詹积富，2018），努力解决"看病贵、看病难"问题。第三个阶段是"以健康为中心"的医改 3.0（2016 年 9 月至今），满足老百姓"不得病、少得病，看病更舒心、服务更体贴"的健康需求。三明市从需求侧入手，充分发挥医保基金战略性购买的作用，实行医保总额打包支付，结余留用，合理超支共担的医保改革原则，扩展医保基金从买疾病治疗向买健康阶段迈进，从需求侧调动医疗机构主动开展健康管理的积极性。供给侧主要是以县域整合型医疗卫生服务体系建设为抓手，在县域医共体的基础上，建立健康管护组织，构建市县乡村四级共保、预防为主、医防融合的全民健康保障服务体系，将打包后的医保基

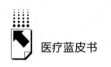

金变成医疗机构的收入，并与基本公共卫生服务资金统筹使用，真正用于管健康，推动医疗卫生机构向为全体居民提供全方位全周期、疾病全过程服务的健康管护组织转变。

目前，三明医改3.0正在逐步推进中，虽然还未能完全呈现新时代健康保障体系在实践中的全貌，但是我们仍然可以看出三明医改符合新时代中国特色社会主义的"道路自信"。三明医改自2012年开展以来，始终坚持党委领导，坚定不移走中国特色社会主义道路，立足于三明市的实际。当时三明市面临医保基金穿底的风险，社会抚养比接近2∶1，残酷的现实逼着三明市不得不进行医疗体制改革。三明医改反映了三明市全体居民的意愿，首先从药品价格和药品用量入手，减掉药品的"虚价"，减掉"无效用药""过度用药"，让医务人员的收入跟药品脱钩，与医务性收入挂钩，显著提高了全体居民的幸福感、获得感和安全感，真正践行了全心全意为人民服务的执政理念。三明医改适应三明市社会经济发展大局，没有脱离三明市政府的兜底能力和保障能力，而是时刻与三明市的经济发展水平相一致，深入贯彻执行尽力而为、量力而行的改革原则，最大化医改成效，在解决医改这一世界性难题中彰显了中国的"道路自信"。

四　建设新时代健康保障体系面临的挑战

（一）健康筹资体系仍不健全

构建以健康为中心的筹资体系是建设新时代健康保障体系的重要支撑。我国已经初步形成了全民医保体系，但筹资机制尚不完善，保障水平还需提高，支付方式改革对医疗服务行为的激励与约束机制尚未形成，对健康中国建设的制度性和功能性作用还未充分发挥。具体而言，第一，目前的筹资渠道仍然以基本医疗保险为主，商业健康保险还处于起步阶段，个人对非基本医疗卫生和健康管理服务的需求还没有被充分激发出来，基本医保的筹资机制还未完全实现稳定化和制度化。第二，基本医保的待遇调整机制同筹资水平还不适应，很多地区的医保管理思维仍然是传统的、一味以控制医疗费用为主的省钱模式，还未建立起通过医保基金战略性购买促进健康的理念。第三，现在的支付方式与报销模式还没有完全建立激励居民更多接受基层医疗服务的机制，没有完全建立规范医疗机构服务行为、控制成本和促进健康的约束机制，无法真正起到强化预防与健康促进的制度性作用。

（二）医疗卫生服务整合机制还未完全建立

建设新时代健康保障体系需要整合型的医疗卫生服务体系做支撑，才能做到以人的健康为中心。以患者为中心的卫生健康服务需要不同层级、不同服务机构提供，因此需要通过整合机制确保患者获得连续性、高效率的医疗卫生服务。虽然早在 2015 年国务院办公厅就发布了《关于推进分级诊疗制度建设的指导意见》，提出在我国探索建立包括医疗联合体、对口支援在内的多种分工协作模式，但我国医疗卫生服务体系的制度碎片化和服务碎片化问题仍然突出，具体表现如下。首先，各级医疗卫生机构，尤其是大医院之间、大医院与基层医疗卫生机构之间不是合作而是低效甚至无效竞争，都在追求本机构的利润最大化，而没有动力相互协作管理居民健康；其次，我国虽然从形式上确定了医疗卫生机构之间纵向的一体化合作，通过家庭医生签约形式整合供给侧的服务，但并未完全建立有效的激励机制，医院与基层之间、专业公卫机构与医院之间都缺乏合作的激励，医疗卫生机构对超出自身决策领域的大局认识有限，再加上政府部门固有的"屁股决定脑袋"的行政思维，无法深刻理解改革联动性和系统性的重要意义，阻碍了改革的持续实施；最后，大医院本身所拥有的资源优势和强势权力虹吸了更多的卫生资源，将自己做成了无所不能的"巨无霸"，进一步挤压了基层医疗卫生机构在健康促进、预防、治疗和临终关怀等各类服务中的发展空间，医疗卫生服务的碎片化凸显。

（三）公共卫生体系的防治和应急能力偏弱

公共卫生体系的功能是维护群体健康，关注影响区域健康的各种有利和

不利因素，主要是各种自然环境和社会环境因素，以及通过健康教育和健康促进改善群体健康、提高国民健康素养。但从新冠肺炎疫情发生以来的应对能力看，我国公共卫生体系还存在一些短板和不足，公共卫生体系尤其是疾病预防控制和应急管理能力偏弱，具体如下。第一，城市及乡村的公共环境治理还存在短板和死角。部分地方政府还未真正重视城乡接合部的环境卫生整治工作，预防思维还未真正建立起来。第二，应对突发公共卫生事件的监测预警能力、应急救治能力以及精准防控能力等都存在薄弱环节。疫情监测预警能力的反应速度和精准度还不够高，监测评估的敏感性和准确性还无法适应新时代的需要。重大疫情的应急综合救治体系仍不健全。一旦疫情暴发，很容易造成当前的医疗资源的挤兑，将弱化医疗体系的韧性。第三，农村、城乡接合部等地区的公共卫生防控体系的财政投入不够，能力不足。归纳起来主要包括如下几点：一是基层医疗卫生机构的人员不足、工作超负荷，意外风险缺保障；二是基层医疗卫生机构用房不足、设施设备简陋；三是基层医疗卫生机构应急物资储备缺乏；四是常见疾病的基层首诊制度亟待建立；五是乡村医生队伍网底建设薄弱；六是社会卫生员作用发挥不充分；等等。另外，各省份普遍提到基层医务人员传染病防控意识不强、疫情防控知识培训频率不高等问题；有的提到疫情防控期间，疾控中心对基层医疗卫生机构指导不够，信息系统不健全，多点触发机制尚未建立等问题。

（四）医养结合、体医融合体系发展动力不足

推进医养结合与体医融合是发展大健康产业、建设健康中国的重要举措。医养结合涉及医疗服务、养老服务、康复护理、健康管理、预防保健等健康养老相关产业，近年来已经在试点探索中不断发展；而体医融合产业目前虽然还处于起步阶段，但在运动干预、健康促进等健身产业方面有着广阔的发展前景。医养结合与体医融合的产业是以多部门、多学科、多领域合作为基础的新兴产业形态，制约产业发展的机制问题较为突出。

第一，政策引导机制问题。主要是相关政策对产业发展支持不足。一方面，医疗机构服务与养老机构运营缺乏统筹管理，医保、财政、土地、金融

等产业发展相关政策不完善而且难落实。另一方面，因为产业发展政策不明晰，缺乏可操作性，不能精准发力，最终难以实现真正的体医融合。第二，协同发展机制问题。医疗、体育、养老分属各地卫生健康委、体育局和民政厅。这种条块分割、各自为政的行政管理体制，导致部门合作协同发展动力不足，既有职能管理局限，又有专业技术缺陷，从而影响资源整合融合，使得医养结合产业经营艰难，体医融合产业进展缓慢。第三，行业监管机制问题。从初步发展的医养结合产业来看，服务项目不规范、不统一，收费标准引发供需矛盾影响产业发展，护理人员缺乏专业培训降低服务质量。对于处在起步阶段的体医融合产业，需要通过规范服务产品标准和行业准入标准引导其发展。第四，投入激励机制问题。主要表现在推动产业发展的社会资本和人力资本投入不足，缺乏对医养结合与体医融合服务机构及其从业人员的有效激励。

（五）人才队伍培养和供给不足，激励机制不健全

数量充足且运作良好的卫生人才队伍对新时代健康保障体系的构建至关重要。尽管我国医生和护士队伍近年来有所扩大，但仍然面临卫生人力资源相关问题。主要是人才结构不均衡，城乡以及基层卫生机构与大医院的人力资源分配不均，医生的薪酬水平不具有吸引力，缺乏医防管综合性复合型人才。基层卫生人力不足以支撑中国特色的基层卫生健康服务体系。具体而言，一是大多数医学毕业生选择留在城市大医院工作，农村尤其是基层医疗卫生机构缺乏合格的医务人员。2020 年城市与农村每千人口医生的比例是2.06∶1，高学历人才集中在大医院。二是全科医生数量不足。截至 2020年，每万人口拥有的全科医生已达到 2.9 人，但与到 2030 年城乡每万名居民拥有 5 名合格全科医生的目标还有一定的差距。三是卫生人才的薪酬制度缺乏吸引力。卫生行业明面的薪酬总额难以吸引足够数量和高质量的人才。我国的公立医院被定性为差额拨款的事业单位，基层医疗卫生机构为全额拨款的事业单位，实行收入总额封顶的绩效工资制度。另外，大医院医生收入与基层医疗卫生机构人员收入存在较大差异，城市公立医院的平均薪酬是医

疗卫生行业平均薪酬的 1.6 倍，而基层医疗卫生机构，尤其是农村的乡镇卫生院医务人员的平均薪酬，只有城市公立医院医务人员平均薪酬的 72% 左右。[①] 薪酬激励倾向于医务人员到医院而非基层医疗卫生机构工作，造成基层医务人员数量绝对短缺和质量不高。四是不当的经济激励促使医务人员寻求额外的收入，包括开药和开检查的回扣、红包及"周末飞刀"带来的收入等，这些不当的经济激励促使医生将更多精力放在与奖金挂钩的科室收入上，没有真正做到以患者健康为中心。

（六）基层卫生健康服务投入不足，激励不够，发展缓慢

新时代健康保障体系的建设重点是强大的基层卫生健康服务体系。党的十八大以来，我国在基层卫生建设方面取得了显著成就：基层医疗卫生机构的基础设施条件得到了改善，很多农村地区，乡镇卫生院与乡镇学校成为乡镇两大"代表性建筑"；建立了符合我国基层医疗卫生机构特点的服务能力标准和评价体系；构建了全科医生、家庭医生签约服务模式，促进医防融合服务模式发展，推行了国家基本公共卫生服务项目均等化。虽然以上成就大大推动了健康中国战略的落实，但与新时代健康保障体系对基层卫生健康服务的要求仍然有很大差距。更重要的是，国家对基层卫生健康服务体系的要求与投入不匹配。新时期卫生健康工作方针要求以基层为重点，但国家对大医院的资金投入规模与投入力度不断加大，对基层医疗卫生机构的投入仍显不足。

基层卫生服务激励机制缺乏。一是基本公卫服务筹资总额以当地常住人口数量作为确定标准，并没考虑基本公卫服务提供的便捷性和可及性。筹资总额封顶和不完善的资金分配机制无法起到有效的激励作用。二是基本医疗服务的利益与服务提供多寡密切相关，而基本公卫服务资金是定额分配，以服务数量和服务质量为导向的内在激励不足。筹资在基层机构内无法融合的

---

① 世界银行集团、世界卫生组织、财政部、国家卫生和计划生育委员会、人力资源和社会保障部：《深化中国医药卫生体制改革 建设基于价值的优质服务提供体系》，2016，第 79 页。

现状造成无法实行真正有效的医防融合模式。三是所有的绩效考核都以服务过程为导向，服务质量和效果与绩效资金分配的关联度较弱。

五　推进新时代健康保障体系建设的建议

实施健康中国战略是中国特色社会主义理论与实践的重大创新，是中国共产党推动伟大事业、建设伟大工程、实现伟大梦想的重大战略实践。目前，我们进入了新时代。在新的历史条件下，全体居民对医疗卫生服务的需求已经转变为不仅能"治病"，更能"治未病"，人们从透支健康的生活方式转向呵护健康、人人健身的生活方式，要求筹资保障体系从传统的疾病保险模式向疾病保险与健康促进相结合的模式转变（王东进，2016），卫生服务体系不仅能恢复健康、维护健康，还能提升健康，促进共同富裕。新时代健康保障体系将成为推进健康中国建设的重要的、系统性、关键性、战略性的一套制度体系。当然，新时代健康保障体系的建设并不是一朝一夕的工作，需要循序渐进、逐步推进。三明医改从"堵浪费"入手，从改政府入手，用了十年时间步入"以健康为中心"的医改3.0，中间经历了持续不断的制度设计和制度完善，以及对全体居民健康素养的提升、筹资体系的建立和完善、服务体系的整合与服务模式的转变、激励机制的建立和技术的创新等。建设新时代健康保障体系需要在以下六个方面进行相应的制度安排和一系列具体措施。

（一）用"以健康为中心"的理念统领医疗保障制度建设，充分发挥医保基金战略性购买的作用，促进全民医保向全民健康保障发展

我国已经建立了保基本、全覆盖的全民医保制度框架。围绕资金来源多元化、保障制度规范化、管理服务社会化三个环节，构建了多元化的筹资机制和风险共担机制。但这一制度体系仍然囿于就医保论医保（王东进，2016），为此建议从传统的疾病保险模式转变为疾病保险与健康促进相结合的模式，从专注于疾病救治的被动保障向医防融合的主动保障模式延伸和拓

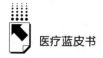
展，充分发挥医保基金战略性购买的作用。国内外经验证明较为有效的支付政策是以统筹地区为单位，借鉴和创新"健康守门人"制度，赋予签约家庭医生"管健康"和"管费用"的双重权力，对签约医生按签约人头打包预付（也称捆绑性支付），实现由被动的疾病救治向预防和健康促进转变。同时在服务终端统筹使用基本公共卫生服务项目资金和基本医保基金，最大化资金使用效益和效率。在此过程中要充分发挥医保基金战略性购买的作用，战略性购买旨在通过积极的、以证据为基础的流程最大限度地实现购买的目标。该流程确定从哪些医疗卫生机构购买哪些物有所值的医疗卫生服务，以及如何支付所购买的服务和相应的支付标准。福建省三明市实施医保基金打包支付、合理超支分担、结余留用的激励与约束机制，真正将医保基金打包给健康管护组织（总医院），促进健康管护组织真正实施医防融合，推动医务人员积极主动地向上游疾病预防和健康管理方面延伸拓展，最终让医保制度从专注于疾病保险向健康中国的践行者和全民健康保障的促进者转变。

（二）建立以基层为重点的健康管理服务体系，促进整合型医疗卫生服务模式落地

在卫生与健康需求发生深刻变化的同时，我国的卫生体系在服务内容和服务体系方面仍与居民多样化、多元化的健康需求存在一定差距。虽然我国居民的健康水平显著提高，死亡率大幅下降，预期寿命有了前所未有的增长（Yang 等，2008；Caldwell，1986），但卫生服务提供方没有形成整合的、连续高效的医疗卫生服务递送体系，患者在就医时仍然面临各级服务的碎片化、医患之间信息的不对称、需要自己处理是否要转诊以及转到哪级医疗机构等问题。医院和基层医疗卫生机构之间针对患者提供的服务缺乏沟通，没有清晰的转诊制度，各个医疗服务机构之间相互竞争，努力实现自身以治病为中心的利润最大化，而不是相互协调管理居民健康，再加上医改仍然以医院为中心，政策倾向于发展大医院而不是基层医疗卫生机构，最终造成医院的能力扩张和患者利用率逐年上升，而最能做到以健康为中心的基层医疗卫

生机构诊疗人次占比从 2010 年的 61.9% 降到 2020 年的 53.2%。[①]

为此，新时代健康保障体系要建立以基层为重点，以人为中心的整合型的健康管理服务体系。基层医疗卫生机构应该具备提供健康管护服务的职能，具备管理辖区居民健康档案和健康信息的职能，具备跟上级医疗机构沟通的职能。具体而言，一是补齐基层医疗卫生机构在服务内容及相应健康服务能力上的短板，使其承担更多维护健康、提升健康的服务供给功能及职责。二是基层医疗卫生机构是辖区居民健康档案建立、管理、更新的主要"汇集地"。三是增强基层医疗卫生机构对相关健康资源的协调能力，使其能够根据辖区居民健康需求协调上级医院和专业公共卫生机构、社区内民政、人社、体育、社会工作者、志愿者团体等提供相应服务。医院应该以提供疑难杂症等居民患病阶段的诊疗服务为主，诊疗服务环节结束后应及时将患者下转至基层医疗卫生机构进行康复、护理和健康管理，并应协助基层医疗卫生机构及时更新居民诊疗、服务信息及相关注意事项。专业公共卫生机构应该以开展针对辖区人群的健康影响因素监测、群体的健康教育、健康促进工作为主，为基层医疗卫生机构开展有针对性的健康干预提供相关数据与信息支持。当然卫生服务供给方的这些职能确定、联系与沟通应都在背后进行，辖区居民享受的是连续、无缝衔接的一体化医疗服务。

（三）建立新时代强大的公共卫生体系，增强防病和应急能力

公共卫生体系是维护人民健康的第一道屏障，在社会经济发展和保障人民健康中具有重要的战略地位，事关国家公共安全、社会稳定、国民健康水平提升、党和政府形象、健康中国建设。公共卫生体系主要包括疾控机构、健康教育、妇幼保健、精神卫生、应急救治、采供血、卫生监督。在党和政府的领导下，我国已形成"政府领导、部门协作、全社会广泛参与"的公卫工作格局；构建了各级卫生行政部门统一领导、以专业公共卫生机构为主

[①] 国家卫生健康委员会编《2021 中国卫生健康统计年鉴》，中国协和医科大学出版社，2021，第 119 页。

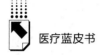

体、二三级医疗机构为支撑、基层医疗卫生机构为网底的"横向到边、纵向到底、上下联动"的具有中国特色的公共卫生体系。在保护人民健康、保障国家安全和维护国家长治久安中发挥了重要作用。这次应对疫情，我国公共卫生体系发挥了重要作用，但也暴露了长期存在的深层次问题，"有些是机制问题，有些是政策落实问题，有些是发展中的问题"①，只有构建强大公共卫生体系，改革疾病预防控制体系，提升防控能力、应急能力，才能全方位提供有力保障，维护人民健康。为此，提出以下建议。

第一，加强疾病预防控制体系建设。一是促进专业公共卫生机构能力提升。加大对重点实验室的建设，持续保持疾控关键技术研发、突发事件现场应急处置、实验室检验检测能力的引领水平，发挥各级机构在本辖区内公共卫生体系的核心作用。二是增强专业公卫机构的科研能力、检测监测能力和临床服务能力。对于国家级和有条件的省级疾控机构，可以加挂预防科学研究院或公共卫生科学研究院的牌子，支持其开展科研项目研究。对于市区县级疾控机构，重点加强其监测能力，在整合优化区域内公共卫生资源的基础上，按照"统筹规划、能级分工、常规下沉"的原则，合理构建辖区内统一质控、资源联动、信息共享的疾控实验室检测网络。以"平战结合、分层分类、定位明确、高效协作"的原则，构建分层级、分区域、医疗机构和公卫机构各有侧重、有序衔接的传染病监测体系。鼓励有条件的地方将市县两级疾控中心实验室合并建成区域公共卫生中心实验室。

第二，补齐短板弱项，加强基层防控能力和应急能力建设。习近平总书记2021年4月25~27日在广西考察时强调，要加强农村、社区等基层防控能力建设，强化基层公共卫生体系，创新医防协同机制，提升基层预防、治疗、护理、康复水平。一是完善基层社区公共卫生治理能力。基层社区社会治理基础单元，作为国家治理体系微观"细胞"组织，具有重要作用和现实价值，要完善社区建设，在基层建立公共卫生委员会，强化基层卫生治理，建立健全社区各部门的工作协调机制和工作责任体系，形成联防联

---

① 习近平在专家学者座谈会上的讲话，2020年6月2日。

控格局，筑牢公共卫生防疫防线。二是开展基层公共卫生人员应急处置突发公共卫生事件的培训项目。实施预警关口前移，在突发公共卫生事件阈值基础上设置"公共卫生苗子事件"标准和报告处置规范。培训基层公共卫生人员对社区环境的应急和诊断能力。三是加强基层医疗卫生机构和社区基层组织的联防联控沟通工作机制。疾病预防是社会治理的事情，不能只局限于卫生体系内部，如果"横向到边"的"边"只是限于专业内，定会力不从心，因此必须延伸至社会各个层面，尤其要动用社区/乡镇资源合理制定辖区内的联防联控计划。

（四）加快医养结合、体医融合等相关健康产业发展

2016 年全国卫生与健康大会鲜明地提出了"大健康"理念，这是我国卫生与健康发展理念的一次重大飞跃。这次会议提出要把健康融入所有政策，实施医疗卫生、体育健身、环境保护、食品药品安全、心理干预等综合治理，统筹应对各类健康影响因素，注重满足群众多样化、多层次的健康服务需求，发展健康产业。发展健康产业是为了推动卫生健康事业和健康产业的有机衔接、相互促进，最终提升整个国民的健康水平。

从"大健康"理念看，健康产业包括直接影响健康水平的医疗服务业和为医疗服务等提供支持或保障的医疗器械产业、医药制造产业、保险业，还包括健康服务评价、健康预防以及休闲健身、健康旅游、健康养老等健康服务新业态（汤炎非，2018）。从国际上看，健康产业分为广义和狭义两种，狭义健康产业一般指提供预防、治疗、康复等健康服务的产业（张车伟等，2018）。2018 年，在健康产业中，医药产业占 45.60%，健康养老产业占 36.79%，医疗产业占 9.55%，保健品产业占 5.01%，健康管理产业占 3.05%。[1] 可见，我国的健康产业仍然以医疗器械、医药制造为主，而预防、治疗、康复等健康服务产业占比仍然较小。而这些非基本的健康服务需求恰恰是最需要由市场来提供的，为此提出如下建议。

---

[1] 前瞻产业研究院研究报告，2019。

第一，拓展医疗卫生服务与相关产业的互动融合，促进医疗卫生服务与养老、旅游、互联网、体育等产业的融合发展，丰富健康产业相关产品、技术、服务的专业化供给，形成整合型的卫生与健康服务供给，有效疏解当前就医人群中的健康管理、预防保健等健康需求。拓展社会力量，鼓励其参与健康服务机构建设，增加健康服务供给。发展具有地方特色的健康产业聚集区，探索医疗与养老、旅游、健身休闲等机构及业态的融合发展的集聚模式。探索建立相关资源协调机制，加强基层医疗卫生机构对卫生体系外健康服务资源的协调能力。探索卫生体系与相关部门、机构、组织的协作机制，形成全民共建共享的健康服务供给格局。

第二，重点推动医养结合、体医融合等健康产业的发展。增加多层次、多样化的健康产品和服务供给，既是新时代健康保障体系建设的需要，也是经济发展的需要。要优化供给结构，促进形成医养结合、体医融合的新业态、新模式。建立健全医疗卫生机构与养老机构的合作机制，尤其是利益共享机制，制定完善养老机构康复护理、老年病和安宁疗护服务的相关政策。将养老和医疗服务深度融合。重点支持体医融合的健康服务模式。构建科学合理的运动指导体系，促进基层医疗卫生人员和专业体育指导人员分工协作，提升预防和康复水平。

第三，研究制定医养结合、体医融合等健康服务的标准、技术规范。制定健康服务产业需要的相关技术标准与规范，包括健康体检技术标准与规范、健康评估技术标准与规范、健康管理干预技术标准与规范、健康管理干预效果评价标准与规范、健康管理相关设备的技术标准与规范等。

（五）加快人才队伍建设，提升健康保障服务水平

卫生人才[①]是卫生体系中的重要生产要素，也是最有活力的生产要素。

---

① 按照 WHO（2006）的定义，医务人员包括医生、护士、助产士、牙医、健康专业人士、社区医务人员、社会卫生工作者以及其他医疗服务提供者，还有卫生管理和辅助人员，他们也许不直接提供服务，但对卫生系统的有效运行必不可少，这些人员包括医疗服务管理者、医疗档案和健康信息技术人员、卫生经济学家、卫生供应链管理者、医学秘书及其他。

建设新时代健康保障体系，需要用"大健康"理念培养、聘用和激励相关领域的专业化复合型人才和管理人才。新时代健康保障体系不仅需要各级各类的临床医师、全科医生和护士，也需要养老护理、康复治疗、心理咨询、体育指导以及食品药品监管、环境治理等的专业性人才，还需要具有临床、预防、管理协调沟通能力的医防管综合性复合型人才。

第一，加强基层医务人员的培养、聘用和激励，为夯实以人民健康为中心的基层医疗卫生服务体系创造有利环境。首先要提高基层医务人员的薪酬水平，使其与同等职称专科医生的薪酬相当甚至更高，从而增强基层卫生服务工作的吸引力和竞争力，尤其要提高全科医生（家庭医生）的薪酬水平，并积极引导家庭医生团队通过持续管理慢病患者获得额外的经济奖励。其次要培养医防融合的复合型人才。福建省三明市出台了培养医防融合人才的实施方案，要培养与建立一支医防管综合性复合型的骨干人才队伍，推进疾病防治康管的整体融合发展，推动早日形成预防、医疗、慢病管理、康复一体的服务链条，促进新时代健康保障体系的建设。

第二，完善薪酬制度改革，促进从以治病获得收益转变为以管好健康获得收益。党的十八届三中全会提出要建立适应行业特点的人事薪酬制度。我国医务人员正式薪酬的吸引力不大，尤其是在基层和农村地区。要改革薪酬分配机制，开正门、堵偏门，设计激励机制，促进医疗行为从"治已病"向"治未病"转变，进一步提升医生的社会地位和社会声誉。福建省三明市在医务人员薪酬制度改革方面走在全国前列，率先在全国推行"院长年薪制"，探索实行"医师和技师年薪制"。对在职临床类、技师类和临床药师类医务人员，按照级别和岗位，实行不同等级年薪。医技人员年薪所需资金由医院负担，由院长在核定工资总额范围内自主分配。医技人员绩效年薪考核与岗位工作量、医德医风和社会评议等挂钩（詹积富，2018）。2015年，三明市对所有县级及以上公立医院医务人员实行"全员目标年薪制"和"年薪计算工分制"，覆盖全部医务人员，真正做到了同工同酬。

第三，加强对急需紧缺专业医务人员的培养和培训。要调整优化医学、

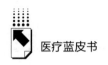

健康管理学等相关专业结构，加大培训力度，强化养老护理、康复治疗、心理咨询、生活方式指导、运动指导、膳食指导等健康高层次人才队伍建设。改革健康从业人员职业注册制度，加强重点健康服务提供者的资质培训、审查、备案，确保其资质、服务能力符合要求。鼓励相关健康从业人员参加各类国内外学术交流活动，制定与其职业发展相适应的技术职称考评、人才培养等相关政策。

（六）进一步加强县域医共体建设，构建以基层为重心的健康管护体系

要实现以较低成本获得较好的健康结果，卫生服务体系就一定要重视发挥基层医疗服务特有的优势：可及性、满足大部分非急诊临床服务需要、服务和信息的持续性以及促进提供整合服务（Macincko 等，2009；Friedberg 等，2010）。紧密型县域医共体建设是我国农村三级卫生服务网的升级版，强调以人的健康为中心整合居民健康信息形成健康档案并充分利用。为此，要将基层作为居民健康档案的"汇集点"和健康管理服务的"枢纽"。各级医疗机构通过医疗联合体、健康联合体等各种形式与基层形成良好的上下联动合作关系，并共同维护、更新相应部分的健康档案信息，从而提供防治康管护一体的健康管护服务。

第一，科学合理确定不同健康管护服务内容。根据居民的健康需求，健康管理可以分为疾病管理（不同慢病有不同的管理模式）、生活方式管理、运动管理、心理健康管理和失能管理等多种方式，有针对性地为不同类型居民提供个性化的健康管理服务。

第二，建立与完善健康管护服务分工协作机制。明确基层、医院和专业公共卫生机构各自在健康管理服务中的具体职能。健康管护服务应是全方位、连续性、立体化的。基层医疗卫生机构是提供全民健康管护的主要阵地，上级医疗卫生机构是健康管护服务支持机构和培训机构，部分卫生系统之外的部门也是健康管护服务提供的支持机构，如辖区居委会应支持基层医疗卫生机构向居民提供临终关怀服务、居家养老服务等。

第三，建立基本和非基本的健康管护服务，并确定清晰的支付和激励机制。在清晰界定县域医共体内各个机构职能的基础上，建立相应的支付体系和激励机制。基本健康管护包可以由基本医保基金和基本公共卫生服务资金统筹支付，向城乡居民提供。非基本健康管护包可以根据当地的消费习惯、经济发展水平确定相应的价格，由社会和居民支付。家庭医生团队既可以提供基本健康管护服务包，也可以提供非基本的健康管护服务包。应形成长效的激励机制，更好地保证家庭医生团队的服务效果。

参考文献

1. WHO：《2000 年世界卫生报告》，人民卫生出版社，2000。
2. 本书编写组编著《党的十九大报告学习辅导百问》，党建读物出版社、学习出版社，2017。
3. 何传启：《中国健康现代化的路线图》，《科学与现代化》2018 年第 2 期。
4. 胡宏伟：《教育水平、医疗保险与健康风险——为什么医改的目标应该是健康保障》，《山西财经大学学报》2011 年第 8 期。
5. 金碚：《关于大健康产业的若干经济学理论问题》，《北京工业大学学报（社会科学版）》2019 年第 1 期。
6. 景天魁、毕天云：《当代中国社会福利思想与制度：从小福利迈向大福利》，中国社会出版社，2011。
7. 李滔：《建设高质量发展的全民医保制度》，《中国党政干部论坛》2021 年第 6 期。
8. 梁君林：《以人口健康观看我国健康保障制度改革》，《西北人口》2008 年第 5 期。
9. 陆爱琴：《我国新时代健康保障体系的发展路径》，《上海经济研究》2008 年第 10 期。
10. 《马克思恩格斯选集》（第二卷），人民出版社，2012。
11. 《马克思恩格斯选集》（第一卷），人民出版社，2012。
12. 《毛泽东选集》（第三卷），人民出版社，1991。
13. 苗艳青、王禄生：《城乡居民基本医疗保障制度案例研究：试点实践和主要实现》，《中国卫生政策研究》2010 年第 4 期。
14. 苗艳青、杨洪伟、游茂等：《健康中国战略下的绿色卫生服务体系论》，中国环境出版社，2017。
15. 申曙光：《全民基本医疗保险制度整合的理论思考与路径构想》，《学海》2014 年第 1 期。

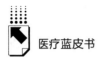
16. 孙淑云等：《中国农村合作医疗制度变迁 70 年》，人民出版社，2020。

17. 汤炎非：《给健康产业发展找个"新标尺"》，《健康报》2018 年 12 月 18 日。

18. 王东进：《全民医保在健康中国战略中的制度性功能和基础性作用（下）》，《中国医疗保险》2016 年第 12 期。

19. 王禄生、苗艳青：《城乡居民基本医疗保障制度改革引发的理论思考》，《中国卫生政策研究》2012 年第 4 期。

20. 习近平：《把握新发展阶段，贯彻新发展理念，构建新发展格局》，《求是》2021 年第 9 期。

21. 习近平：《决胜全面建成小康社会 夺取新时代中国特色社会主义伟大胜利——在中国共产党第十九次全国代表大会上的报告》，人民出版社，

22. 《习近平会见世界卫生组织总干事陈冯富珍》，《人民日报》2013 年 8 月 21 日。

23. 《习近平谈治国理政》，外文出版社，2014。

24. 《习近平谈治国理政》（第二卷），外文出版社，2017。

25. 《习近平谈治国理政》（第三卷），外文出版社，2020。

26. 许崇正、杨鲜兰等：《生态文明与人的发展》，中国财政经济出版社，2011。

27. 《研究新型冠状病毒感染的肺炎疫情防控工作》，《人民日报》2020 年 1 月 26 日。

28. 于德志主编《新型农村合作医疗制度》，人民卫生出版社，2013。

29. 詹积富：《三明医改：一场倒逼的改革——我所经历的三明医改》，《中国医院院长》2018 年第 23 期。

30. 张车伟、赵文、程杰：《中国大健康产业：属性、范围与规模测算》，《中国人口科学》2018 年第 5 期。

31. 张研、张亮：《健康中国背景下医疗保障制度向健康保障制度转型探索》，《中国卫生政策研究》2018 年第 1 期。

32. 张志斌、王永炎：《试论中医"治未病"之概念及其科学内容》，《北京中医药大学学报》2007 年第 7 期。

33. 张自宽：《亲历农村卫生六十年——张自宽农村卫生文选》，中国协和医科大学出版社，2011。

34. 邹长青、王明生：《中国共产党人民健康观形成发展的历史与逻辑》，《东北大学学报（社会科学版）》2021 年第 4 期。

35. Caldwell, J. C., "Routes to Low Mortality in Poor Countries", *Population and Development Review*, 12 (2), 1986: 171-220.

36. Friedberg, M. W., Hussery, P. S., and Schneider, E. C., "Primary Care: A Critical Review of the Evidence on Quality and Costs of Health Care", *Health Affairs* (*Millwood*), 29 (5), 2010: 766-772.

37. Macinko, J., Starfield, B., and Erinosho, T., "The Impact of Primary Healthcare on Population Health in Low-and middle-income Countries", *Journal Ambul CareManage*, 32

（2），2009：150-171.

38. WHO，"WHO Global Strategy on People-centred and Integrated Health Services"，WHO/HIS/SDS/2015.7，2015.

39. World Health Organization（WHO），"The World Health Report 2006：Working Together for Health"，2006.

40. World Health Organization（WHO），"WHOQOL-BREF：Introduction，Administration，Scoring and Generic Version of the Assessment"，Geneva，1996.

41. Yang，G. H.，Kong，L. Z.，Zhao，W. H.，Wan，X.，ZHai，Y.，and Chen，L. C.，and Koplan，J. P.，"Emergence of Chronic Non－Communicable Diseases in China"，*The Lancet*，372（9650），2008：1697-1705.

探 索 篇

Exploration

B.2
中国特色县域医共体建设：三明模式

摘 要： 三明医改从实际出发，以问题为导向，充分发挥敢为人先的探索
精神，坚持"三医联动"和系统改革，先后历经"治混乱、堵浪
费""建章程、立制度"两个阶段，现已处于"治未病、大健康"
阶段。经过10年的探索实践，在总医院模式下，三明市公立医院
运营持续改善；医保基金的杠杆作用和可持续性增强，患者费用
负担逐步减轻；形成了合理有序的分级诊疗格局；建成了医疗预
防一体化的新型健康管护组织，探索了独具特色的医防协同服务
新模式。三明医改得到全社会的关注和认可，三明市作为全国医
改经验推广基地，对全国医改具有重要的示范、突破和带动作用。

关键词： 总医院 医防协同 医共体

---

* 李真，北京大学医学部公共卫生学院博士研究生，曾参与世界银行贷款中国医改促进项目的
管理工作，拥有医药咨询与投资以及政府工作经验，主要研究方向为医改政策、国际卫生项
目、民营医院治理。

一 "新医改"为三明提供了政策大环境

（一）国家"新医改"启动

1. 新医改四梁八柱撑起基本医疗保障

2009年3月，党中央、国务院印发的《关于深化医药卫生体制改革的意见》标志着我国新一轮医改工作正式启动。2009年以来，我国政府以"建立健全覆盖城乡居民的基本医疗卫生制度，为群众提供安全、有效、方便、价廉的基本医疗卫生服务"为总体目标，坚持保基本、强基层、建机制，围绕构建公共卫生体系、医疗服务体系、医疗保障体系、药品供应体系医药卫生四大体系；建立医疗管理机制、运行机制、投入机制、价格形成机制、监管机制、科技和人才保障、信息系统、法律制度医药卫生八大体制机制，加快推进基本医疗卫生制度建设。

2. 新医改快速推动并取得阶段实效

新医改实施以来，我国加快破除以药补医旧机制，建立新机制，医药卫生管理体制、运行机制、投入机制、价格形成机制和监管机制不断健全。坚持统筹安排、突出重点、循序推进的基本路径，以基层综合改革、县级公立医院改革全覆盖为基础，持续深化城市公立医院改革。2015年1月，国务院医改领导小组在江苏、安徽、福建、青海4省开展省级综合医改试点工作。试点省建立高位推进的领导体制和工作推进机制，在建立公立医院运行新机制、健全全民医疗保障体系、建立分级诊疗制度、推进基本公共卫生服务逐步均等化等重点领域和关键环节均探索形成了较好的经验。其中福建省三明市综合医改探索起到了较好的先导示范作用。

2015年"十二五"医改规划确定的主要指标任务基本完成，突出体现为"两升两降"。"两升"，即人民健康水平显著提升，总体达到中高收入国家平均水平；基本医疗卫生服务可及性显著提升，80%以上的居民15分钟内能够到达最近的医疗点。"两降"，即个人卫生支出占卫生总费用比重持

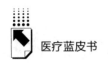

续下降，2015年降至30%以下，达到近20年来的最低水平；医疗费用增幅明显下降，政府办医疗卫生机构医疗收入增速下降到2015年的10%左右，医疗费用快速增长的势头得到初步控制。

3. 医改进入深水区，更加强调改革联动性、系统性和集成性

2015年以来，随着医改进入深水区和攻坚期，利益格局调整更加复杂，体制机制性矛盾日益凸显，改革的联动性需要进一步加强，改革的推进力度需要进一步加大。医改政策要求以人民群众反映最强烈的问题为导向，坚持保基本、强基层、建机制，健全医保，规范医药，创新医疗，推进"三医联动"、上下联动、区域联动、内外联动，整体配套推进医改试点，充分发挥各项改革政策的叠加效应。强调改革服务提供模式，改革公立医院，并通过加强基层卫生服务，整合形成服务网络，建立高效平衡的分级诊疗制度。

2017年1月《"十三五"深化医药卫生体制改革规划》正式印发，该规划明确：要坚持医疗、医保、医药联动改革，坚持突出重点、试点示范、循序推进。该规划推动我国医改由打好基础转向提升质量、由形成框架转向制度建设、由单项突破转向系统集成和综合推进。

（二）三明市医改理念和路径符合国家医改目标和要求

1. 三明市启动医疗服务体系改革是自身发展的必然选择

三明市是老工业城市，存在退休职工多、财政包袱重、青壮年人口外流严重等诸多突出问题，2011年城镇职工医保赡养比为2.06∶1（2016年为1.64∶1），远低于福建省确定的赡养比风险线2.5∶1。[①] 随着各项医保等政策出台，居民医疗服务需求进一步释放，医疗费用飞速增长，居民医疗费用在四五年间成倍增加。全市22家县级及以上医院医药总收入2005年为6.49亿元，2010年达14.33亿元，5年增长120.80%。2011年（改革前）医药总收入为16.9亿元，其中药品耗材费用占61%。自2009年起，三明市职工

---

① 中央项目组：《世行贷款中国医疗卫生改革促进项目——三明市相关进展报告》，2021年12月。如无特别说明，本文数据均来自此报告。

医保基金开始收不抵支。2010年职工医保统筹基金超支14397万元，占当年市本级地方公共财政收入的11.66%，2011年该基金超支20835万元，占当年市本级地方公共财政收入的14.42%，连续的基金超支状况使市财政难以兜底。在医保基金严重亏损、群众看病负担逐年加重的压力下，为提升医保基金支付效率、控制医疗费用不合理增长，三明市自2012年起以改革医保支付方式为抓手，启动公立医院"三医联动"综合改革。

2.三明党委政府敢于担当，为医改实施奠定坚实基础

三明市委、市政府始终把医改工作摆在重要位置，"一把手"作为领导和推进医改的第一责任人。一是构建组织保障。三明市医改工作实行各级党政"一把手"工程，在决策层面把涉及医改的有关医药、医保、医疗等职能部门归口管理，集中由一位市领导分管，形成高效的改革决策和推进机制，破解部门间"联而不动""相互掣肘"等难题。二是落实政府责任。加强政府对公立医院的领导、保障、管理与监督责任。全面落实政府对公立医院的投入政策，确保落实取消药品加成后各地规定的政府分担部分。三是强化监督考核。将医改定期监测中的重要效果指标纳入政府目标管理绩效考核，带动各市县形成强有力的工作推进机制。

3.三明市坚持"三医联动"和系统改革，持续发挥先导示范作用

三明市以"三个回归"（公立医院回归公益性质、医生回归看病角色、药品回归治病功能）为出发点，沿着医疗、医保、医药"三医联动"的主要路径，市县乡村统筹推进，着力解决好药价虚高、药品浪费，打破医保制度分割、责任失衡、统筹层次低，破除医疗逐利性强、医药不分、收入结构失衡等问题。初步建立以公益性为导向的公立医院运行新机制，取得了良好的阶段性成效。

2015年起，三明市的诸多改革做法和措施引起国内各级政府的关注和参考。其主要做法和思路包括：（1）通过改革管理体制破除多头管理局面，强化保障责任、管理责任、监督责任以及信息公开，促使政府承担基本医疗保障的卫生责任；（2）通过实行药品零差率销售改革、药品耗材联合限价采购、实施重点药品监控、规范用药行为等措施整治医药，切断药品耗材流

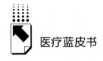
通利益链条，减轻群众看病负担；（3）通过"三保合一"理顺医保管理体制、"招采合一"发挥医保机构在药品采购中的主导作用，改革支付方式、提高医保保障水平，提高医保基金使用效益；（4）通过建立院长考核评价体系、改革医院工资总额核定办法、建立新的薪酬制度、理顺医疗服务价格、建立现代医院管理制度，规范医疗人员行为，回归医学本质；（5）通过实施分级诊疗制度和双向转诊制度、探索医养结合新路子、实行工资总额制度和全员目标年薪制，改革医疗服务体系。

2016 年，世界银行、世界卫生组织、财政部、国家卫生计生委、人力资源社会保障部开展的"深化中国医药卫生体制改革"联合研究认为：中国医改目标宏伟，实现了"跨越式发展"，处于难得的历史机遇期，以三明为代表的成功经验表明中国能够全面推行重大医改。

二 三明市医共体探索实践是我国医改逐步向"以健康为中心"深入的具体践行

三明市的医改探索是循序渐进、不断深入和深化的过程。从 2012 年启动改革起，三明市医改基本经历了三大阶段，包括以破除以药补医机制为主要措施的治混乱、堵浪费阶段；以"腾空间、调结构、保衔接"为主导的建章程、立制度阶段；以医共体和医防协同服务为抓手，构建整合型医疗卫生服务体系的治未病、大健康阶段。三明市医改三大阶段充分体现了其问题导向和价值取向。

三明市始终坚持问题导向，在医改目标任务制定上以解决现实问题为基本出发点，医改目标逐步实现了从解决群众"看病难、看病贵"问题到"以健康为中心，努力让老百姓少得病、晚得病、不得病，着力提高群众健康水平和人均健康期望寿命"的目标跨越。

（一）治混乱、堵浪费阶段

三明市秉承让药品回归治病功能的价值导向，以"堵浪费"为切入点，借助实行药品零差率、建立药品集中采购新机制、集中结算等举措，挤压药品流通领域水分、坚决切断药品耗材流通利益链条。

一是实行重点药品监控。二是实行联合限价采购。组建药品耗材联合限价采购"三明联盟"，执行"一品两规""两票制""四通用""药品采购院长负责制"。探索开展非一致性评价药品集中采购，动态调整药品耗材采购目录，全面跟进国家和省级药品耗材集中带量采购中选结果以遏制药价虚高。三是治理流通领域药价虚高。开展商业贿赂治理。四是规范诊疗行为。实行"两严控"——严控大处方和严控大检查。

（二）建章程、立制度阶段

在第一阶段的基础上，统筹推进"三医联动"改革，更加注重让医生回归看病角色、让公立医院回归公益性质的价值取向。一是实行科学的价格补偿机制，利用医药改革腾出的利益空间，以调整医疗服务价格与增加财政补贴为主要手段，调结构。二是纠偏公立医院"以药养医"，彻底打破人员工资与药品、检查化验、科室创收挂钩的分配模式，对医院工作人员实施"全员目标年薪制"和"年薪计算工分制"。三是打破医保管理"九龙治水"，实行"三保合一"，先后成立市医疗保障基金管理中心、市医疗保障管理局，实现"药、价、保"三要素整合；实行"招采合一"，解决医院、供应商、医保之间的"三角债"问题；同步开展按疾病诊断相关分组（C-DRG）收付费改革，提高医保使用效能。四是同步推进人事、用工、分配、年薪制等一系列综合改革，不断理顺医疗管理体制等。该阶段较好完成了"腾笼换鸟"任务，并逐步探索建立了维护公益性、调动积极性、保障可持续性的运行新机制。

2012～2020年，三明市先后主动调整医疗服务收费标准9次、共计8421项，基本实现价格项目库全覆盖（共有8962条医疗收费项目），共转移增加医院医疗服务性收入57.39亿元。三明市医药服务收入、药品耗材费用、检查化验收入趋于5∶3∶2的合理比例。

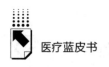

（三）治未病、大健康阶段

2016 年，三明市持续深化"三医联动"改革，统筹推进现代医院管理制度建设，强化健康信息系统的支撑能力，初步形成上下联动的分工协作机制。在巩固前两个阶段改革成效基础上，根据"健康中国 2030"总体战略部署以及福建省整体医改规划安排，三明市以探索协同整合的医疗卫生服务体系作为改革重点，积极探索建立疾病预防、医疗救治、健康管理"三位一体"的服务新模式，持续推动"以治病为中心"向"以健康为中心"转变。

三明市以尤溪县为先行先试地区，坚持因地制宜、循序渐进，探索紧密型医共体建设实践。2017 年 4 月，三明市整合尤溪县的综合医院和中医院，率先组建县总医院，归纳总结尤溪县总医院建设经验并推广至三明市其他区县。截至 2017 年底，三明市已实现了基于 10 个县级总医院和 2 个市区紧密型医联体为服务主体的医共体区域全覆盖。自此三明市从最初的"治混乱、堵浪费、建章程、立制度"阶段转而进入"治未病、大健康"阶段。

三 三明借力医共体试点实现创新突破

2017 年以来，三明市以组建紧密型医共体（总医院）为载体，以强有力的医改领导体制和多部门协同的工作推进机制为保障，持续巩固与深化"三医联动"改革；以实施医保支付方式改革为切入点，重视发挥医保支付方式与薪酬分配机制的叠加效应；推行"全民健康四级共保"试点工程，推进家庭医生签约服务签约面，有效推动分级诊疗；探索建立疾病预防、医疗救治、健康管理"三位一体"的医防协同服务新模式；同时统筹推进现代医院管理制度建设，强化健康信息系统的支撑能力。

三明市总医院模式紧密型医共体建设已经形成了较为成熟的经验与做法，主要包括如下几点。

（一）强化组织领导和工作推进机制

三明市围绕医疗机构的有序高效整合、协同推进医防融合、落实市、县、乡、村健康负责制等核心举措，针对性地强化组织领导，完善工作推进机制。

1.建立总医院筹建领导机制

由市政府分管领导任组长的市总医院筹建领导小组，市直有关单位和各县区政府主要领导为成员，下设办公室；各县区成立县级总医院筹建领导小组，具体负责辖区内医疗卫生机构整合。领导小组强化顶层设计，不断完善与细化总医院建设方案以及医保支付、薪酬分配、医疗卫生服务价格、药品耗材采购等体制机制改革相关的政策文件。同时保障政府财政投入，以略高于财政经常性支出增长幅度的原则对总医院进行财政投入。

2.成立医防融合领导小组

市政府成立由分管领导任组长的市、县两级的医防融合领导小组。在各总医院设立"医防融合办公室"，由医防协同办公室对总医院各组成机构以及疾控中心、精神卫生中心等相关人员进行统一调度。

组建以党政"一把手"为组长、相关部门和乡镇负责人参与的健康负责制工作领导小组。着力构建市、县、乡、村四级医疗卫生机构联动机制，推进分级诊疗、双向转诊工作的落实。

（二）组建总医院，促进医疗卫生服务体系整合

三明市将县医院和中医院整合为总医院，并以此为龙头整合县域内公立医疗机构。将乡镇卫生院和社区卫生服务中心整合为总医院分院，在行政村（人口达1000人及以上）设立村卫生所，在城市社区采取"公办托管、购买服务"设立卫生服务站，打破了县域内医疗机构间长期存在的行政、财政、医保、人事管理等方面的壁垒。以目标、管理、资源、服务、权责、利益"六统一"为抓手，建成利益共享、责任共担的总医院模式紧密型医共体。

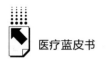
2017 年三明市建成县域总医院 10 个和市区紧密型医共体 2 个，各县区所有医疗卫生机构形成一个责任共担、利益共享一体化的整合型医疗卫生服务体系。总医院进一步完善了分工协作机制。通过明确不同层级医疗卫生机构服务清单与诊疗病种目录建立了基层首诊患者、签约患者的转诊绿色通道。总医院推进了资源共享、服务能力的提升。通过远程诊断、专家定期下基层会诊、为集成人员开展业务培训等方式提升人员服务质量。同时总医院也注重重点学科建设，发展新技术学科。强化外科、儿科、中医骨科、康复理疗科等学科发展。

（三）创新医防协同新机制，全程健康管理实现新突破

在推进总医院模式紧密型医共体建设的同时，三明市从改革疾病预防控制机构入手，探索全程健康管理模式。

1. 改革疾病预防控制机构

三明市 2019 年印发《疾病预防控制中心综合改革方案》，该方案要求对疾控中心实施"公益一类保障、公益二类管理"，允许疾控机构突破现行事业单位工资的管理制度，以购买服务等方式，用于疾控机构绩效工资增量资金规模的扩充，充分调动疾控队伍参与改革的积极性。同时实现职称比例、职责分工限制、医防业务限制和服务收费限制的"四个突破"。一是调整优化人员结构，市疾控中心专业技术岗位的高、中、初级岗位结构比例，由现行 2.5∶3.5∶4.0 调整为 3.5∶3.5∶3.0，各县（市、区）参照执行。二是完善工作机制，优化工作衔接、服务整合、人员流动等管理流程，为公众提供全方位的疾病防治服务。三是医防业务协同，家庭医生签约服务纳入疾控管理服务，疾控人员与团队人员享受同等待遇，疾控管理部分的服务收入纳入疾控机构收入；从事技术指导、评价与培训等工作的医务人员的劳务报酬按工作数量和质量从基本公共卫生服务专项经费中列支。四是有条件地放开社会化服务，在切实履行法定职责的前提下，允许疾控机制开展 6 大类 233 项社会化公共卫生技术服务，可采用新的绩效薪酬制度。

2. 改革其他专业公共卫生机构

从 2020 年起，在公立医院内从事预防医学的公共卫生医师执行医生目标年薪标准，与同级别医生享受同等待遇，通过改善相关人员劳务报酬的方式提升医务人员参与预防工作的积极性。

疾控体系的改革从服务体系上打破了疾控和医疗服务在职称结构、业务分工和服务提供与收费等领域的界限，为医防工作协同、服务整合与人员流动等相关政策落地提供了体系保障。

3. 推动"六个协同"，建立医防协同新机制

健全疾控机构与医院、城乡社区联动工作机制，实现"六个协同"。

一是人员队伍协同。由设立在总医院和市区医共体的医防融合办公室统一协调调度各医疗机构和疾控中心人员。

二是服务项目协同。以本辖区内的医防协同融合项目清单和服务协议为依据开展服务。各总医院设立慢性病健康管理中心，建立慢性病一体化健康管理信息平台，以高血压、糖尿病等慢性病为重点，推行分级分类分标管理，有效推动临床医生、护理人员主动参与公共卫生服务。

三是医防资源协同。推进总医院与疾病预防控制中心等相关医疗机构间的资源整合，实施公共卫生和医疗资源的综合管理，如区域慢性病防治、妇幼保健、精神卫生、医疗保健、免疫规划管理和疫苗接种服务、筛查和体检平台、健康教育等。提升实验室检查检测能力，推进实验室共享、检查检测结果互认。推动区域内专业公共卫生机构与医疗机构数据互联互通，构建全民健康信息平台。

四是医防工作协同。建立健全专业公共卫生机构与医疗机构分工协作、优势互补、业务融合的工作机制，推进常见病、多发病和重大疾病的防、治、管整体融合发展。

五是医防培训协同。制定培训方案，有计划、有重点地开展公共卫生专业人员、医务人员互训工作，提高医务人员的公共卫生知识素养和公共卫生专业人员临床诊疗知识水平，不断优化知识结构。

六是医防考核协同。制定医防协同融合专项考核方案，将居民健康水

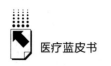

平、重大疾病筛查结果、重点慢性病规范管理率和控制率、重大疾病发病率、辖区人均医疗费用支出等作为核心指标对医疗和公卫机构进行考核。考核结果与机构和个人的核心利益挂钩。

4. 开展四项行动，提供全方位健康管理服务

一是全覆盖健康筛查行动。组建健康管护队伍，对居民健康情况进行网格化摸排，全面掌握辖区居民健康状况。

二是全过程健康干预行动。以健康筛查举措为基础，开展高危人群患病风险评估和危险因素的干预指导，通过规范管理和行为干预，减少和延缓疾病并发症的发生。

三是全人群健康管控行动。树立"每个人是自己健康第一责任人"的理念，构建自我为主、人际互助、医防支持的全人群健康管理模式。开展区域内居民常见病、多发病和重大疾病的疾病谱分析。落实家庭医生签约履约服务，实现对疾病的有效管控。

四是全天候健康知识普及行动。线下组建健康科普讲师团，以基本医疗、妇幼保健、中医养生、心理健康、慢性病和传染病防治等内容为核心，根据不同人群特点开展有针对性、多样化的健康宣传教育。线上着力搭建"精准健康科普网络直播"和"市级健康教育云讲座"两个平台。

5. 启动医防数据信息共享

一是收集医院诊疗系统资料，掌握心脑血管疾病和恶性肿瘤患者人数、费用等基础数据，针对数据进行月度分析、评价并反馈给医疗机构，为医防融合开展慢病管理提供数据支撑。

二是充分发挥医疗机构发现病例的前哨阵地作用，加强对医务人员的培训和管理，编制疫情动态简报，通过加强传染病监测等方式加强传染病预警。

（四）充分发挥医保支付杠杆作用

一是推行医保基金打包支付，将与医保相关联的所有资金，连同财政投入和基本公共卫生经费等打包作为总医院经费。2017~2020 年，包干基金共结余约 9.38 亿元（2017 年 0.30 亿元、2018 年 1.36 亿元、2019 年 2.82 亿元、2020 年 4.90 亿元）。二是实行 DRG 收付费改革，将城镇职工、城乡居民医保均纳入 C-DRG 收付费管理，实现医保部门与参保人员、医保部门与医疗机构均按病种定额结算，降低医疗费用，减轻患者负担。

1. 建立"总额包干、超支不补、结余留用"机制

2017 年三明市率先在尤溪、将乐两县开展医保支付方式改革试点，在医共体范围内推行按人头总额预算管理，2018 年，在全市范围内推开。将总医院及其辖区内的医疗机构作为一个整体，按照"总额包干、超支不补、结余留用"原则，三明市医保局根据工作需要，对部分基本医疗保险基金（含城乡居民和城镇职工基本医保基金）进行预留后，其余基本医保基金按人头打包，由总医院统筹使用；结余部分可计入医院工资总额，超支部分由医共体内成员单位共同承担。除了实行总额包干外，三明市明确结余的医保基金可直接纳入医疗服务性收入、健康促进经费可从成本中列支，以此引导医共体自觉控制医疗服务成本；鼓励医共体内机构和人员积极参与健康宣传和促进工作，引导群众开展健康生活方式，切实推动"治已病"和"治未病"并重。

三明市每年年初确定各个总医院的包干总额。包干总额不再以医疗服务量测算医保资金。以 2020 年为例，城镇职工医保和城乡居民医保 2 个险种分开测算总额。（1）城镇职工医保以 2019 年人均统筹基金实际发生数为基数，异地安置人员人均包干金额增长 10%，其余人员增长 8%～10%，测算全市 2020 年包干总额。（2）城乡居民医保以 2019 年统筹基金实际发生数为基数。2019 年统筹基金使用率低于全市平均水平的，所结余资金调增 50% 纳入医联体包干总额测算。统筹基金使用率高于全市平均水平的，超支金额调减 50%。最后将筹资新增的部分基金（需扣减风险金、大病保险等的增长部分）按人头分配给各个总医院。

确定包干总额后，经办机构与全市各医共体签订医疗保障基金购买健康保障服务协议，采取按月预付、年终总结算的方式。2019 年 12 月，三明市《关于进一步完善基本医疗保险基金包干工作的通知》中明确：参保人员可

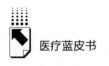
以自主选择区域内的医院，相应的医保资金随人员流动，以此促进总医院间的竞争，进而促进健康服务质量和水平的提升。

2. 实施 C-DRG 收付费改革

2016~2017 年三明市 22 家县级及以上公立医院实行住院按疾病诊断相关分组（Diagnosis Related Groups，DRG）收付费改革，病种数达 630 个。2017 年三明市被列为我国按疾病诊断相关分组（C-DRG）收付费改革试点城市，2017 年 11 月 1 日起，在全市二级及以上公立医院试运行，2018 年 1 月 1 日全面铺开。三明市基本医疗保险参保对象（含城镇职工、城乡居民医保）的住院服务均纳入 C-DRG 收付费管理（离休人员、二级保健对象、自费患者除外）。按照"同病、同治、同质、同价"原则，共设计 800 个病种组，实行按组定价收付费。参保患者在试点医院发生的医疗费用按 C-DRG 收付。C-DRG 收付费不设起付线，个人负担比例分别是城镇职工医保在二、三级医院个人负担 30%；城乡居民医保在二级医院个人负担 30%，在三级医院个人负担 50%。C-DRG 收付费有利于进一步规范医疗行为、降低医疗费用、减轻患者负担。

2019 年，三明市将 C-DRG 相关指标执行情况纳入各总医院的院长、书记年终考核，执行效果直接与院长、书记薪酬挂钩，绩效考核奖励资金从 2018 年的 5000 万元提高到 2019 年的 7000 万元，纳入总医院工资总额用于分配，有效促进医院主动加强管理；同时充分利用信息化智能审核软件提升效率，优化 C-DRG 患者出院业务流程和服务质量，为患者提供当日结算和住院清单；调整 C-DRG 收付费政策，规定超过病种标准个人自付部分由医院承担，实际医疗费用低于病种组标准的，差额的个人自付部分由基金承担。

3. 完善医保便民惠民制度，确保相关人群受益

一是健全慢性病管理的医保制度。主要措施包括：开设特殊病种便民门诊（二级及以上公立医院）；针对基层医疗卫生机构就诊慢病患者，医保全额支付 6 类病种 39 种限定基本药物。二是完善医保惠民政策，助力健康扶贫。落实大病救治"三定"措施〔即确定定点机构、确定诊疗方案、确定病种

（组）收费标准等]，完善贫困人口就医流程，规范医疗机构诊疗服务行为，严格控制贫困人口住院及门诊医疗费用、取消入院预付金、实行即时结算。

4. 将医保支付指标纳入医院绩效考核

三明市通过完善公立医院绩效考核，将医保支付相关指标纳入考核体系，同时将考核结果与院长年终考核、医院工资总额、医保基金支付等挂钩，促进医疗机构自觉控费和提升服务质量。主要包括：（1）医疗费用增长率（医院医药总收入增长率不超过 8% ~ 10%，考核结果与院长薪酬、医院工资总额挂钩）；（2）C-DRG 绩效考核（根据绩效考核结果设置奖励资金）；（3）次均费用控制（次均住院总费用、次均门诊总费用低于定额标准的部分按 60% 奖励，超过定额标准部分医保基金不予支付）；（4）个人自付比例（城乡居民个人自付比例不超过 30%/50%、职工医保个人自付比例不超过 30%，个人自付费用超出控制标准的金额，在年终结算时从应支付的医保基金中扣减，同时列入院长综合考评）。

此外，三明市在推行打包支付和 C-DRG 收付费改革的同时，注意加强对政策落实情况的监管，管控各地实行"以预防为主"和"以健康为中心"的医保基金合理分配机制和激励约束机制的情况。

四 "治未病、大健康"取得阶段实效

（一）公立医院运行情况持续改善

1. 区域医疗卫生资源总量稳步提升

2020 年，全市医疗卫生机构实有床位数为 16141 张，较 2017 年增长 14.53%；执业（助理）医师数为 6626 人，较 2017 年增长 21.82%；注册护士数为 8024 人，较 2017 年增长 16.37%；基层卫生人员数为 5573 人，较 2017 年增长 21.20%；全科医生数为 834 人，较 2017 年增长 89.97%。

2. 医疗费用增速明显放缓

2019 ~ 2020 年，三明市公立医院门诊和住院病人次均医药费用增速分别

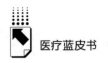

为 3. 31%、7. 57%，较 2017~2018 年分别减少 6. 40 个百分点和 3. 14 个百分点；2019~2020 年基层医疗卫生机构门诊病人次均医药费用增速为 2. 83%，较 2017~2018 年减少 15. 77 个百分点。

3. 公立医院收入结构持续优化

从收支结余来看，全市 22 家县级及以上医院持续保持良好的发展势头，2020 年结余 2. 65 亿元。2020 年，全市公立医院药占比（含中药饮片）为 23. 40%，较 2017 年减少 0. 30 个百分点；公立医院医疗服务性收入增加了 0. 46%，占医疗收入的 41. 64%。

（二）分级诊疗格局基本形成

自 2017 年实现紧密型医共体全覆盖以来，三明市二级及以上公立医院参与同级检查结果互认比例为 100%。2020 年，基层医疗卫生机构门急诊 926. 78 万人次，较 2017 年增加 11. 62%；基层医疗卫生机构门急诊人次数占全市门急诊人次数的 57. 34%，较 2017 年增加 2. 88 个百分点。家庭医生签约人群的覆盖率达 40%，较 2017 年增加 5. 7 个百分点；重点人群签约覆盖率达 72. 90%，较 2017 年增加 10. 50 个百分点；基层医疗卫生机构对慢性病患者规范管理率达 83. 02%，较 2017 年增加 8. 78 个百分点。

（三）形成独具特色的医防协同服务新模式

三明市以疾控体系改革为抓手，将公共卫生机构与二、三级医院以及基层医疗卫生服务机构的工作职责任务有机融合，合力开展"疾病预防、医疗救治、健康管理"，建成了医疗预防一体化的新型健康管护组织。通过明确健康管护主体、对象、责任、经济利益，健全绩效考核机制，形成有效的健康责任体系。在促进分级诊疗服务开展的同时，改善了基本公共卫生服务质量和效果，全市高血压、2 型糖尿病规范管理率和控制率显著改善。截至 2020 年底，全市共建立健康档案 228 万份、建档率达 88. 03%，其中向居民个人开放 103 万份。2020 年三明市高血压规范管理率为 83. 02%、血压控制率为 78. 79%，2 型糖尿病规范管理率达 82. 48%、血糖控制率达 69. 77%。

（四）医保基金可持续性增强

自 2017 年探索基金打包支付改革以来，包干基金均实现结余。2017 年，选取尤溪、将乐两县为试点，尤溪县包干基金 27094 万元，结余 1979 万元，将乐县包干基金 10778 万元，结余 1039 万元；2018 年，在全市范围内全面铺开，医保基金包干总额 22.77 亿元，结余 1.36 亿元；2019 年，全市包干基金总金额为 25.68 亿元，结余 2.82 亿元；2020 年，全市包干基金总金额为 26.21 亿元，结余 4.90 亿元。

（五）患者费用负担逐渐减轻

2020 年，城乡居民门诊费用实际报销比例为 49.72%，较 2017 年增加 2.13 个百分点；住院费用实际报销比例为 58.10%，较 2017 年增加 2.22 个百分点。城镇职工门诊费用实际报销比例为 50.38%，较 2017 年增加 2.75 个百分点；住院费用实际报销比例为 62.48%，较 2017 年增加 4 个百分点。

五　三明市医共体经验与亮点

党的十九大报告提出完善国民健康政策，为人民群众提供全方位全周期健康服务。构建优质高效的整合型医疗卫生服务体系是提供全方位全周期健康服务的关键手段，其核心是以人为本、以健康为中心、基于价值的整合型医疗卫生服务体系。三明市医共体建设在纵向上以组建总医院为主要措施，实现医疗卫生服务一体化，同时实行分级诊疗，为患者提供综合、连续、便捷的医疗服务；在横向上，改革疾控体系，强化疾病预防控制措施和慢病管理及康复；三明市纵向整合无缝衔接横向整合，同时充分发挥医保基金杠杆作用，从而形成了独具特色的经验做法。

（一）建立高效领导协同机制，始终保持改革系统性、整体性推进

构建紧密型医共体、建立协同整合的县域医疗卫生服务体系涉及分工协

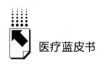
作机制、人事薪酬制度、医保支付机制、药品供应保障体系、卫生信息体系等多种体制机制的改革与创新。

三明市将医改作为各级党政"一把手"工程，把涉及医改的有关医药、医保、医疗等职能部门归口管理，集中由一位市领导分管，形成高效的改革决策和推进机制，破解相关部门"联而不动""相互掣肘"等难题，为持续深化医改提供了强有力的组织保障。同时将医改监测中的重要效果指标纳入市县政府目标管理绩效考核，保障各市县相关职能部门以目标为导向，采取有效措施，推进各项政策举措落实落地。

三明市强化政府的宏观规划、调控与行业监管职责，明确总医院直接隶属市委、市政府，具有代表政府履行办医责任、监管公立医院国有资产运营责任，强化党委领导下的院长负责制，充分下放办医自主权，发挥总医院的龙头带动作用。

（二）以全过程健康管理为目标，开创医防协同新机制

三明市以全过程健康管理为目标，探索医防协同新模式，激发基层卫生技术人员活力，改善基本公共卫生服务质量和效果，促进分级诊疗服务的开展。

一是突破职责分工限制，实现政府主导下的医防均衡。市政府发布改革方案，通过在疾控机构和医疗机构之间建立工作衔接联动、服务整合连续、人员柔性流动等机制，为人民群众提供连续性的防治服务。同时每年安排专项经费，保障新增医防协同任务有专项业务经费支持，保障可持续发展。

二是突破服务收费限制，为事业发展提供"源头活水"。三明市医改领导小组出台《关于核定疾控机构开展检测项目及收费标准（试行）的通知》，在确保完成好法定职责任务的前提下，允许疾控机构面向社会提供有偿技术服务。核定了6类230项收费检测项目，允许疾控机构利用现有设施、设备面向社会提供有偿技术服务。这为疾控机构提供了规范增收渠道，成为疾控事业发展的"源头活水"。

三是突破服务项目限制，开展医防融合特色服务。医疗机构和疾控机构

共同确定本辖区医防协同融合项目清单并签订服务协议，做实慢性病管理、结核病防治等工作。

四是通过优化疾控机构专业技术人员岗位职称比例，突破考核激励限制，激发医防人员内生活力。允许疾控机构以购买服务的模式，拓宽收入来源和绩效工资增量。制定专项考核标准，将居民健康水平、重大疾病筛查结果、重点慢性病规范管理率和控制率、重大疾病发病率等作为核心指标，对医疗和公卫机构进行考核，考核结果与经费核算、评先评优等挂钩，与医疗和公卫人员岗位聘用、职称评聘、薪酬待遇等挂钩。

五是突破信息壁垒限制，实现医防数据共享共用。建立疾控中心、总医院与基层分院信息平台融合的工作机制，把公共卫生信息系统全面融入健康信息平台和居民电子健康档案建设。医疗机构按法定要求做好哨点监测工作，市疾控中心通过基本公卫系统定期将基层慢病管理数据反馈给医疗机构。市医防融合办编制每月疫情动态简报下发给医疗机构，促进临床诊疗和公共卫生数据平台整合运用。消除、化解疾控机构和医院信息"烟囱"、信息"孤岛"现象。

（三）坚持"三医联动"，重视发挥医保支付方式与薪酬分配机制的引导与激励作用

医保支付机制是调节医疗服务行为、降低居民医疗费用、优化医疗资源配置的重要杠杆，是促进整合医疗卫生服务的关键激励机制。三明市坚持深化医疗、医药、医保"三医联动"改革，重视并充分发挥医保支付方式的资源配置和服务利用导向作用。在医共体内上下级医疗机构之间实行差异化报销政策，引导患者合理就医，提升基层首诊率，促进分级诊疗制度的实现；对医共体内基本医保基金和公共卫生服务资金打包，加强医防融合服务提供的资金支撑，引导各成员单位做好预防保健和健康管理服务，进一步提升医共体内医防资源配置效率；转变医共体内部和外部的绩效考核模式，将整合型服务数量和服务效果指标等纳入考核体系，统筹推进以体现医务人员劳动价值为导向的薪酬分配制度改革。

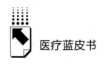

六　三明模式成为样板

三明市医共体建设顺应国家医改方向，以问题为导向，遵循医疗健康领域内部规律和改革规律，逐级推进，取得良好的社会效益。三明市医改工作多次得到国家主要领导指示以及国家卫生健康委的宣传和推介。

（一）国家主要领导关注

习近平总书记多次对福建省医改工作做出重要指示。2021 年 3 月 22～25 日，习近平在福建考察时指出："三明医改体现了人民至上、敢为人先，其经验值得各地因地制宜借鉴。"①

在 2021 年 7 月 20 日全国医改工作电视电话会议上，国务院总理李克强做出重要批示：坚持以人民健康为中心，以推广三明医改经验为抓手，更加注重医改政策的系统协同联动，不断巩固扩大改革成效，着力解决群众看病就医的"急难愁盼"问题。②

2021 年 7 月 7～8 日，国务院副总理孙春兰指出：三明是全国医改的"排头兵"，为全国提供了可借鉴可推广的经验。③

（二）主管部门政策加持

三明市自 2012 年起，通过三个阶段不断深化医改，以公立医院综合改革为切入点，推进"三医联动"改革。"三医联动"是公立医院改革的核心，以药品集中采购和使用为突破口，发挥"三医"合力。建立医疗、医药、医保"三医联动"机制，以解决制度"碎片化"为切入点，推进管理

---

① 《习近平在福建》，中国政府网，2021 年 3 月 25 日，http：//www.gov.cn/xinwen/2021-03/25/content_ 5595687.htm。
② 《李克强对 2021 年全国医改工作电视电话会议作出重要批示》，《光明日报》2021 年 7 月 21 日。
③ 《孙春兰在福建调研医改工作并召开推广三明医改经验座谈会》，中国政府网，2021 年 7 月 8 日，http：//www.gov.cn/guowuyuan/2021-07/08/content_ 5623661.htm。

体制和经办机制改革，不断拓展医保作用空间。其探索的"三医联动"、"两票制"、"三保合一"、药品耗材集采、薪酬分配制度改革等创新经验被写入国家级文件，在全国推广。

2019 以来，国务院医改领导小组、国务院办公厅、国家卫生健康委推广福建省三明市医改经验的发文主要有：《国务院深化医药卫生体制改革领导小组关于进一步推广福建省和三明市深化医药卫生体制改革经验的通知》（国医改发〔2019〕2 号）、《国务院深化医药卫生体制改革领导小组印发关于以药品集中采购和使用为突破口进一步深化医药卫生体制改革若干政策措施的通知》（国医改发〔2019〕3 号）、《国务院深化医药卫生体制改革领导小组关于深入推广福建省三明市经验　深化医药卫生体制改革的实施意见》（国医改发〔2021〕2 号）、《国务院办公厅关于推动公立医院高质量发展的意见》（国办发〔2021〕18 号）、《国家卫生健康委办公厅关于推广三明市分级诊疗和医疗联合体建设经验的通知》（国卫办医函〔2021〕547 号）等。这些文件肯定了近年来三明市的医药卫生体制改革实践，提出要充分发挥典型经验对全局改革的示范、突破、带动作用，推动医改向纵深发展，进一步推广福建省三明市医改经验。

（三）成为样板在全国推广

三明医改从实际出发，大胆实践、勇于创新，形成了独具特色的三明模式，为全国其他地区提供了医改样板参考。2021 年，三明市被国务院医改领导小组秘书处确定为全国深化医药卫生体制改革经验推广基地。国务院医改领导小组秘书处、国家卫生健康委多次召开新闻发布会号召学习三明模式。国家卫生健康委把推广三明医改经验作为 2021 年深化医改工作的重中之重，要求各地坚持因地制宜、分类指导，创造性地把三明经验与本地实际结合起来，突出重点，深耕细作，以榜样的力量推动医改向纵深发展。

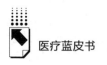
参考文献

1. 本刊特邀评论员：《深入推广三明经验　深化医药卫生体制改革》，《人口与健康》2021 年第 11 期。

2. 崔兆涵、王虎峰：《整体性治理视角下紧密型医共体的构建逻辑与实施路径》，《中国卫生政策研究》2021 年第 2 期。

3. 邓晓欣、姚中进：《三明医改经验推广的阻滞因素与整体性治理路径研究》，《中国医院管理》2022 年第 4 期。

4. 《健康传播视角下医改实践的媒介呈现——以"三明医改"相关报道为例》，载《2021 中国新闻史学会健康传播专业委员会年会暨第四届"医疗、人文与媒介：健康中国与健康传播研究"国际学术研讨会论文集》，2021。

5. 梁万年：《构建优质高效的医疗卫生服务体系》，《中国卫生》2019 年第 1 期。

6. 梁万年、王辰、吴沛新主编《中国医改发展报告（2020）》，社会科学文献出版社，2020。

7. 廖冬平：《新冠疫情考验下的三明医改之路》，《中国卫生》2020 年第 12 期。

8. 刘文生：《廖冬平：我所经历的三明医改》，《中国医院院长》2022 年第 5 期。

9. 刘也良：《三明：在医改棋局中"落子"C-DRG》，《中国卫生》2021 年第 11 期。

10. 世界银行集团、世界卫生组织、财政部、国家卫生和计划生育委员会、人力资源和社会保障部：《深化中国医药卫生体制改革　建设基于价值的优质服务提供体系》，2016。

11. 王春晓、岳经纶：《体系整合：中国卫生治理的有效路径——基于三明和深圳改革的分析》，《中共福建省委党校（福建行政学院）学报》2021 年第 6 期。

12. 王坤：《自治区医改办联合六部门发文　借鉴三明医改经验推进紧密型医共体建设》，《内蒙古日报（汉）》2021 年 10 月 15 日。

13. 王丽军、邹静斐、何莉、张倩、陈果越、冯维恒、吴刚：《基于三明医改经验的公立医院高质量发展路径思考》，《中国医院管理》2021 年第 12 期。

14. 杨孝灯：《"三明医改"措施的尤溪实践》，《中国农村卫生》2022 年第 1 期。

15. 张元明：《三明医改把握哪些"新常态"》，《健康报》2021 年 11 月 8 日。

16. 张元明：《推动三明医改再出发》，《中国卫生》2022 年第 1 期。

17. 赵雅静、吴素雄：《福建三明医防融合实践：局限与对策》，《中国卫生事业管理》2022 年第 1 期。

18. 郑英：《三明：向全民健康迈进》，《中国卫生》2021 年第 11 期。

19. 朱晓丽、郑英、代涛：《医保支付方式对促进整合医疗卫生服务激励机制分析》，《中国卫生经济》2018 年第 9 期。

B.3

深化医改面临的十大问题与三明的认知

詹积富　刘春*

摘　要： 认知是行动的前提和基础。认知全面，分析到位，才能做到谋定而后动，胸有成竹。方向明确，目标清晰，行动起来才会信心满满。三明市深刻分析、理解、认清医疗医保医药问题的根源，理清思路，通盘设计，分阶段实施医改。医改面临的问题复杂多样，涉及面广，只有透过现象看本质，才能找准根源。本文对医改问题进行分析，深挖本质根源，以期达到对症下药的目的。

关键词： 市场化　逐利性　双虹吸　以药养医

医改是世界性难题，问题复杂多样、涉及面广，社会关注度高。对于我国这样一个发展中人口大国而言，"答题"的难度和挑战不言而喻。医改不是技术层面问题，而是社会政治问题，关系到多方利益的调整。从总体上看，医疗医保医药问题的主要根源，一是医院被当作企业推向市场，医疗被当作普通商品在医患双方之间买卖，医疗特殊性被忽视；二是医务人员的薪酬制度和企业一样实行计件分配，导致病人越治越多，医疗费用高幅增长；三是医院把药品当作普通商品进行采购，忽视了药品耗材的特殊性，导致药价虚高，回扣促销绑架了医疗；四是医保基金只能用于住院报销而不是为了健康目标，导致医院"制造病人""开发病人"。下文剖析深化医改面临的十个突出问题及其原因。

---

* 詹积富，福建省医疗保障局首任局长，三明市人大常委会原主任，福建省医改研究会副会长，主要研究方向为医药卫生体制改革；刘春，三明市人大常委会教科文卫工作委员会秘书科科长，主要研究方向为三明医改政策。

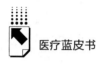

一　为什么看病难、看病贵？

（一）现象

深化医改前，人民群众普遍反映"不敢看病""吃不起药""一床难求"，看病难、看病贵现象严重。所谓"看病难"，主要指"两头难"，即到大城市大医院看病难，在偏远农村地区看病难。医疗卫生领域优质资源主要集中在大城市大医院，基层优质卫生资源欠缺。所谓"看病贵"，是指患者负担的医疗费用过高。

（二）原因分析

针对人民群众反映强烈的看病难、看病贵问题，社会上主要有以下三个方面解释。一是医药成本较高，导致患者费用负担较重。二是医疗资源投入不足，财政对医疗的投入较少，医院大楼建设、设备购买资金还有差距，无法满足人民群众就医需要。三是医疗资源整体规划和配置不合理，导致农村看病困难。产生这些问题的根源就在于医疗医药领域的市场化发展道路。医疗医药是市场规律失灵的、特殊的民生领域，医患双方的医疗信息不对称，将其推向市场必然导致诸多问题。

（1）医疗机构逐利性增强。新中国成立初至改革开放前的三十年，我国形成了预防、医疗、保健一体的县乡村卫生保健网络，实行公费医疗、劳保医疗和农村合作医疗，国民健康水平大幅度提升。但在此之后，医疗卫生领域进行市场化改革，把医疗当作普通商品推向市场，采用商业化、市场化的运作模式，医院转为独立经济核算的主体、实行计件工资制等政策相继出台，医疗机构逐渐忽视社会效益转而追求经济利益。在此背景下，老百姓就医需求和看病费用过高之间的矛盾不断突出，因病致贫、因病返贫的比例逐年增加，医患关系越发紧张。

（2）药品流通领域混乱。随着市场化的深入推进，药品领域取消了统购统销、按级调拨的规定，各级批发站改制，允许向药厂购买、销售药品，药品批发企业不断增多，有些制药公司也开始从事销售活动，药品流通领域的问题逐渐严重。一方面，药品流通环节药票分离、层层加价，致使药价虚高，患者支付药价一般是出厂价的4~5倍，其间的差额在医疗机构、医生、医药代表和配送企业之间形成了相对稳定的分配模式（医疗机构得15%~20%的加成、医生得30%左右的回扣、医药代表得20%左右、过票公司得10%左右、配送企业得6%左右）。这些费用最终由患者和医保基金来承担，如不打破这条灰色利益链条，看病贵问题就无法根治。另一方面，一药多名层出不穷。据世界卫生组织统计，临床使用的常用药1000余种，可是国内市场的药品高达1万多种，200种常用药品中，有4个、5个、6个、7个药名的，分别占到20%、25%、25%、15%（詹积富，2014）。每一种药品都宣称疗效好、副作用低，但销售价格更高，进一步抬高了药价，老百姓看病负担随之加重。

（3）医疗医药领域浪费严重。制度设计缺乏科学性、合理性，导致医疗医药领域的浪费无法遏制。医疗支付模式简单来说就是"买单的不点菜、点菜的不买单"，老百姓对医疗医药领域缺乏专业知识，不具备"点菜"的能力，却承担"买单"的责任；医疗机构和医生有权利、有能力帮助患者选择药品，却不用承担"买单"责任，还能从中获得回扣，也就是诺贝尔经济学奖得主米尔顿·弗里德曼和其夫人罗丝·弗里德曼（2008）提出的"花钱矩阵理论"中的"花别人的钱，办别人的事"，既不讲效果又不讲节约。据统计，全国医疗资源浪费占医疗总费用的30%，有些地区达到40%~50%，老百姓看病费用随之高涨。

（4）双虹吸现象明显。无论是从"人往高处走"的本性，还是从医学是经验学科的角度来考量，医生往往更愿意向大医院集聚，以获得高额的工资收入和发展、学习空间。上级医院医疗水平较高，具有较强的辐射带动效应，患者更倾向于到上级医院就诊，这属于正常流动。关键在于医院逐利性增强后，大医院主动吸收医生和患者，医生和患者的流动现象成倍放大。同时，医疗资源配置不均衡，往大城市大医院集中，基层医疗机构竞争力不强，医疗技术水平不高，加重了双虹吸现象，导致大医院门庭若市，患者看病困难。

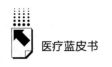

二 为什么医疗费用年年大幅增长，4~5年就翻一番？

（一）现象

深化医改前后，各地医疗费用增幅年年加大，平均在15%以上，个别年份达到20%以上，4~5年翻一番。以福建省为例，2001年医药总收入56.58亿元，2005年达到105亿元，2010年达到242亿元，2015年达到492亿元，药品耗材也大致呈现相同增长态势，老百姓看病负担加重，人民群众获得感不高。

（二）原因分析

就产生此类问题的原因，有部分学者认为，一是医疗医药成本逐年提高，医疗费用增长与市场价值规律有关；二是社会经济快速发展，居民生活水平日渐提高，医疗服务需求不断增长导致医疗费用逐年增长；三是人口老龄化，就医用药人群增多，带来费用的提升；四是科技进步带来高尖端医疗技术的应用，从而产生高额费用；五是生活方式不健康，慢性病增多，医疗费用持续增长。

医疗费用增幅应当与GDP增幅相适应，年增幅15%以上显然过快，不符合老百姓对美好生活的向往。医疗费用年年增长固然与上述原因有关，但它们不是根本原因。根本原因如下。

（1）政府管理缺位。定位不清、界限不明，多部门多头管理导致医院内部管理混乱，对医药代表的监督不到位，在管理层面给医疗费用过快增长留下了漏洞。

（2）带金销售严重。据统计，全国有6000多家药品生产企业，药品生产批文超过18万个，95%以上的药品属于仿制药，同质化竞争激烈（詹积富，2014）。由于20世纪90年代以来实行医疗服务价格"老项目老价格""新项目新价格"的政策，挂号、护理、手术等项目价格变化不明显，新药、新设备等项目价格高、利润大，医药代表抓住"政策机遇"，以带金销售的方式把高价的新药推广到医院，面对巨额利益的诱惑，高价新药销量居高不下，价格数量"双虚高"。

（3）薪酬制度扭曲。医务人员的薪酬待遇与医药总收入挂钩，其工资由基本工资、绩效工资和奖金构成，其中基本工资由人社部门核定，标准较低；绩效工资按医药总收入的 10%～18% 提成；奖金按医院结余的 60% 提成。这增强了医务人员做大医药总收入的冲动（见图 1）。在医务人员在患者用药上有绝对话语权、"主观上有想法、客观上有办法"的共同作用下，院长倾向于带领着医务人员进行大检查、大处方等不正确医疗行为，以增加医药总收入，提高薪酬待遇。

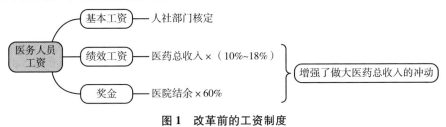

图 1　改革前的工资制度

（4）医疗、预防对立。预防是最经济、最有效的健康策略，一分预防胜过十二分治疗。但在绩效与医药收入挂钩、医保只能用于治疗等情况下，形成了"做好预防、病人减少、利益受损"的错误规则，必定使治疗与预防相对立。医务人员不在健康的上游端口设防，却在下游的治疗端口"制造病人""开发病人"。医疗成本不断推高，医疗费用年年增加。

三　为什么医院喜欢病人越多越好且偏好规模扩张?

（一）现象

2020 年，全国医疗卫生机构总数达 102.29 万个，医疗卫生机构床位 910.10 万张，与上年比较床位增加 29.40 万张，其中医院床位增加 26.50 万张。[①] 个别知名医院在外地开办附属医院、分院，医疗机构扩张明显。

---

① 《2020 年我国卫生健康事业发展统计公报》，2021。

（二）原因分析

有观点认为，医院喜欢病人越来越多不是主观的，而是由医疗需求方的健康需求多样化造成的。医院规模扩张、新建医院大楼、新增医疗设备是时代进步的表现，是医疗技术水平提升的象征，能够辐射、服务更多人群。而医疗医保医药制度设计不科学才是导致这一问题的根源。

（1）错误的医院发展模式。1992年9月，卫生部依据国务院下发的《关于深化卫生医疗体制改革的几点意见》，提出"建设靠国家，吃饭靠自己"的贯彻意见。自此，医院进入谋求创收时代，追求经济利益成为医院发展的主要目标。医疗机构将病人当成创收的重要抓手，当成其主动争夺的战略资源。医疗机构就像企业，规模越大，占有医疗资源越多，竞争力越强，对患者吸引力就越大，服务定价标准也越高，带来医疗人次与服务单价双提升。就如"罗墨法则"揭示的，每千人床位数和每千人住院天数之间是正相关关系，"只要有床位，就有病人来用床位"，医疗机构并不是因为有医疗需求才扩大规模，而是扩大规模后寻找需求。可以说，在医院发展模式没有完全转向以健康为中心的情况下，新建医院、扩大规模、添置设备不仅不能为老百姓健康服务，反而会损害老百姓的经济利益和健康利益。

（2）反向的健康激励机制。错误的医院发展模式产生了反向的健康激励机制，导致医疗机构和医务人员为自身利益而与人民群众的健康需求相背而行。一方面，评价标准不科学。医院内部衡量医务人员的标准与诊疗量挂钩，采用按劳分配、多劳多得的分配机制。医务人员朝着既定的医疗任务量努力，没有树立以健康为中心的理念，希望病人越多越好，"但愿世间人无病，何妨架上药生尘"的中国传统美德不复存在。另一方面，医保基金使用管理不科学。起初我国基本医保制度采用按项目付费的模式，医院获得的利益与患者接受服务的项目成正比，多收治病人、过度诊疗成为常态。为解决这一问题，部分地区探索实行总额预付（云南禄丰市）、按人次付费和床日付费（黑龙江林口县）等方式的医保支付制度，近些年全国范围内还开展了按疾病诊断相关分组（DRG）、区域点数法总额预算和按病种分值付费

（DIP）医保支付制度改革。这些改革措施转变了按项目付费的支付模式，但无论是总额预付、按人次付费、按床日付费还是 DRG、DIP 改革都是治标不治本。若医保基金仅限于支付治疗的方式不改变，为增加诊疗量，医疗机构和医务人员可以充分利用其医疗专业优势，采用对合并症、并发症进行分解等多种手段，规避医保支付规则约束。只有将医保支付扩大到健康管护，才能从主观上改变医疗机构和医务人员的观念，主动做好健康管护，减少不必要的诊疗。

四　为什么采购药品耗材选择贵而不是选择对？

（一）现象

招标采购是药品进入医院的重要环节。从各地采购情况来看，中标药品并非"最低价"，很多药品通过招投标，以较高价格纳入医保采购目录。

（二）原因分析

针对采购药价问题，部分专家、医生指出低价药不符合生产规范，效果不好，不能达到治愈的目的，而高价药在原料、工艺上肯定优于低价药。但实际上，国家医保局负责国家集中带量采购，此前药品采购工作由卫生部门负责，也有个别地区由发改部门采购，但无论哪个部门负责采购，入围药厂、药品需要有药监部门认定的生产资质和药品批文，药品质量都是合法合规的。高药价问题的根本原因如下。

（1）以药养医的利益。从客观规律来看，医务人员提供的诊疗、手术等医疗服务是真正体现医疗劳动价值的部分，应作为医疗机构的收入；药品耗材是完成整个治疗过程所需使用的材料，应作为医疗机构的成本。但在以药养医制度下，药品耗材成了医疗机构和医务人员创收的"香饽饽"，医疗机构对药品耗材进行销售加成，从中赚取差价，获得利润。药品越贵，加成越高，医院的利润就越大。

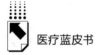
（2）回扣促销的利益。"30扣""20扣"是药品销售领域的"行话"，是医药代表给医务人员开药回扣的比例。医务人员面对巨大的利益，大量使用药品目录中含有回扣的高价药，而较少使用价格低质量优的药品。

（3）权力寻租的利益。由于监管不到位，个别地区、个别部门存在利益输送、权钱交易等问题。

五　为什么医院之间互不认可检查化验结果？

（一）现象

多数医院之间对检查化验结果互不认可、互不信任，无论患者近期是否做过同类检查，到医院就诊都需要按照就诊医院的程序再次做检查。

（二）原因分析

根据医疗机构的解释，其原因在于，患者所就诊的医院有更加精细的、最新引进的检查化验设备，可以准确诊断病情，其他医院可能医疗水平不足，检查化验结果有误，从患者医疗安全角度和避免医患纠纷角度考虑，需要再次检查化验；信息系统不健全，信息技术问题导致检查结果无法互通互认。

从医疗安全角度分析，检查化验结果互认分为三种类型，上级医疗机构与下级医疗机构、下级医疗机构与上级医疗机构及同级医疗机构之间。上级医疗机构不认可下级医疗机构检查化验结果，安全与利益两方面因素都有，毕竟检查化验结果准确性与设备性能、人员素养等密切相关。下级医疗机构不认可上级医疗机构，以及同级医疗机构互不相认，则更多的可能是出于创收目的。检查化验是医院收入的重要来源之一，增加检查化验项目、次数都能达到增加收入的目的。

从医院信息系统方面分析，信息系统建设之初，相关技术还处在开发培育阶段，的确存在技术问难题。但随着计算机信息技术水平飞跃发展，各医疗机构信息系统建设不断完善，信息互联互通，乃至全联全通，技术上不存在困难。医疗机构缺乏信息数据系统互联互通的动力，一部分原因在于垄断患者信息，避免患者流失。

六 为什么医院喜欢大化验、大检查、大处方？

（一）现象

新闻媒体曾报道，某家医院为检查妇科的患者开具前列腺检查、为检查心脏的患者开具肾脏检查、为检查甲状腺的患者开具双眼检查、为男性患者开具产科检查。更有甚者，某些医院把大化验、大检查、大处方当作福利进行宣传，开发所谓的"豪华体验套餐"。

（二）原因分析

对此有辩解称，大化验、大检查、大处方是医疗技术水平精细化发展的现实需要，就算当下没有症状，也不能排除个别影响因子的作用，只有通过大化验、大检查、大处方才能实现精准诊疗、对症下药。但根本原因在于利益驱动。政府办医责任弱化，医院自负盈亏，医疗服务价格长期未做调整，为平衡劳动付出和收入之间的反差，医疗机构像工厂，科室主任像车间主任，需要寻求创收途径和空间。而大化验、大检查、大处方可以带来更多经济利益，更快完成经济指标。

七 为什么分级诊疗和双向转诊难以实行？

（一）现象

患者对基层医疗机构信任度不高，首诊倾向于三甲等大型医院。下级医院转上级医院较多，上级医院转下级医院较少。

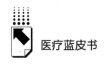

（二）原因分析

从表面看，医疗资源投入不足，规划不合理，基层医院的医疗水平和医疗条件较差，患者不愿意在基层就医；患者的医疗需求不断提升，基层医疗机构无法满足其需求。

从根本上看，实施分级诊疗和双向转诊实质上是利益调整，但是触动利益比触及灵魂还难。主观上，有病人就有收益，留住病人就是留住收益，"转诊"意味着主动放弃利益或者利益流失，医疗机构没有动力主动落实分级诊疗和双向转诊。客观上，缺乏分级诊疗的机制设计，医疗方面，资源布局不合理，医疗服务重点整体上移，基层医疗机构较资源为薄弱，且家庭医生作为居民健康"守门人"机制流于形式，患者对基层医疗机构的信任度下降；医保方面，根据医院等级对医保报销标准实行差异管理，推动患者选择基层医疗机构首诊，但随着居民支付能力的提升，补偿比例级差作用减少。绝大多数地区仅存在向上转诊，向下转诊极少，双向转诊基本上是单项转诊。因此，从主、客观两方面来分析，在以收治病人为医疗机构和医务人员收入来源的当下，分级诊疗体系难以实现。

八　为什么病人越治越多？

（一）现象

在统计指标上，人均期望寿命逐年提高，常被当作健康水平提升的重要标志，但医院病人逐年攀升，与之形成鲜明对比。2020年，全国医疗卫生机构诊疗人次77.41亿人次，比2010年增加19.03亿人次；全国医疗卫生机构住院2.30亿人次，比2010年增加近1亿人次。[①]

---

① 国家统计局网站。

（二）原因分析

一些学者为"病人为什么越治越多"提供了诸多解释。例如，自然环境变化导致病人越来越多，工业污染、噪声污染影响了人们的正常生活；工作压力过重导致病人越来越多，人们经常出现焦虑等症状；抵抗力低下导致病人越来越多；等等。

环境状况、工作压力、自身抵抗力等确实是个体疾病的诱发因素，但从整个社会面和疾病治疗、预防的轨迹来看，医疗技术水平提升后疾病发生率应当降低。按正常的发展规律，随着医疗技术的进步和人群健康素养的提升，疾病早期筛查增多，短期内疾病发生率有所提升，最终疾病进展率必然下降，真正需要治疗的病患总体在减少。但是现实中，有些医疗机构、医务人员为追求诊疗人次以达到预期收益，利用医疗领域特殊性，"制造病人""开发病人"，在一定程度上导致病人越治越多。

九 为什么医保基金和报销比例年年增长，
而个人自付费用年年增加？

（一）现象

随着医保制度的不断完善，医保基金报销比例不断提高，但人均个人自付费用依然逐年增加，老百姓看病负担逐年加重。

（二）原因分析

有观念认为，个人自付费用年年增加，表明医保基金的报销比例依然过低，还需要进一步提高；医保报销范围过窄，还需要扩大。长期以来，医保政策备受关注，起初普遍认为个人自付费用过高的原因是没有医保、医保报销比例低、报销范围较窄。纵观医保的发展过程，1998 年建立城镇职工医疗保险，2003 年建立新型农村合作医疗，2009 年建立城镇居民医疗保险制

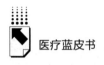

度，到 2011 年参保率达 95% 以上，基本实现了人群全覆盖，同时各项基本医保筹资水平不断提高，保障范围不断扩展，但个人自付费用仍然居高不下。从医保的发展历史可以看出，并不是有了医保或者放宽医保报销政策，就可以降低个人自付费用。医药总收入过快增长才是问题的根本。

十　为什么医改这么难？

（一）现象

2009 年 3 月，我国正式实施新一轮医改，至今已有十余年，基本建立起了覆盖全民的基本医疗卫生制度，取得了一定成效。立足新时代，医改仍面临新的重大挑战，健康治理构架、制度设计、体系重构、规范各方行为等问题长期存在。针对这些问题，三明进行了探索实践，成绩显著，得到党中央和国务院的充分肯定。习近平总书记 2021 年 3 月 23 日在三明市沙县区总医院考察时指出，三明医改是人民至上、生命至上的理念担当，要求各地因地制宜推广。国务院医改领导小组等有关部委也多次发文推广学习三明医改经验，目前到三明学习的各地医改团队众多，落地实施较少，医改成果不一。

（二）原因分析

医改难以推进的原因是面临以下"五难"。

（1）统一思想认识难。医改涉及的部门多、环节多、人员更多，利益关系复杂。部门多引致不同部门之间对党中央、国务院深化医改政策精神领会和思想认识上存在差异，部门之间统一思想认识存在一定难度。环节多是因为医改涉及各层级政府、各层级相关部门、各层级的相关医疗卫生机构，不同层级之间对医改的认识理解和需求不同，在思想认识上很难统一。人员多是因为医改不仅涉及医改领域代表政府部门的人员，还涉及医疗卫生、医药生产、流通、患者等各层级、各环节的人员，这使得其中的利益关系非常复杂，相互之间很难统一推进医改的思想认识。思想认识不统一，医改的合力就很难形成。

（2）打破既得利益难。医改的本质是对既有利益格局的调整，不但涉及对存量利益的结构调整，也涉及对增量利益结构的重新布局。既得利益者不会自觉放弃已得利益，面临改革冲击可能带来的利益损失，必然会采取各种方式抵触，甚至强烈抗拒。与此同时，既得利益者在原有的利益分配格局下多处于强势地位，对已有利益分配拥有较强的话语权，甚至对是否推进改革的决策和改革执行者都有较大的影响能力。因而，在医改启动和推进过程中，都势必会遭到既得利益者各方面的阻挠。特别是在对既有存量利益调整的启动阶段，改革力量尽管有国家政策的加持，但相对于既得利益力量依然比较弱小，打破既有利益格局的难度很大。事实上，改革就是打破既有利益格局、重构全新利益格局。这可能需要刀尖向内，更需要决心和勇气。

（3）医保政策执行难。医保管理机构不统一，城镇居民基本医保、新农合、城镇职工基本医保、医疗服务价格调整分属不同的部门。医保基金多头管理、管理方式不统一、支付方式不统一，监管制度不统一，各部门之间政策协调性不强，以致政策执行时面临各种各样制度冲突和衔接难点。与此同时，医疗机构的公益性运行机制缺位、逐利性机制惯性较大，用逐利性的思维执行公益性的医保政策，结果难免不走样。部分医保政策执行人员对医保政策的理解不到位，对政策把握不准，执行难免存在偏差；再加上后期对医保政策执行的监管缺乏系统性，且力度不强，以致医保基金违规使用和骗保问题时有发生。总之，医保政策执行难的核心在形式上表现为医保基金缺乏统一管理；在本质上为医保基金的公益性和医疗机构逐利性之间的冲突。解决该难题的关键就是建立统一的医保管理体系和促进公立医疗机构的公益性回归。

（4）实现部门协作难。医改是一项针对医疗、医保、医药等领域的综合性改革，是关乎人民群众健康、关乎民心向背的民生工程，其复杂程度高、系统性强。因而，需要战略性的规划和政府的高位推动。在政府现有的部门管理体制下，医改的主体和涉及的对象分布在卫生、人社、财政、发改等多个部门。在医改实际推进过程中，各相关部门多是基于自身的定位和职

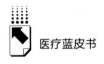
责权限履行相应的医药卫生管理职能，各自为政、协作意愿不强，仅靠部门之间横向协调实现整体协作很难。

（5）"腾笼换鸟"调整提高医疗服务价格难。三明医改"腾笼换鸟"的内容是"腾空间、调结构、保衔接"，具体而言就是通过医药采购环节的"降价"和医疗环节的"控费"为医疗服务价格调整提供空间；进而通过医疗服务价格的调整实现医疗机构医药收入结构的优化。实际上，降价控费是实现"腾笼换鸟"的前提，调整医疗服务价格是关键点和难点。价格调整难首先体现为关乎利益调整，坚定调价的意愿和勇气相当难。其次，调整程序复杂，对调价基础、调价空间和调价窗口期的把握比较难。再次，医疗服务项目繁多，筛选和确定调价项目工作繁杂。最后，调价幅度测算专业性要求高、技术性强，难度也大。总之，调整医疗服务价格是一项需要坚定信心、投入大量精力和时间的专业性工作，需要信念和情怀的强力支撑。

参考文献

1. 〔英〕玛格丽特·麦卡特尼：《病患悖论》，潘驿炜译，中国社会科学出版社，2020。
2. 〔美〕米尔顿·韦里德曼、罗丝·弗里德曼：《自由选择》，张琦译，机械工业出版社，2008。
3. 詹积富：《三明市公立医院综合改革》，海峡出版发行集团、福建人民出版社，2014。

B.4
三明医改探索10年历程

詹积富　刘春*

摘　要： 三明医改直面医疗、医保、医药的问题本质，敢于破除体制机制障碍和既得利益格局，始终坚持以健康为中心，推动"三医联动"改革。三明医改的目标就是建设好新时代健康保障体系，即政府办医责任体系、医疗保障服务体系、健康管护组织体系、健康效益考评监督体系。以"三个回归"为要求，紧紧抓住关键"六个头"，彻底改革不合理的政府管理体制、不合理的管理制度，改变医院的运行机制，建立正向的健康激励机制，促使政府、医院、医生、医保、医药、个人多方行为变革，促使医务人员的医疗行为价值取向与患者希望花费更少的费用获得更多健康的期望相吻合，让医务人员从过去希望病人越多越好收入才能越多，转变到希望病人越少越好越健康收入还能越高，真正实现以健康为中心。

关键词： "三医联动"　新时代健康保障体系　"六个头"　"三个回归"　行为变革

一　医改前：矛盾重重，举步维艰

三明市地处闽中和闽西北接合部，武夷山脉和戴云山脉之间。自然概貌

---

* 詹积富，福建省医疗保障局主任局长，三明市人大常委会原主任，福建省医改研究会副会长，主要研究方向为医药卫生体制改革；刘春，三明市人大常委会教科文卫工作委员会秘书科科长，主要研究方向为三明医改政策。

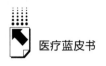

为"八山一水一分田"，辖永安 1 市，三元、沙县 2 区，明溪、清流、宁化、建宁、泰宁、将乐、尤溪、大田 8 县，总人口 248.65 万人①。

新中国成立以来，三明市的医疗卫生事业始终围绕党和国家的政策不断发展。三明市按照不同时期国家出台的卫生工作方针、政策，医药卫生事业取得了显著成就，全市人民健康水平持续提高。改革开放后，随着医疗医药领域商业化、市场化程度增强，三明市和全国各地一样，将各医疗机构变成为独立经济核算主体。这种做法对加快增加医疗服务供给起到了一定作用，但由其引发的问题也逐步涌现，具体来看存在以下几方面突出问题。三明医改就是在深入研究这些问题的基础上进行的改革，其核心动因是医疗背离医学本质，造成医疗资源和医保基金浪费严重，医保基金穿底只是外在动因。

（一）医疗背离医学本质，患者看病负担加重

三明医改启动前，医疗医药行业按照各项政策的要求推向市场。面对救死扶伤的医学本质与巨额经济利益的冲突，医疗机构和医务人员选择了经济利益，大检查、大化验、"制造病人"、"开发病人"的问题突出，个人自负费用逐年高涨。据统计，三明医改前的 2007～2011 年，医药总收入年均增速达到 19.17%，个人自付医疗费用在扣除医保报销、民政救助后，依然高涨，但 2007～2011 年三明市 GDP 年均增速为 14.40%、城镇居民可支配收入年均增速为 10.50%、农民人均纯收入年均增速为 12.40%（见图 1），医药总收入和个人自付费用的增速远高于老百姓可支配收入的增速。患者看病负担、压力剧增，满意度降低。

（二）医疗费用恶性增长，收入结构扭曲

在医疗机构内部，绩效工资与医药总收入挂钩；在医疗机构外部，药品耗材价格虚高，回扣促销绑架医疗行为。在内外双重因素叠加影响下，三明

---

① 第七次全国人口普查数据。

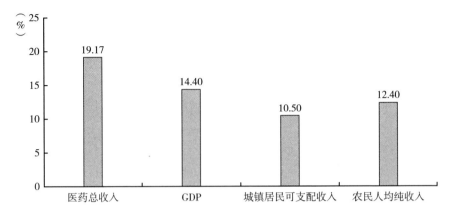

图1　2007～2011年医药总收入与GDP、城镇居民可支配收入、农民人均纯收入年均增速对比

资料来源：三明市统计局。

市2001～2011年医药总收入大致4年翻一番，2011年达到16.9亿元，[①] 但医院收入的"含金量"十分低下。从医药总收入结构上分析，以2011年为例，三明市22家公立医疗机构医药总收入中药品耗材收入、检查检验收入、医疗服务性收入分别占60.1%、21.6%、18.3%。其中，检查化验收入中包含10%左右的不计费耗材费用，剩余的11.6%纯检查化验收入和体现医疗服务价值的医疗服务性收入合计29.9%，这部分收入为医院真正可支配收入。而其余的70.1%属于药品耗材成本（虽然财务报表中显示药品耗材收入，但在实行药品零差率销售后，其已经成为医院用药成本），医院对这部分收入不可支配，只充当了"转手财神"（见图2）。

（三）政府管理职能弱化，体制机制不顺

医疗、医保、医药领域由不同领导分管，卫生、发改、编办、人社、财政、民政等部门各负其责。例如，卫生部门负责医疗行业监管，发改部门负责医疗发展规划和药品采购，编办负责医疗机构编制管理，人社部门负责医

---

① 三明市医疗保障局。

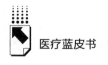

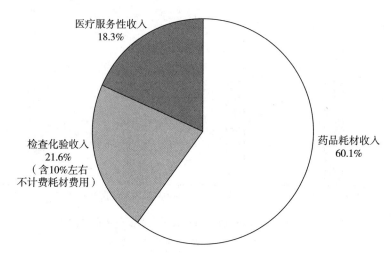

图 2 2011 年三明市 22 家公立医疗机构医药总收入结构

资料来源：三明市卫生健康委。

务人员工资薪酬。看似领导重视，多部门各司其职，实际上职能分块、零散，没有统一指令，体制机制不顺畅，政令不一，标准不一，责任不一，"各管一头、互不买账"，无法形成合力，有些领域还存在权力寻租、围猎腐蚀的空间。

（四）医保基金收支失衡，穿底严重

三明市是老工业、人口输出型城市，医保基金承受较大压力。

1. 退休职工较多

赡养比逐年加重，2010 年赡养比 2.06∶1，到 2019 年赡养比已达到 1.47∶1，呈现明显的"未富先老"现象。退休职工不缴费，花费的医疗费用是在职职工的 3~5 倍，医保基金承受较大压力。

2. 异地安置较多

早期为支援"三线"城市建设，大量上海、浙江等地职工到三明，推动三明建设，做出了巨大贡献。随着时代发展，这部分职工大体已退休，返回上海、浙江生活，医保基金负担也随之加重。

3. 基金浪费较多

医务人员在不正确的"指挥棒"指引下以过度诊疗、医疗浪费等方式瓜分医保基金。据统计，医改前（2007~2011年），城镇职工统筹基金收入合计101097.16万元，支出152730.77万元，收支严重失衡（见表1）。

表1　2007~2011年三明市城镇职工统筹基金收支情况

单位：万元

年份	收入	支出	结余
2007	17213.35	19156.40	-1943.05
2008	18639.02	23659.05	-5020.03
2009	20487.37	29926.38	-9439.01
2010	23508.66	37905.18	-14396.52
2011	21248.76	42083.76	-20835.00
合　计	101097.16	152730.77	-51633.61

资料来源：三明市医疗保障局。

（五）医防融合体系不畅，防病资源不足

疾病防控任务繁重，各种新发传染病和人畜共患疾病时有发生，慢性病、地方病和职业病仍严重危害人民健康。但医改前，医防融合体系不畅。

1. 职能各自为政

疾控机构与医疗、基层行政管理部门没有形成"统筹、融合、一体化"管理格局，处于被逐步弱化、边缘化的地位，无法形成让老百姓少得病、晚得病、不得大病的工作合力。

2. 业务各自为政

卫生健康系统仍按部门分工分设任务，医生大多精力花在"治已病"上，一些针对疾病谱、流行病学的研究，在医疗机构得不到有效利用，治疗与预防业务脱节。

3. 人员各自为政

受体制影响，疾病防控机构在招聘录用上采取面向社会公开招聘方式，

考评一般由主管部门主导，与医疗机构不同，融合较为困难，离医防融合的要求差距甚远。

二　医改启动：谋定而动，齐心协力

三明市聚焦矛盾汇聚点，在认清上述问题后，抓住主要矛盾，顶住医药代表、药厂等灰色利益链条上的各方压力和质疑，以问题根源为导向推动医疗、医保、医药"三医联动"改革，促使政府、医院、医生、医保、医药、个人等多方行为变革，经历了整治以赚钱为中心、回归以治病为中心、上升到以健康为中心三个阶段。

（一）整治以赚钱为中心阶段

医改前，公立医疗机构按企业化管理，导致其逐利行为；医保基金按项目付费，助推了公立医疗机构过度医疗；药品和耗材加成，无形当中鼓励了公立医院只选贵的不选对的，希望老百姓早得病、多得病、得大病，"制造病人""开发病人"，使患者吃冤枉药、做冤枉检查、开冤枉刀。在这个阶段，三明医改紧抓主要矛盾，着力整治医药腐败和不正确医疗行为。

1.实行药品耗材联合限价采购

以"为用而采、临床上报、去除灰色、价格真实"为原则，各级医院按照临床实际需要，按药品通用名上报药品目录，并严格按照"两票制"（从药品生产企业到药品配送企业开具一张发票，药品配送企业到医院开具第二张发票）、"一品两规"（一个药品品种两个规格，按照给药途径不同，即口服、注射、外用等，每一通用名药品不超过两个规格）、"四通用"（即通用名称、通用剂型、通用规格、通用包装）等要求，在保证质量的前提下，坚持最低价入选，并由市医保部门与药品配送企业结算货款，2013～2020 年先后完成联合限价采购药品 5 批（见表 2）、耗材 6 批（见表 3）。此外，鉴于三明在全国药品耗材市场的体量较少，无法撬动整个药品耗材市场，为达到集采降价的效果，2015 年成立了"三明联盟"，联盟城市可采购"三明联盟"所有成员采购的药品耗材，并要求向"三明联盟"供货的药品耗材生产（供应）企业必须同时满足联盟内所有成员的采购需要。目前成员共涵盖16个省的29个地级市、4个国家医改示范县，覆盖区域人口1.5亿多人。[①]

药品和耗材联合限价采购既满足了临床的用药需求，又遏制"过票""洗钱"等违法行为，更减少了医生开大处方，特别是开有回扣药品的冲动，减少了药品耗材价格和数量上的叠加浪费。由此孕育而生的"三明联盟"已写入推广三明医改经验的文件当中，成为国家和省级集采的重要补充。

表2　药品联合限价采购情况

序号	采购时间	目录品规数（个）	降幅情况
1	2013年10月	1565	419个品规降10%以上
2	2015年9月	1858	95个品规降10%以上
3	2016年10月	1668	54个品规降50%以上
4	2018年9月（中药饮片）	141	平均降幅达44.61%，降幅超50%的品规共48个
5	2020年4月	7个非一致性评价药品	平均降幅为69.52%、最大降幅为91.63%

资料来源：三明市医疗保障局。

表3　耗材联合限价采购情况

序号	采购时间	采购类别	降幅情况
1	2016年2月	眼科耗材类、透析耗材类、吻（缝）合器类、外科补片类	平均降幅为5.86%，最大降幅为50%
2	2016年8月	骨科（创伤）类	平均降幅为28.58%，最大降幅为73.66%
3	2016年10月	骨科关节类、脊柱类、关节镜类及辅助类	平均降幅为49.77%，最大降幅为79%
4	2017年3月	手术与麻醉类	国产品规平均降幅为26.83%，其中手术类最大降幅为84%，麻醉类最大降幅为82.5%；进口品规平均降幅为21.64%，其中手术类最大降幅为59.8%，麻醉类最大降幅为48.7%

① 三明市医疗保障局。

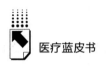

序号	采购时间	采购类别	降幅情况
5	2018年5月	检验试剂	进口层次平均降幅为16.66%,最大降幅为57.14%;国产层次平均降幅为31.17%,最大降幅为61.93%
6	2019年5月	介入类耗材、外科手术耗材、内镜室耗材、泌尿科耗材、神经内(外)科耗材、眼科耗材、透析耗材,胶片、注射穿刺及清洗液等其他耗材	国产层次平均降幅为30%,最大降幅为63%;进口层次平均降幅为27%,最大降幅为56%

资料来源:三明市医疗保障局。

2. 监控重点药品

三明医改从起步开始,就对药品进行了深入分析,发现医院用药中辅助性、营养性药品较多,但长期使用不会达到治疗效果,同时经过多方了解,这些药品大多有高额回扣。为此,2012年起重点监控福建省第七、八标目录中129个"疗效不确切、价格很确切"的"神药"。据统计,监控当月药品支出下降1673万元,当年节约费用2亿多元。[1]

对重点药品实施监控是三明医改从药品耗材领域打响的第一枪,是三明医改的破冰之举,其堵浪费的成效是明显的。三明医改的同志因此找准了方向,坚定了信念,为今后各项改革措施的出台打下了良好的基础。

3. 实行药品(耗材)零差率销售

2013年2月起,三明市所有公立医院实行药品(耗材)零加成;同时,通过医疗服务价格调整、政府补助、加强院内管理等方式弥补医院减少的差价。截至2021年,经过9次调整医疗服务价格,增加的医务性收入远远超过政府补助水平。

三明医改实行药品(耗材)零差率销售的意义,不仅在于减少了多少加成,更在于破除了"以药养医"模式。加之政府集中统一采购,打破医

---

[1] 三明市医疗保障局。

院与配送企业、药厂之间的支付关系，切断了医院、医生与药品销售的利益链，让医院、医生更加主动地减少医疗浪费，增强了医疗的公益性。

4. 实行严格的诚信管理

以诚信为抓手，加强源头管理。从医院、医生、医药企业三方面完善制度建设，杜绝贿赂、回扣等现象。在药企和配送企业方面，建立黑名单制度，将行贿、回扣等行为一律列入黑名单。在医疗机构方面，实行书记院长负责制，对医药购销领域问题从严管理。在医务人员方面，实行医保医师（药师）代码制度，实行医师（药师）代码信息管理，监测医务人员接受贿赂（回扣）、过度治疗等不正确医疗行为。

无论是企业黑名单制度、医保医师（药师）代码制度，还是药品耗材集采，都是为了改变不正确的体制机制，改变利益驱动导致的不正确医疗行为。三明医改找准了第一阶段的主要矛盾，从药入手，直击药品流通领域的腐败问题，取得了显著成效，有效控制了医药总收入增长，堵住了浪费。这些做法和成效为下一阶段"腾笼换鸟"调整理顺医疗服务价格、优化医药总收入结构、推动"三个回归"①奠定了坚实基础。

（二）回归以治病为中心阶段

在以治病为中心阶段，医务人员薪酬与医疗收入脱钩，与诊疗量和病人数量无关，医疗回归医学本质——救死扶伤，有病说病、有病治病，不过度治疗、用药。在此阶段，三明市改体制、建机制，让医院和医务人员在正确的"指挥棒"之下发挥自身应有的作用，还白衣天使一片蓝天白云的行医环境。

1. 改革多头管理的体制机制

（1）实行归口管理。把涉及医改的多个部门的职能集中统一起来，由市政府的一位领导负责，归口管理，形成高效的改革决策和推进机制。

（2）实行"三保合一"。为解决长期医保多部门经办、重复参保、政策

---

① 公立医院回归公益性质、医生回归看病角色、药品回归治病功能。

不一等问题，成立涵盖城镇职工、居民医保和新农合职能的医疗保障基金管理中心，履行药品限价采购和结算、医疗服务价格调整、医疗行为监管等基金管理职能。实现城乡居民缴费标准、经办服务、参保范围、待遇水平、基金管理、信息管理的"六统一"和医保的诊疗目录、用药目录、服务标准的"三统一"。

（3）实行"招采合一"。医保中心不但负责结算，还负责药品集中采购。临床用药由医院按需向医保中心报送，实行一月一结，同时向药品配送企业预付一个月药款作为流动资金。这样，彻底切断了药品耗材供应商与医院之间的资金往来，也解决了医保机构、药品供应商和医院之间的"三角债"问题。

"九龙治水"问题一直制约医改进程，三明医改打破常规，实行归口管理、"三保合一"、"招采合一"，理清了医疗、医保、医药各主体的职责范围，奠定了"三医联动"的基础，走出了一条从改革政府领导体制到改变行政管理体制、重新制定管理制度、转换医院运行机制的路子（见图3），营造了各部门协同配合，共同推动医改的良好局面。

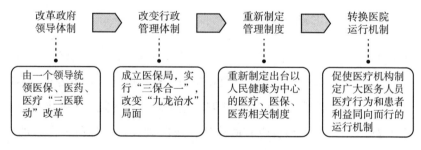

图3　医疗系统运行机制调整

2. 理顺医疗服务价格

三明市严格按照"总量控制、结构调整、有升有降、逐步到位"的规定，坚持提出动议、制定方案、深入论证、执行监测的步骤，严格把握"七条原则"。

（1）总额控制原则。科学合理总量控制是调价的关键第一步，控制得当才能把准方向，因此总额控制的原则必须贯穿调价全过程，总额控制既不能因为过高导致负担加重，也不能因为过低阻碍医院发展。

（2）多方受益原则。通过药品耗材降价腾出空间，大致以7∶3的比例进行分配，分别用于提高医疗服务性收入和惠及百姓，既调动医院、医生的积极性，也让群众受益。

（3）适度级差原则。按照医院等级、服务标准和技术水平，制定差异化的收费标准。

（4）优化结构原则。医疗服务价格调整并非只高不低、只升不降，对容易产生不正确医疗行为、导致医疗浪费的收费向下调整，对真正与医务人员劳务价值密切相关的收费向上调整，不断优化收入结构，逐步实现医药总收入中医疗服务型收入占50%、药品耗材收入占30%、检查化验收入占20%的目标。

（5）普遍调整原则。需要调价的项目，不可太"专"，尤其是不可以出现仅有个别医院有、多数医院没有的项目。调价的项目尽可能做到上级医院和下级医院均有，调整面尽可能广。

（6）逐步到位原则。调价不可以"拍脑袋"做决定，一次调整到位，掌握平稳过渡的技巧，遵循客观规律，根据医保基金和老百姓的承受能力，逐步调整到位。

（7）医保跟进原则。医疗服务价格调整与其他改革相配套、相衔接、相适应。

2012年以来，三明市先后9次调整医疗服务价格，动态理顺医疗收费项目15555个，大幅提高了诊察、治疗、手术、护理等技术性服务价格，增加医院医疗服务性收入，共转移增加59.57亿元，药品耗材收入占比下降，医疗服务收入占比提高，医疗机构收入结构更加合理。

3. 实施C-DRG收付费改革

2017年6月，三明市被确定为C-DRG改革试点城市，次年1月起正式实施。在实施过程中，除了落实"规定动作"外，三明市还创造性地扩大病种结算范围，在原定基础上延伸到个人自付部分，进一步规范医疗行为。

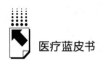
同时，将 C-DRG 相关指标纳入总院（医共体）考核，与党委书记、院长的薪酬直接挂钩，有效促进医院主动加强管理。截至 2021 年，C-DRG 病种组达 839 组，2021 年 C-DRG 收付费结算率为 81.32%，节约医疗费用 6769.75万元。①

在实行 C-DRG 后，不论住院患者使用了什么药品、耗材，做了什么检查化验，医院都按照同一标准收取费用，药品、耗材和检查化验服务项目从医院创收手段转变为治疗成本，促进了医院合理治疗、合理检查、合理用药；病人事先知道同类型疾病或伴有同类型合并症、并发症需要支付多少钱，真正做到了明明白白看病，实现同病、同治、同效、同价；医保部门按 C-DRG 标准与医院结算，对过度诊疗不予支付，进一步规范了医生诊疗行为。

4. 改革医疗管理制度

（1）建立完善党委书记、院长考核评价体系。建立并完善了年度动态调整的党委书记、院长考评体系。市医改领导小组每年从办医方向、医院管理、医院服务评价、医院发展、平安建设等方面进行定性与定量考核和年度与日常考核，并将考核结果与党委书记、院长和总会计师年薪以及医院工资总额挂钩。这样，使院长、党委书记真正成为政府管理医院的代理人，同时也真正成为全院员工的共同责任利益代理人。

（2）实行院长聘任制。切实推进公立医院管办分离，落实公立医院独立法人地位，淡化行政编制，实行公立医院院长聘任制。按照现代医院管理专业化、职业化的要求，同级医改领导小组选聘公立医院院长，赋予院长副职提名、中层干部聘任、人事管理、内部分配、运营管理等权力。彻底转变了医院院长的观念，使其真正承担起医院精细化、科学化管理的职责，推动医院高质量发展。

5. 实行工资总额核定下的目标年薪制（第一次薪酬制度改革）

三明医改实行新的工资总额核定机制，即以剔除药品耗材、检查化验、

---

① 三明市医疗保障局。

床位护理费用后的医务性收入为基础来测算当年工资总额。与此同时，逐步推进目标年薪制，即从院长目标年薪制到医生目标年薪制，再扩展到全员目标年薪制。这对原有的薪酬制度做出了重大变革，有效地破除了"以药养医"机制，促进了公立医院的公益性回归和医疗行为的看病职能回归。

工资总额的核定将医务人员年薪与药品耗材、检查化验等收入脱钩，与医疗服务行为挂钩，促进了医疗行为回归医学本质。在全员目标年薪制中，院长受政府委托管理医院，其年薪由政府发放，与医院收入脱钩。院长没有经济收入压力，更加注重医疗技术和管理水平的提升。全员目标年薪制采取定性与定量相结合的考核方式，引导医务人员更加注重医疗服务质量。全员目标年薪制使医务人员在医疗服务行为方面的付出得到尊重和认可，提升了其社会地位，增强了其减少浪费、杜绝不当医疗行为的自觉性。工资核定公式如下。

（1）医院工资总额＝当年度纯医务性收入×工资系数×院长年度考核分数×调节系数

其中，工资系数＝2012年工资总额÷2012年纯医务性收入（0.8~1.0）

调节系数＝院长考核总分（100分）÷院长合格分数（80分）＝1.25

（2）个人实际年薪＝工分数（定性分＋定量分）×工分值

其中，工分值＝工资总额÷总工分

6. 扶持中医药事业发展

实行中西医同病同价，并在医保政策上给予一定倾斜，取消目录内的中药饮片（不含中成药）门诊的起付线，提高报销比例，达到80%。三级医院中医师诊疗收费加收10元的辨证施治费、30元的中药饮片药事服务费，并纳入医保基金报销。扩大中医康复在城乡居民医保中的支付范围，提高基层就诊报销比例，提高中药饮片、中医非药物疗法及康复门诊医保报销比例，鼓励患者就诊中医、使用中药。

受职业范围和经济利益影响，中医药事业发展长期受到制约。三明医改以来不断优化整合中医药资源，中医药事业得到快速发展，使其在预防疾病、治疗慢病等方面做出了贡献，特别是在以健康为中心的第三阶段起到了

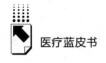

重要作用。

7. 推行便民惠民政策

（1）打破门诊与住院界限。出台医疗保险普通门诊统筹政策，全面开展符合条件的一级医院和村卫生所普通门诊即时报销。

（2）方便基层就医。在1000人及以上的行政村设立村卫生所，并将医保结算端口开通至村卫生所，努力解决家门口看病和医保报销问题，同时为在基层医疗卫生机构就诊的高血压、糖尿病等六类慢性病患者免费提供39种限定基本药物。

（3）开展第三次精准补助。从2015年起，在基本医疗保险和大病保险的基础上，对上年度医疗总费用达到10万元及以上的大病患者，在满足特困补助的条件下实行第三次精准补助。截至2021年，共补助大病患者9696人次，补助金额2.61亿元，[①] 有效防止了因病致贫、因病返贫，避免了因病而产生灾难性家庭。

三明医改始终从人民的角度出发，按照"门诊比住院报销多""贫困人群比一般群众报销多""重症患者比一般患者报销多"的理念，建立多层次医疗保障体系，推行了诸多便民惠民政策。特别是针对"挂床"等长期存在的乱象进行深度分析，找准了门诊报销制度设置不合理的问题。若只有住院才能报销，患者为了报销就需要采用住院的方式。但住院的高额费用报销后依然高于普通门诊，并没有减少患者开支。三明医改的很多政策措施就是站在患者的角度，以健康为中心，寻求破题思路，引导患者合理就医。

（三）上升到以健康为中心阶段

三明医改已升级到以人民健康为中心的第三阶段，任务是构建正向的健康激励机制，病人越少、老百姓越健康，医务人员薪酬越高，促使医务人员希望老百姓不得病、少得病、迟得病。主要措施就是建设新时代健康保障体系，以健康管护组织为载体，实行医保基金按人头年度打包支付，最终实现

---

① 三明市医疗保障局。

以健康为中心。

三明医改第三阶段是对前两个阶段的延续，并不是孤立的、割裂的。三明医改之所以被称为系统工程，就在于改革目标清晰明确、改革架构系统全面，改革的第一阶段、第二阶段、第三阶段一脉相承，各阶段的做法环环相扣、不断深入。建设新时代健康保障体系，其中的各项措施必然包含前两个阶段的具体做法，不可人为剥离和分割。在结构上，新时代健康保障体系主要包含政府办医责任体系、医疗保障服务体系、健康管护组织体系和健康效益考评监督体系四个子体系（见图4）。

1. 政府办医责任体系

在市场失灵的医疗、医药领域，市场化带来的弊端需要政府的规制，需要政府在明确基本医疗公益性定位的基础上，履行政府对公立医疗机构的建设、管理和监督责任，将基本医疗作为公共产品提供给人民群众。具体而言，在公立医疗机构建设方面，政府承担基础建设和大型设备购置责任和医改前医院的债务化解责任，形成建设靠政府、日常运营管理靠医院的管办分离运作机制。在公立医疗机构管理方面，完善财政保障措施、党委书记（院长）考核办法、工资总额考核确定措施，建立医院管理、医疗服务质量提升的激励机制。在公立医院监督方面，通过公益性、健康性指标的设置和考评，监督引导公立医疗机构落实健康管护组织的职责。

2. 医疗保障服务体系

拓展医保功能，将医保基金由仅限于医疗领域的治病救人功能向健康领域的健康促进功能提升。在保障医保基金安全的基础上，强化健康理念，扩大医保基金在健康领域的适用范围，逐步建立以健康为中心的医保基金支付制度，增强医保基金的健康使用效益。在条件成熟时，可以考虑将医保基金升级为健康保障基金，建设以健康保障基金为基础的医疗保障服务体系。

3. 健康管护组织体系

健康管护组织体系就是以各级医疗卫生机构为基础、以健康服务为中心的横向联合、纵向一体的区域健康服务组织体系。建立健康管护组织体系的组织机构基础是紧密型医联体（医共体）建设。在实际建设过程中，各地

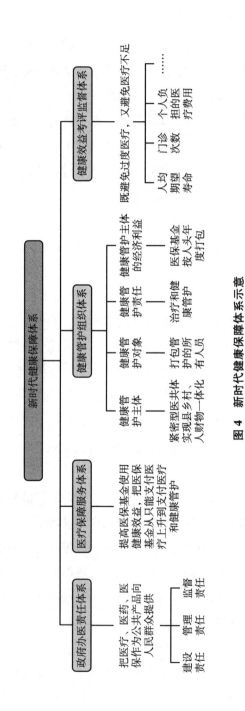

图 4　新时代健康保障体系示意

要根据医联体（医共体）建设的阶段，据实逐步推进；在建设思路和方向上要做到"四个明确"，即明确健康管护主体、健康管护对象、健康管护责任和健康管护主体的经济利益。具体而言，健康管护主体是由区域内的各级公立医疗机构组成的紧密型医共体；健康管护对象是打包管护的所有人员，健康管护要实现全覆盖；健康管护责任是治疗和健康管护，通过医防融合，治已病、防未病、促健康，提高全民健康素养；健康管护主体的经济利益是在"总额包干"（医保基金按人头年度打包）的原则下，通过卫生预防，人民群众不得病、少得病节约下来的费用归医疗机构支配，有助于激励医疗机构的健康管护动力。

4. 健康效益考评监督体系

健康保障体系建设需要健康效益考评监督体系的支撑和引导。在新时代健康保障体系建设过程中，政府卫生健康部门要逐步建立和健全健康效益考评体系和考评监督机制，以引导和激励健康管护组织的健康保障服务行为。譬如，在考评监督指标中可以纳入人均期望寿命、门诊次数、个人负担的医疗费用、婴儿死亡率、孕产妇死亡率等指标。

三 医改推进：新时代健康保障体系具体落实

在实践中，三明市委、市政府贯彻党中央、国务院医改精神，遵照福建省委、省政府要求，聚焦新时代健康保障体系，重点在以下六个方面发力。

（一）完善健康管护体系

围绕进一步解决"群众健康怎么管护"的问题，针对县域总医院（医共体）内部体制机制不够完善、上下联动不够紧密等现状，着力推进健康管护体系、健康管护制度、健康管护机制"三管联动"，进一步健全一体化健康管护组织，推动县、乡、村三级医疗卫生机构人、财、物、事、绩高度集中统一管理，成为"一家人"，实现"一条心"，当好区域群众健康"守门人"。

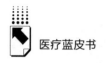

1. "三打破" 构建一体化健康管护体系

打破县、乡、村行政壁垒，以县（区）级行政区域为单位，落实"四个明确"，健全健康效益考核制度，实行基层分院"双院长"制，充实区域健康管护内涵，使各总医院真正成为"一家人"；打破县、乡、村机构性质、经费渠道等壁垒，严格执行编制备案制管理办法，赋予总医院用人自主权，统筹使用核定的编制总数（含基层医疗卫生机构），合理有序提高编制使用率，实现县、乡、村卫生人才无障碍顺畅流动；打破原有县、乡、村公立医疗卫生机构条块分割的财务管理制度，实行"统一管理、集中核算、统筹运营"，实现县、乡、村"一本账""一条心"。

2. "五阶段" 构建全人群健康管护制度

以全生命周期为主线，主要针对胎儿期、婴幼儿期、儿童青少年期、成年人期、中老年期等各年龄段常见多发疾病进行预防，提供健康服务。以中小学为重点，开展多种形式的健康教育。加强对家庭和高危个体健康生活方式的指导及干预，开展重点人群体育活动，塑造自主自律健康行为，逐步提高全民健康素养。

3. "四打包" 构建健康管护机制

健全以服务对象、健康效益为导向的"四打包"机制：一是医保基金打包；二是疾病病种打包；三是基本公共卫生服务项目打包；四是财政补助资金打包。同时，完善"钱随人走"政策，推动总医院间形成良性竞争。此外，建立三明采购联盟（全国）常态化带量采购机制，进一步降低人民群众用药负担。

（二）完善公立医疗机构薪酬制度（第二次薪酬制度改革）

围绕进一步解决"医务人员怎么激励"的问题，针对公立医疗机构薪酬结构不合理、分配制度不完善等现状，对原有薪酬分配制度进行彻底改革，着力把原来"病人越多收入越高"向"老百姓越健康、越少生病，医务人员收入不仅不会减少，反而更高"转变。这是薪酬制度的一次彻底变革，健康管护组织（总医院，包含县乡村）以基本年薪为主，绩效年薪为辅，建立与实现健康效益最大化相匹配的岗位年薪制度，将原来反向健康激励政策变为正向健康激励政策。医务人员的基本年薪基数不再区分医院等级和岗位，全员按照不同群体和职称等级进行核定，公平合理核定基本年薪（见图5、图6）。而健康管护组织内部严格落实"三定"（定人、定岗、定责）工作机制，以岗位职责履职的好坏进行考评分配，奖优罚劣。

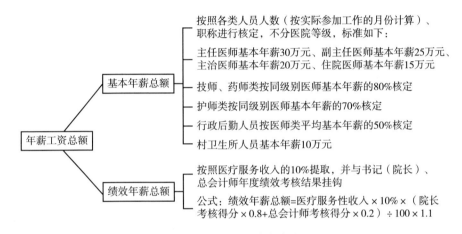

图5 工资总额核定方法

资料来源：《三明市实施"六大工程"推进医改再出发行动方案》，2021。

★书记（院长）和总会计师年薪

第一类书记（院长）年薪基数50万元
第二类书记（院长）年薪基数40万元
第三类书记（院长）年薪基数30万元

书记院长 — 年薪基数 — 总会计师

第一类总会计师年薪基数25万元
第二类总会计师年薪基数20万元

应发年薪计算公式：
书记（院长）、总会计师应发年薪=年薪基数×[1+（最终得分-80）/100]-责任扣款

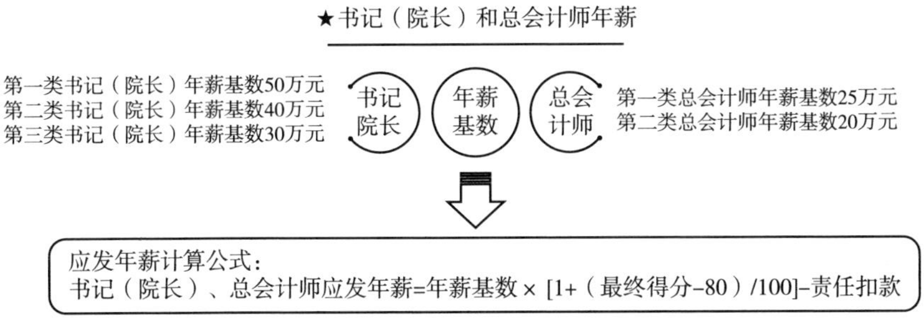

图6 书记（院长）、总会计师年薪核定方法

注：第一类，市第一医院、市第二医院（永安总医院）、市中西医结合医院；第二类，其他县级总医院；第三类，市皮肤病医院、市台江医院、市妇幼保健院（第三类未设置总会计师岗位）。

书记（院长）最终得分=书记（院长）考核得分×0.8+总会计师考核得分×0.2。

总会计师最终得分=书记（院长）考核得分×0.4+总会计师考核得分×0.6。

资料来源：《三明市实施"六大工程"推进医改再出发行动方案》，2021。

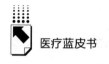
（三）完善医防融合体系

围绕进一步解决"医防怎么融合"的问题，针对融合不紧密、机制不健全等现状，通过"两体系""三机制"全力打造医防融合服务链条，健全健康管护体系下的医防协同、融合发展模式，进一步推进健康三明建设，筑牢群众生命健康的"上游堤坝"。

1. 建立"两师两中心"全民健康管理体系

启动创建全民健康管理示范县，在各总医院（医联体）建设疾病管理中心和健康管理中心，每个总医院（医联体）培养疾病管理师和健康管理师100名左右。

2. 建立更加完善的公共卫生服务体系

推进疾控体系综合改革，实行公益"一类保障、二类管理"，在岗位职称结构、医防业务、服务收费、绩效薪酬分配等方面进行大胆探索突破。同时，完善专业公共卫生机构与医疗机构分工协作、优势互补、业务融合的合作机制，实现职能进一步强化、服务进一步拓展、队伍进一步激励。

3. 建立医防融合工作新机制

各总医院（医联体）通过购买服务的方式与公共卫生机构共同制定服务清单，开展相关医防融合工作，激发内生活力，增强工作动力，推进常见病、多发病和重大疾病的防、治、管、教融合发展。

4. 建立健康筛查干预管控新机制

以健康管理团队为主，采取"1+N"模式，加快推进全覆盖健康筛查，强化结果运用，进行全人群健康分类、风险分级管理，推行"一病多方"，对患者进行个性化综合治疗和健康指导，实现对疾病的早发现、早诊断、早治疗和规范管理。

5. 建立慢病"两早"管理新机制

与中国疾病预防控制中心慢性非传染性疾病预防控制中心合作，开展疾病谱、死因谱研究分析，实施多发病和高死亡病危险因素早干预、早管理。继续打好慢性病一体化管理攻坚战，为6类慢性病患者免费提供39种限定基本药物。

（四）完善医疗服务能力提升机制

围绕"看病难、看病贵"逐步解决后如何解决"怎么看好病"的问题，三明市与国内高水平医院建立了帮扶共建关系。

1.建立常态化沟通对接机制

与国内高水平医院建立多层次、"线上＋线下"常态化沟通交流机制，及时协调解决合作共建中存在的问题；倒排年度、季度合作共建计划，制定共建项目清单，落实到具体单位、科室及责任人，确保取得实实在在的成效。

2.建立专家轮换帮扶机制

实行驻点专家、"名医工作室"专家、柔性引进的帮扶专家定期或不定期轮换机制。

3.建立学科带头人实训机制

分批派出科室主任短期进修，引进国内高水平医院医生对学科发展进行"会诊"，促进学科规划、人才培养、临床诊疗、科研教学、学术发展等全面对标高水平医院。

4.建立信息互联互通机制

搭建"七朵云"数字化信息平台，向上与国内高水平医院连通，向下分级延伸至基层医疗卫生机构，通过"云门诊""云巡诊""云会诊""云检查""云查房""云管护""云教学"推动优质医疗资源的引入和下沉基层。

（五）完善中医药健康促进机制

围绕进一步解决"中医药事业怎么更好发展"的问题，以国家中医药管理局全面支持三明中医药事业高质量发展为契机，通过建立"四个机制"推进中医药创新传承，全面提升中医药健康促进能力。

1.探索建立以治未病为核心的健康促进机制

以临床重点专科建设为切入点，实施中医临床优势培育项目，大力推广

中风初期针灸刺血疗法、蛇伤初期青草药急救科普等。将中医康复、产后康复、残疾康复训练等服务延伸至家庭，完善"无缝式"康复服务体系。

2. 探索建立中西医同病同价诊疗机制

发挥 C-DRG 收付费改革在推动中西医协调发展中的作用，鼓励应用中医方法完成诊断和治疗，实行中西医同病同价，适时增加中医病组，动态调整收付费标准。

3. 探索建立中医类服务项目价格动态调整机制

在省级现有中医类服务价格项目的基础上，对经临床试验论证能提高治疗水平、诊疗效果明确、确需开展的中医医疗服务项目，适时组织开展专家论证、申报，争取列入省级新增医疗服务项目。

4. 探索建立中西医融合发展机制

创新中西医协作医疗模式，将中医纳入院内多学科会诊体系，确保每一场次多学科会诊都有中医参与，研究制定实施"宜中则中"的中西医结合诊疗方案。同时，在疾病预防控制机构建立中医与疫病研治队伍，推动中医药参与公共卫生应急处置。

（六）完善卫生健康人才培养计划

围绕进一步解决"医务人才怎么培养"的问题，通过实施多层次人才培养机制、柔性引进人才机制和"4+1"人才培养计划改变卫生健康人才紧缺的现状。

1. 书记（院长）培养计划

采取依托国内医学院校或专门培训机构定点集中培训，采用国家卫生健康委、福建省卫生健康委组织的医院院长年度培训计划和专门机构、卫生行业学会（协会）举办的培训、学习、交流、考察等分散培训相结合的方式，加强公立医院书记（院长）培训，持续提升书记（院长）职业化管理能力，提高医院精细化管理水平和运行效率。

2. 优秀学科带头人培养计划

依托国内知名医学院校、医院，采取学校教学、跟师研修、学术交流、参与科研等方式，提升诊疗技术、医疗服务、学科建设、科室管理、科研教学等能力，强化优秀学科带头人培养。

3. 优秀青年医师培养计划

实行"导师制"，通过"传、帮、带"的方式开展医、教、研等工作，提高青年医师综合技术水平。采取在职学位学习、导师带教、国内进修等方式，鼓励优秀青年医师参加继续教育，提高医学基础理论水平。通过推荐担任卫生行业社团相关职务，逐步锻炼优秀青年医师的协调处理能力和组织管理能力。

4. 复合型医防人才培养计划

采取理论学习与实操培训相结合的方式，培养更多复合型人才。

5. 乡村医生培养计划

采取"订单定向"方式，做好定向基层医生培养工作，稳步提升基层医生业务能力和服务水平。此外，加快培育特色专科团队，提升病理科、医学影像科等薄弱专科团队，培养掌握学科核心技术、引领学科发展的专科人才队伍。

四 医改启示：政府主导，探索创新

医药卫生服务体系改革是一项系统性的民生工程，除了政府力量介入并主导外，体系内的任何单一主体都无法推动其根本性转变。因而，政府主导医改是必然的选择，也是以人民为中心的服务型政府的必然选择。

（一）始终坚持以健康为中心，坚定不移推行改革

三明市委、市政府始终秉持人民至上、生命至上、以人民健康为中心的理念、觉悟和担当，明确政府办医责任，攻坚克难，一抓到底。市委、市政府主要领导高度重视卫生健康工作，始终把医改工作摆在重要位置，勇于担当，坚定推进医改。县（市、区）"一把手"是推进医改第一责任人，主动学医改、抓医改，为三明医改保驾护航，推动"三医联动"改革纵深发展。

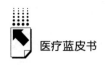
市委、市政府主要领导为确保县（市、区）真抓真管，不定期听取汇报，压实责任。

据统计，近年来三明市各级政府认真落实办医责任，政府卫生健康支出（含医保补助等）年均增长 15.5%，比财政一般预算支出同期增幅高 3.5 个百分点，占财政一般预算支出的比重从 8.5% 提高到 2020 年的 11.2%。①

（二）始终坚持以问题为导向，深挖根源破解难题

打破多头管理局面，把涉及"三医"的主要职能部门归口一位市领导管理，强化部门之间的沟通协调。在三明医改起步之初，就将编办、发改、财政、人社、卫生、药监等医改相关的 15 个重要部门作为成员单位，成立改革领导小组。同时，鉴于医改有很强的专业性，市委、市政府对医改方向、原则进行把关确认，对医改领导小组和医改团队充分信任、充分支持、充分授权，绝大多数医改政策方案制定、落实推行、运行管理均由市医改领导小组负责，无须提交市委常委会、市政府常务会议研究，起到总枢纽和总指挥的作用。在市委、市政府充分授权下，市医改领导小组建立民主高效的议事决策机制，卫健、医保、财政、编办、人社、市场监管等部门共识共为，通过专题会议这个平台充分发表意见，心往一处想、劲往一处使，产生了巨大的凝聚力，也激发了各成员部门的积极性和创新力，齐心协力将三明医改不断推向前进。

三明市以较强的创新力、务实的决策力和高效的执行力协同推进医改，先后推动了药品耗材采购、医务人员年薪等方面的综合改革，并对医改重点工作进行专项督查，确保各项政策一抓到底、落实到位。

（三）始终坚持容错激励并重，统筹协调形成合力

为了实现上下齐步走、协同改，实行医保基金全市统筹，"一盘棋"指挥调度，层层分解下达改革任务。对医改一线干部以正向激励为主，制定出

---

① 三明市卫生健康委。

台改革创新容错纠错 9 条措施和提振干部精气神 16 条措施。几年来，各级从事医改工作的干部多人得到职务职级晋升，医改工作中表现突出的先进集体、先进个人多次被记功或嘉奖。同时，对推动医改工作"不冷不热、不急不忙、不疼不痒"的干部进行约谈、问责、调整分工，树立允许改革有失误、不允许不改革的鲜明导向。

参考文献

1. 詹积富：《贯彻新思想　践行新理念　建设新时代健康保障体系》，2022。
2. 詹积富：《三明市公立医院综合改革》，海峡出版发行集团、福建人民出版社，2014。
3. 詹积富：《我所经历的三明医改》，《亲历福建改革开放四十年》，福建人民出版社，2018。
4. 詹积富：《以人民至上的理念推进公立医院改革——以三明医改为例》，《行政管理改革》2021 年第 12 期。

B.5
三明医改的要点、精髓与经验推广

史晓琳　陈　航*

摘　要： 三明医改取得丰硕成果，运行模式受到社会各界广泛认可，成为全国医改经验推广基地。在医改过程中，三明市不回避矛盾、敢于触碰利益、顶层设计、系统推进、兼顾各方利益和关切，形成了党委政府主导、以健康为中心的新时代健康保障体系。国家采取多种方式推广三明医改经验，凝聚了社会共识，但也面临困难。全国医改一盘棋统筹推进、加快推进紧密型医联体（医共体）建设等将有助于三明医改经验的推广实施。

关键词： 政府主导　以健康为中心　全国医改经验推广基地

2012年以来，三明医改在政府主导下适时顺势推进，取得丰硕成果。党委政府高度重视，"一把手"总负责，建立高效有力的医改领导体制和组织推进机制；遵循公立医院回归公益性质、医生回归看病角色、药品回归治病功能的"三个回归"方向；以药品限价采购"治乱堵费"为切入点，斩断灰色利益链条，发挥医保改革杠杆作用，逐步深化医药、医保、医疗"三医联动"改革；创新体制机制，突破利益藩篱，建章程、立制度，强化医疗机构监督管理，改革完善医保基金管理；整合县、乡、村三级医疗资源，构建紧密型医疗共同体，推动医疗资源下沉，将分级诊疗落

---

* 史晓琳，经济学博士，副编审，社会科学文献出版社国际出版分社副总编辑，主要研究方向为金融与大数据、公共经济；陈航，管理学博士，研究员，首都医科大学附属北京地坛医院党委书记，主要研究方向为医改政策、医院党建和管理。

到实处。

通过改革，三明市实现药品零差率销售，在不增加财政负担的情况下，大幅降低了医保药费和患者看病负担，增加了医务人员收入，提升了医疗机构公共服务能效，做到了百姓可接受、财政可承担、基金可运行、医院可持续，兼顾了患者、医院（医生）、政府（财政）等多方利益。通过改革，三明医疗卫生体系内在价值和潜力被激发出来，创建了具有内在驱动力的良性运行机制，形成医改利益共同体，支撑医改有序推进，具备较强的生命力。三明市为全国呈现了一个触及根本、卓有成效的医改模式，具备向全国推广的价值，成为中央向全国各地推广的医改标杆和样板。

一　三明医改的要点

三明医改坚持问题导向，针对政府管理体制不顺、药品流通秩序混乱药价虚高、医保多头管理、重复参保、医保基金使用效率不高亏损严重、医务人员不恰当诊疗行为以及医疗医药信息不对称、不公开、不透明等医疗卫生领域典型问题，进行顶层设计，建立了一套系统性、协同性的政策体系和实施路径，改革自上而下，以公立医院分配机制、补偿机制、考核机制、药品采购、医院管理、医保基金管理等方面的综合改革为重点，坚持市、县、乡、村统筹推进"三医联动"改革，有针对性地破解了许多难题。

（一）党委政府主导，高位推进"三个回归"

三明医改并非盲目启动，而是从分析事物的本质入手。三明市根据医疗卫生服务的专业性、隐蔽性、垄断性、广泛性等特征，依托其公共产品属性，加大政府的参与力度。针对之前过度市场化带来的医疗卫生领域乱象，三明市旗帜鲜明地树立了"三个回归"价值取向。一是取消医院绩效工资与收入直接挂钩，明确由政府承担公立医院六项基本投入、以医疗服务性收入为医院工资总额基数，进而促进公立医院回归公益性质；二是实行医院全

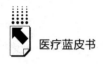

员目标年薪制、年薪计算工分制，破除人员工资与科室创收挂钩，遏制医生"制造病人"、"开发病人"、过度治疗创收的冲动，引导医生切实担负起救死扶伤职责、回归看病角色；三是通过取消药品加成，实行"一品两规"、"两票制"、"辅助药品重点监控"和药品耗材集中采购，持续挤压药品耗材价格水分，防止药品成为牟取暴利的工具，使药品回归治病功能。

1. 党委政府承担第一责任，主导医改工作

医疗卫生事业事关民生福祉，市场规律难以对其运行发挥有效的调节作用，需要政府的深度参与。因此，三明市将党委政府确定为领导和推进医改的第一责任人，强化领导责任、投入责任、管理责任、监督责任，把医改放在党委政府工作的重要位置，将其纳入全面深化改革体系。三明市委、市政府紧抓医改的主要矛盾和主要方面，明确医改的目标、价值取向、抓手、途径，坚定不移地加以实施。

2. 整合医改相关政府职能，实施政策联动

三明医改实行"一把手"总负责，整合分散在多个政府部门的与医疗卫生事业相关的职能（包括医疗卫生管理、医疗保障管理、药械监管、医疗服务和药械价格监管、医务人员编制和薪酬管理等），形成合力，实现多项政策的联动，统筹推进医改多维度工作，为"三医联动"改革提供了机制保障。在"一把手"统筹下，各项涉医工作协同推进，各个涉医部门分工明确、有序协作，减少了沟通成本，提升了工作效率。

3. 明确政府办医责任，划定政府参与边界

为了使政府切实履行办医责任，三明市建立了政府办医责任体系，规定政府在办医过程中承担建设责任、保障责任、管理责任和监督责任。

（1）承担建设责任

政府承担公立医疗机构基础建设和大型设备购置的建设责任。同时规定医疗机构负责软件和日常管理，并且通过体制机制创新降低医疗成本和提高运行效率。这降低了医疗机构的经营负担，引导其从追求经济效益转向追求社会公共效益，集中精力提高医务水平、提升服务质量、加强科学管理，在专业领域承担发展责任，同时引导医疗机构进行体制机制创新，形成了公立医院的良性发展机制。

（2）承担保障责任

政府承担医疗机构和医保基金运行的保障责任。各项政策向医改倾斜，加大财政投入力度，优化财政投入结构，完善财政投入机制，确保医疗卫生事业投入稳定可持续。除基础建设和大型设备购置外，政府还为重点学科发展、人才培养等提供财政保障，将医改前符合要求的医疗机构债务纳入政府性债务统一管理，承担本息，减轻医疗机构运行负担。政府发放公立医疗机构书记、院长、总会计师年薪，明确其公务定位，保证其代表政府对公立医疗机构进行精细化管理。三明市为确保医保基金安全、高效运行，组建医疗保障局，将人社局医疗保险、生育保险管理，卫生健康委药品耗材集中采购，财政局拟定医保基金、生育基金的预决算，医保管理中心对医疗保险定点医疗机构、本级零售药店的资格审查、管理等职责划入医疗保障局，为"三医联动"改革提供组织保障。

（3）承担管理责任

政府承担公立医疗机构领导及工资总额管理责任。三明市实行公立医院院长聘任制、任期目标责任考核和问责制，医院院长由同级医改领导小组聘任。考核公立医疗机构书记（院长）、总会计师工作，与其年薪挂钩。严格执行工资总额制度，政府每年考核确定总医院①工资总额，以医务性收入（不含检查化验收入）为工资总额基数，切断医务人员工资与药品耗材、检查化验等收入的直接联系。

（4）承担监督责任

政府承担医疗卫生体系监管责任。医疗卫生领域信息极度不对称，委托代理问题突出。为应对这些问题，三明市组织协调卫健、医保、药监等医疗卫生管理部门，采取日常监管与专项行动相结合的方式，加强对公立医疗机构的监督，督促健康管护组织落实好健康管护职责，加强对有关部门落实各

---

① 三明市健康管护组织载体，采用紧密型医联体或医共体的组织方式。三明市称之为总医院，强调其体系的组织性、联系的紧密性和行为的一致性。

111

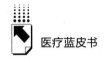

项医改政策的监督，日常监管中发现的问题追究相关医务人员责任，专项行动中发现的问题追究相关医务人员和医院党委书记、院长责任，并处以年薪扣减，从而持续打击医药购销和医疗服务中的不正之风。实施医保在线监控，规范医疗机构诊疗行为。

4. 改革政府运行机制，切实履行政府办医责任

三明市将党委政府作为医改第一责任人，明确由党委政府主导医改工作，之前的政府运行机制显然需要做出相应调整。为了切实履行政府办医责任，三明市改革了政府运行机制。

（1）"一把手"总负责，一位领导统一指挥协调

为了系统、全面推进医改工作，减少不同机构之间出于自身利益的推诿、扯皮，降低沟通成本，增强不同机构行动的一致性，提高运行效率，三明市采用"一把手"总负责、一位领导统一指挥协调的方式。由市、县两级党政"一把手"分别担任医改领导小组组长和第一副组长，担任副组长的领导统一分管涉及医疗、医保、医药的职能部门，形成了高效的改革决策和推进机制，打破多头管理的局面，规避了"九龙治水"弊端。

（2）充分集权授权，形成精简高效决策机制

三明市委、市政府授予医改领导小组高度的决策自主权，令其全面统筹医改工作。除重大事项向市委书记、市长汇报外，医改的各项决策基本不上市委常委会会议、市政府常务会议研究，目的是打破条条框框的束缚，给予医改领导小组充分的创新空间。在充分授权下，医改领导小组形成了精简高效的决策机制，大部分问题召集有关部门讨论后，随即拍板决定。面对复杂局面，医改领导小组大胆创新、强势施策、高效推进，工作效率极大提升，工作成效极为显著。

（3）层层传导压力责任，上下齐心并进

为了形成全市上下一盘棋、营造良好改革环境，三明市委、市政府从上至下统一调度，在完成顶层设计后，对下级政府层层分解下达改革任务，层层传导压力责任，要求县（市、区）主要领导深入研究和掌握医改政策和实施办法，了解医疗业务，党政"一把手"时时关注医改，大胆拍板决策、

打破常规、先行先试，扎实推进本级医改，配合、支撑全市医改。

（4）容错激励并重，锤炼干部队伍

三明市对医改一线干部以正向激励为主，将医改纳入干部一线考核体系，制定出台了改革创新容错纠错9条措施和提振干部精气神16条措施，提拔重用从事医改工作的干部。同时加强反向约束，对医改部署"不冷不热、不急不忙、不疼不痒"的干部，坚决问责；对医改工作研究不深、推动不力的分管领导，及时调整分工。引导干部大胆改革、不怕失误、真抓实干，避免不敢改、不想改。在机关、医院、乡镇、村（社区）组织各类专题讲座和培训活动，提升各级干部医改业务素养和能力，达成更广泛的医改共识。

（二）一盘棋统筹推进，深化"三医联动"改革

医改是一个综合性改革，不仅仅是医疗机构的改革，还包括医保基金、医药行业的改革，涉及医院管理、收入分配、绩效考核、药品招标采购、医疗资源布局等多个方面，牵一发而动全身，仅针对某一领域的改革治标不治本，将"按下葫芦浮起瓢"。三明市将医改视为系统工程，坚持医疗、医保、医药"三医联动"改革，创造良好改革环境与氛围。这其中，医疗是主体，医保是抓手，医药是关键。

1. 突出医疗改革"主战场"，提升医疗服务水平

医疗服务质量是检验医改成效的终极指标，因此，医疗改革是医改的"主战场"。三明市紧抓公立医院改革这个医改的重点，完善医院管理制度，创新人事、考评、薪酬体制机制，激发其内生动力，实施多维度综合监管，科学规划医疗机构布局和规模，严禁公立医院举债建设，规范公立医院设备采购以及专项基金、结余资金的使用，加强医疗质量和安全管理，提升医疗服务水平、医院管理水平和运行效率。

（1）调整收入来源结构，引导合理医疗

收入来源是影响医生诊疗行为的一个重要因素，不合理的收入来源结构是医生不合理诊疗行为的重要诱因。三明市为破除以药补医的扭曲机制，从

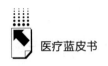

根本上调整医院收入来源结构，取消药品加成，提高医疗服务价格（提高的部分来自财政投入[①]和医院自身），将非法收入转化为阳光收入。调整后，医院的医疗服务性收入增加，药品耗材收入减少。

（2）创新薪酬制度，正向激励医务人员价值取向

为优化医改中人的行为，引导其与医改目标相向而行，三明市进行公立医疗机构薪酬制度改革，建立以人民健康为中心的分配导向机制，创造性地实行工资总额核定下的全员目标年薪制，探索建立以基本年薪为主、绩效年薪为辅并与实现健康效益最大化相匹配的薪酬分配制度。工资总额按剔除药品耗材、检查化验、床位等收入后的适当比例以及绩效考核结果核定，仅与医疗服务性收入挂钩，充分体现医护人员的劳动价值。

三明市率先在全国试行公立医院院长年薪制。党委书记、院长、总会计师的年薪由同级财政全额负担，根据医院年度考核评价结果确定，切断他们与医院之间的利益联系，夯实其公务定位，令其代表政府履行医院管理责任。医务人员的年薪从医院医务性收入中列支，由医院在核定的工资总额范围内自主按工作量（数量和质量）分配，工作量由基础工分、工作量工分和奖惩工分的加总工分计算得出，人员工资与科室创收脱钩。医生收入高于社会一般平均收入3~5倍，目标年薪水平实行动态调整。

通过创新薪酬制度，三明市遏制了大处方、大检查，遏制了医生"制造病人""开发病人"的创收冲动，有效降低了医疗成本，提高了运行效率。正向激励了医院和医务人员的价值取向，调动了其提升医疗服务质量、效率和数量的积极性，各方行为以人民健康为中心，从"病人越多越好"向"老百姓越健康、越少生病，医务人员收入越高"转变。实行工资总额控制后，公立医疗机构失去了逐利的冲动，愿意下放和下转常见病和多发病以及康复期的病人，有利于落实分级诊疗和双向转诊制度。

（3）创新考核体系，强化医院管理

加强考核是确保改革措施落地的重要手段。三明市的考核采取定性与定

----

① 这部分财政投入来自从虚高的药价中挤出的"水分"。

量、年度与日常考核相结合的方式。三明市创造性地制定了公立医院考核办法，并配有详细的量化考核指标。医改领导小组每年根据实际情况动态更新考核办法和指标。2022年的考核指标包括医院管理、医保管理、重点改革、高质量发展、健康效益、指令性任务、党的建设7类30项。医改领导小组组织卫生健康委、财政局、医保局、人社局、市场监管局、审计局等成员单位和部分专业人员组成考核组，采取采集系统数据和实地考察相结合的方式，对各总医院进行考核。① 考核结果与党委书记、院长和总会计师年薪、医院工资总额核定挂钩，奖优罚劣，调动全体医务人员参与医院管理的积极性，并促使院长切实履行职责，维护医院工作的公益性。通过考核，医院的科学化、精细化管理水平得以提升。

（4）创新人事管理，统一责权利

三明市创新人事管理，统一责权利，调动人员积极性。实行院长聘任制，淡化二级及以上公立医院院长行政级别，由同级医改领导小组聘任，推进公立医院院长职业化、专业化，并赋予院长人事管理、副职推荐、内部分配、年度预算和运营管理等自主权；实行总会计师制度，在县级及以上医院设立总会计师岗位，由同级财政部门选聘或委派，不定行政级别，承担医院财务、成本、预算管理和会计核算、监督等职责；实行编制备案管理，弱化二级及以上公立医院编制管理，合理核定各级公立医院人员规模，公立医院在核定的人员规模范围内自主考录聘用人员，招聘结果报相关部门备案。此外，在工资总额不变的前提下，实行编内编外人员同工同酬。

（5）加强外联与下沉，提升医疗服务能力

面对自身优质医疗资源不足、基层基础比较薄弱等问题，三明市采用外联、下沉的方式来提升医疗服务能力，对外共同打造区域医疗中心，对上加强基层医疗机构建设。在外联方面，三明市与国内知名医院中山大学附属第一医院（简称中山一院）、中国中医科学院广安门医院（简称广安门医院）

① 《三明市医改领导小组关于印发2022年公立医院党委书记和院长目标年薪制考核方案的通知》（明医改组〔2022〕1号），2022年5月11日。

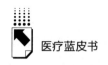

建立了常态化合作共建机制，加强公卫、医疗救治能力建设，致力于实现常见病、多发病在市县解决。三明市与中山一院合作建立"七朵云"数字化健康医疗服务体系，以三明市第一医院为节点，向上与中山一院连通，向下分级延伸至各县、乡、村的数字化健康医疗服务网络，通过云门诊、云巡诊、云会诊、云检查、云查房、云管护、云教学，将中山一院优质医疗资源引入三明市基层。建设三明市第一医院互联网医院，与中山一院建立信息互通，并选择1~2个县总医院及所属的1~2个卫生院作为试点建设互联网医院，开展线上线下相结合的分级诊疗服务。三明市与广安门医院合作建立包含远程会诊、远程科研、远程学术交流等功能的远程医疗平台建设项目，提升三明市中西医结合医院的诊疗技术与科研水平。在下沉方面，三明市加强社区医院建设，1000人及以上行政村全部由乡镇卫生院延伸设立村卫生所，致力于实现头疼脑热等日常疾病在基层解决。

2. 抓住医保改革"牛鼻子"，增强基金可持续性

医保一边连接医疗，另一边连接医药，在整个医改过程中发挥基础、杠杆、引领作用。通过医保政策的调整，可以规范和监督医院运营，纠正医务人员不恰当诊疗行为，推进紧密型医联体建设，推动药采变革，规范药采秩序，引导患者合理就医用药，监督和管理药品生产流通企业。三明市将医保视为"三医联动"改革的"牛鼻子"、主引擎、抓手，采取了多项触及根本的改革举措。

（1）创新医保管理体制，实施"三保合一"

为规避城镇职工医保、城镇居民医保和新农合分别由人社部门和卫健部门经办带来的重复参保、政策执行不一致、相互攀比、管理成本高、资金使用效率低进而医保基金收不抵支的问题，三明市实施"三保合一"，将三项医保基金的经办统一归口到市医疗保障基金管理中心（简称医保管理中心），提高统筹层次。之后，三明市整合医保经办、药品采购、价格调控、医疗行为监管等分散职能，成立独立的医保管理机构——医疗保障管理局（简称医保局），为实行三项医保全市统筹打下了组织基础。三明市赋予医保经办机构药品采购"主导权"、医疗服务机构"定价权"、医疗行为"监管权"，实行更为精准的保障政策，提高了医保基金运行效率。三明市将城镇居民医保与新农合制度整合为城乡居民医保，并实行参保范围、缴费标准、待遇水平、基金管理、经办服务、信息管理"六统一"。城镇职工医保和城乡居民医保实行用药目录、诊疗目录、服务标准"三统一"。

医保管理体制创新，为三明市解决医疗卫生领域"九龙治水"相关问题提供了组织保障，实现了调控医院运行的全国药械统一采购和谈判、医疗服务价格管理、医保基金管理三个职能的整合。"三保合一"、医保信息系统共享、医保系统互联互通为制定实施统一的医院考核体系和考核指标、推进公立医院改革创造了条件。

（2）改革医保支付方式，提高医保基金使用健康效益

医保基金和患者个人支付医疗费用的目的是医疗和健康，而不是治病过程、方法和措施。在这种认识指导下，三明市以人民健康为中心，以减轻患者负担、提升医疗资源健康效益为目标，对医保支付方式进行改革，实行按病种收付费、分类精准支付、按健康支付，在控制医疗费用总额的基础，重点进行了 C-DRG（全国按疾病诊断相关分组收付费规范）[①] 收付费和医保打包支付两项改革。

C-DRG 收付费改革。三明市作为国家卫生计生委确定的试点城市，进行了 C-DRG 收付费改革，首次实现了医保、患者与医院同时按病种定额结算。医院根据"同病、同治、同质、同价"原则，按照疾病严重程度、治疗方法复杂程度、医疗资源消耗程度对病人进行分组，然后以组为单位打包确定组别定额以及医保、个人的支付标准。在 C-DRG 收付费方式下，不论患者住院使用了什么药品、耗材，做了什么检查、化验，医院均根据其所在组别，按照同一个标准收取费用（住院天数或费用达到极端值、转院或死

---

① 疾病诊断相关分组（Diagnosis Related Groups，DRG）是用于衡量医疗服务质量效率以及进行医保支付的一个重要工具。DRG 支付是世界公认的较为先进和科学的支付方式之一，是有效控制医疗费用不合理增长、建立公立医院运行补偿新机制、实现医患三方共赢和推进分级诊疗促进服务模式转变的重要手段。C-DRG 是在借鉴国际经验和我国部分地区推行 DRG 经验教训的基础上，结合我国国情自主设计的适用于全国的规范体系。

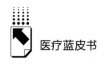

亡等特殊情况除外），在收费确定的情况下，医院会主动减少使用不必要的药品耗材以降低成本，也会主动选购生产企业直销的药品耗材，进而实行合理治疗、合理检查、合理用药；多病患者可以得到相应医保支付定额，医生可以进行相关学科协作，进而提升医疗服务水平；病人可以对照相应组别先例，提前了解自己需要支付的费用情况；医保可以降低药品耗材虚高的价格和销售量，控制医疗费用不合理增长，提高基金精细化管理水平和使用效率。C-DRG 收付费方式还规避了按项目收付费时收入与服务数量挂钩导致的医疗服务过度以及按全病种收付费时只针对医保与医院结算导致的患者仍按项目付费等弊端。

医保打包支付改革。C-DRG 是医保支付的操作规范，具有引导性，但无法从根本上降低药品耗材成本、合理化医疗服务价格水平，因此，还需要从总量上进行控制与激励。三明市采取按人头年度打包方式支付治疗和健康管护费用。三明市按照"总额包干、结余留用、超支不补"原则，将医保基金总额包干给总医院，规定结余的医保基金可直接纳入医疗服务性收入，健康促进经费可从成本中列支。总医院内所有医疗机构责任共担、利益共享，促使其行为一致，合理收治和转诊患者，合理分配医疗资源，提高医疗服务效率，合理用药，控制成本。医务人员开展健康教育、疾病预防、慢病管理、公共卫生等健康促进活动，与基本医疗服务同工同酬，引导医务人员以人民健康为中心。医保打包支付改革将医疗服务前置，医疗机构和医务人员积极普及健康生活方式、优化健康服务，医疗服务模式从"治已病"转向"治已病"与"治未病"并重。

（3）扎实推进"招采合一"，发挥医保药品耗材采购主导作用

三明市在药品耗材采购领域扎实推进"招采合一"，将药品耗材集中采购职能并入医保管理中心，强化医保在药品耗材限价采购、配送与结算、价格谈判等方面的主导作用，切断医院与药品耗材供应商之间的资金往来和利益链条。医保局建立了药品耗材全国统一采购平台，建成统一药品代码库，实行药品货款统一结算，确定药品耗材全国最高销售限价和全国药品耗材医保支付结算价（支付标准），禁止不符合要求的药品耗材进入平台和医保目录。

　　"招采合一"实行药品货款统一结算，确保了药品耗材企业的回款，稳定了其回款周期，解决了医院、供应商、医保之间的"三角债"问题。在"招采合一"下，药品耗材企业只与药品耗材联合限价采购三明联盟（简称三明联盟①）对接，获得的是整个地区的服务量、采购量，而不必单一机构逐一推销，从而降低了营销成本。在"招采合一"下，药品耗材企业营销成本的下降弥补了其价格下降造成的利润减少。"招采合一"加强了药品品种和质量控制，促进药品耗材企业转向产品质量、生产效率、科技创新等方面的竞争，进而加大研发投入，带动了整个行业转型升级。在"招采合一"下，医院和医务人员不再是采购主体，避免了利益输送。

　　（4）建立医保医师代码制度，确立医保支付标准

　　三明市通过医保加强对医务人员医疗行为的监管。建立医保医师代码制度，为每位医生编制专门代码，规定未被纳入统一代码管理的医师为基本医疗保险参保人提供医疗服务所发生的医疗费用，医保基金不予支付。医务人员如果存在接受贿赂（回扣）、过度治疗等不正确医疗行为，将被取消代码资格。对其所在医疗机构暂停财政拨款补助，对相关违约费用，医保不予结算。如果有院领导或医务人员接受贿赂（回扣）被追究刑事责任且影响恶劣，则追究所在医疗机构主要领导责任。

　　三明市还确立了药品医保支付标准，对多家供应商竞争性药品，确立了统一的医保最高销售限价和医保支付结算价格，超出终端限价的部分由医院承担，激发了医院挤压药价虚高水分的内生动力，进而挤掉了药品价格的灰色空间。

　　3. 打好医药改革"组合拳"，"腾笼换鸟"扩大医改空间

　　医药是滋生不合理医疗行为、导致医保基金亏损的关键领域。三明医改抓住这一关键环节，以治药控费为先，采取医药改革"组合拳"，整治药品流通领域药名多、剂型多、规格多、价格乱乱象，堵住浪费，挤压层层加价形成的虚高水分，推动药品耗材"量价"齐降，破除以药补医机制，"腾笼

---

① "三明联盟"成员共涵盖16个省、26个地级市，覆盖区域人口超1亿人。

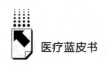

换鸟",为调整医疗服务价格、实施薪酬制度改革、规范诊疗行为、调动医务人员积极性扩大空间。

（1）实行药品零差率销售，促进合理用药

三明市在所有公立医院实行药品耗材零差率销售。在不增加患者负担的前提下，通过调整医疗服务价格、提供政府补贴、加强医院内部管理等措施弥补医院减少的收入，破除以药补医机制，遏制药价虚高，促进合理用药。三明市明确规定财政补偿资金不得用于抵减体现政府办医职责的投入，如基本建设、设备购置、学科建设等。

（2）实行药品耗材联合限价采购，挤压流通环节价格水分

三明市对全市医疗机构的药品耗材进行集中采购，规范药品耗材采购与配送流程，降低采购价格，挤压流通环节价格水分。三明市实行药品耗材联合限价采购，由三明联盟负责实施。三明联盟按照"为用而采、去除灰色、价格真实"、"一品两规"（一种药品只能有两个规格）、"两票制"（药品从生产企业到医院过程中只允许开两次增值税发票，一次为生产企业到配送企业，一次为配送企业到医院）、"四通用"（通用名称、通用剂型、通用规格、通用包装）的原则进行集中采购与配送。这有效抑制了医生根据经济利益选用药品的冲动；减少了流通环节，规避了层层加价；形成了较为完整规范的药品耗材采购目录。

（3）实施重点药品监控，遏制商业贿赂

三明市实施重点药品监控，将福建省第七、八标目录中辅助性、营养性、回扣高、"疗效不确切、价格很确切"的129个"神药"品规（企业）列为重点跟踪监控目录，将有回扣行为的药品生产企业和配送企业列入商业贿赂不良记录企业黑名单，取消其在医保定点医疗机构供货的资格。此外，三明市还建立了治理医药购销领域商业贿赂制度，实行治理医药购销领域商业贿赂院长负责制和医务人员安全预防制度，用以遏制商业贿赂，斩断药品流通销售利益链条。

（4）增设药事服务费，增加医疗服务收入

三明市充分利用医药改革腾挪出的空间，在全国率先增设了药事服务

费，制定收取药事服务费使用规则，明确药事服务费用全部由医保基金统筹承担，以充分发挥临床药师的作用，促进合理用药。此外，三明市进一步调整医疗服务价格，有升有降，以升为主，大幅提高了诊察、护理、治疗、手术等技术性劳务价格，调高了医师挂号费用，调增的大部分纳入医保支付范围，总体上增加了医疗服务收入，为推进薪酬制度改革、规范医疗行为奠定了基础。

（三）整合区域医疗资源，形成大健康格局

如果说"三医联动"是医疗相关主体的横向统筹，那么整合区域医疗资源就是医疗系统的纵向统筹，二者共同构成了三明的医改网络。三明市整合区域医疗资源，推进分级诊疗，推动医疗资源下沉，以健康为中心推进医改，老百姓从过去花钱买治病上升到花钱买健康管护，形成大健康格局，落实健康中国战略。

1. 加强紧密型医联体（医共体）建设，优化医疗资源配置

2017年，三明市整合县域内所有公立医疗机构，组建了2个市区紧密型医联体、10个县域医共体（县级总医院）。紧密型医联体（医共体）是三明市整合区域医疗资源、推动医疗资源下沉、实现分级诊疗、统筹推进全市医改的重要载体，是构建大健康格局的重要组织基础，是一体联动、系统推进、防范改革漏洞的重要举措。三明市将紧密型医联体（医共体）打造成高度集中统一的利益共同体，规避了松散型医联体存在的"跑马圈地"、恶性竞争问题，促进了优质医疗资源的规模化、集约化利用，提升了县级医院的临床专科能力和基层医疗机构的就诊率。

（1）推进分级诊疗，推动医疗资源下沉

为解决基层医疗资源不足问题，三明市建立基层首诊、双向转诊、急慢分治、上下联动的分级诊疗机制，推动人才和病种等医疗资源下沉。在人才方面，建立医师定期驻乡驻村制度，医生到基层服务的时间、成效与收入挂钩，并被作为年度考核、职称评定的重要依据，实现了人才下沉的常态化；实施医联体（医共体）内部医务人员多点执业政策，医务人员在医联体

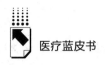

（医共体）内的各级医疗卫生机构执业时不需要办理执业地点变更和执业机构备案手续，建立县、乡、村人员双向无障碍流动机制，为人员下沉提供制度便利。在病种方面，合理确定县、乡、村三级医疗机构诊疗病种目录，据以向基层医疗机构下沉病种，依托县域医疗卫生服务技术平台开展医联体（医共体）内远程医疗服务，实现资源与信息共享、检查检验结果互认，让患者在家门口"支付一级医院的费用，享受二级医院的服务"，引导患者在基层就医。

（2）完善补偿机制，医保基金体内统筹

总医院内实行县乡村、人财物高度统一管理，管理、责任、服务、利益共担共享。与医保相关联的所有资金，连同财政投入和基本公共卫生经费等，作为总医院经费。总医院拥有最终使用权，由医联体牵头单位统筹使用，成为紧密的利益共同体。医保基金按人头年度打包支付给总医院，总额包干、超支不补、结余留用。确定总医院医保基金总额预算，不再细化各医疗机构总额控制指标。医保基金结余部分纳入医联体的医疗服务收入，健康促进经费从医疗机构的成本中列支，在医联体内形成以健康为中心的服务理念。

（3）县乡村同责同酬，凝聚力量共识

三明市将年薪制扩大到县乡村所有公立医疗机构和公共卫生机构，实行县乡村同责同酬。基层公立医疗卫生机构的收入、村医工资、基本年薪和绩效年薪、基本年薪标准纳入总医院统一管理，薪酬统一核算、统一分配。一体化村卫生所（公立村卫生所）的医务人员，由各总医院与所在地卫健行政部门重新认定，未经统一认定的，不纳入村卫生所基本年薪实施范畴。探索建立统一计提工资总额、薪酬构成、年薪基数、优绩优酬的薪酬制度。同责同酬的实施使得医联体（医共体）内各层级医疗机构利益共享、责任共担、心向一处。

（4）形成良好竞争氛围，提升医疗健康服务质量和水平

在统一的医保政策保障下，三明市允许参保人员在全市范围自主选择医联体（医共体），"钱随人走"，并以进入健康管护组织的参保人数作为医保

基金包干经费结算依据，这促进了医联体（医共体）之间开展良性竞争。为了在竞争中胜出，上级医疗机构传帮带基层医疗机构，提高基层医疗服务能力，进而提升医联体（医共体）医疗健康服务质量和水平。

2. 构建健康管护体制机制，推进健康事业发展

健康管护体制机制是三明医改以健康为中心的直接体现和制度保障。三明市创立一体化健康管护组织，建立全人群全生命周期健康管护机制，针对近年来高发的慢病建立一体化管理机制，并建立了医防协同运行管理机制，提早干预，提高健康管护效率。

（1）建立一体化健康管护组织，上下联动共促健康

三明市依托医联体（医共体）的组织模式，打破县、乡、村行政、机构性质、经费渠道壁垒，建立人、财、物、事、绩集中管理的一体化健康管护组织。在三明，医联体（医共体）被赋予了健康内核，承担健康管护、医防融合、诊断治疗、健康教育等职责，对管护对象健康负责，让管护对象少生病、迟生病、不生病。重组原有综合性医院、中医院及基层医疗卫生机构，由总医院下设不同部门统一管理，统一规章制度、技术规范、人员培训、业务指导、药品（耗材）采购、绩效考核。总医院实行一个机构两块牌子（总医院和中医院），保持中医院机构设置、行政建制及法人单位不变，实行党委领导下的总院长负责制，党委书记与总院长分设，赋予总医院内部人事、分配、经营等办医自主权。推动各基层分院实行"双院长"制度，打破各级医疗机构性质、资金渠道等壁垒。乡镇卫生院在行政村设立村卫生所（室），作为其延伸机构，开通医保报销端口，筑牢基层网底。

（2）建立全生命周期健康管护机制，致病因素提前干预

为加强全面系统管理、提高健康管护效能，三明市建立了全人群全生命周期健康管护机制，针对胎儿期、婴幼儿期、儿童青少年期、成年人期、中老年期等不同阶段健康影响因素，分类施策、综合防治。推动各地采取大村独办、小村联办村卫生所和派驻医生等服务形式，加强致病因素的提前干预。建立全民健康信息平台，为人们建立健康档案，并实现县、乡、村三级互联互通，为健康管护提供信息系统保障。

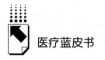
（3）建立慢病一体化管理机制，降低社会家庭负担

近年来，慢性病呈高发态势，给社会和家庭带来沉重负担，降低了人们的生活质量。三明市建立慢病一体化管理机制，开展全程、闭环、动态、规范管理，提供全周期服务；落实早发现、早干预、早诊断、早治疗，聚焦并发症；针对重点患者实行分级、分类、分标、分片可视化精准管理；在二级及以上公立医院开设特殊病种便民门诊；为在基层就诊的高血压、糖尿病、重性精神疾病、慢性阻塞性肺疾病、脑卒中及后遗症、支气管哮喘6类慢病患者免费提供39种限定基本药物；设立慢性病一体化管理绩效考核奖励基金，发挥医保打包支付杠杆作用，激励医疗机构投入慢病诊治与管理。

（4）建立医防协同运行管理机制，实施全面健康管护

三明市建立医防协同运行管理机制，医防融合、预防为主，旨在实现群众少得病、晚得病、不得大病。建立人员队伍、服务项目、资源、工作、培训、考核协同运行机制；以落实家庭医生签约服务为基础，医疗、疾控、街道等基层工作人员共同参与，实行网格化摸底，全面掌握辖区居民健康状况，实现健康筛查全覆盖。

探索建立疾病预防、医疗救治、健康管理"三位一体"医防协同服务新模式，提高疾病治疗率、控制率，降低发病率、致残率、死亡率。在各总医院建设疾病管理中心和健康管理中心，每个总医院培养疾病管理师和健康管理师，以此为主构建全民健康管理体系。探索建立公共卫生机构激励保障机制、医防融合协调机制、健康筛查干预管控机制、慢病"两早"综合管理机制，实现对疾病的早发现、早诊断、早治疗和规范管理。在疾病预防上，开展常见病、多发病和重大疾病及其危险因素监测和流行病学调查，加强综合防控干预；开展住院患者疾病谱及住院负担分析，发现疾病种类变化和区域特征，为政府决策及合理配置医疗卫生资源提供科学依据；开发建设疾病谱分析平台，为人群健康管理提供数据支撑。在医疗救治上，建立全民健康预警监测系统，推广电子健康卡"多码协同"应用，推进实验室共享、检查检验结果互认；探索推行医疗、运动、饮食、心理

和疫苗"一病五方"制度，针对不同患者，进行个性化综合治疗和健康指导。在健康管理上，探索构建以县（市、区）为单位，以总医院为载体，以医保基金、基本公共卫生经费、财政投入"三打包"为纽带和杠杆的全民健康管理新模式。

加快推进公共卫生机构改革，为医防协同提供制度保障。探索实施疾控中心公益一类保障、公益二类管理，打破职责分工、医防业务、服务收费界限，允许疾控中心在完成法定职责的前提下开展社会化公共卫生技术服务。在医院设立医防融合办公室，健全疾控机构与医院、城乡社区联动工作机制，实现医防专业人员、业务培训、监测报告、医防资源、考核方式、数据信息的融合。妇幼保健院、皮肤病医院、台江医院（精神专科）等专科医务人员参照执行公立医院综合改革薪酬政策，充分调动其参与医防的积极性。

建立医疗卫生联动机制，打破公共卫生和医疗服务分割、脱节的局面。在县、乡、村纵向融合的基础上，推进医疗与疾控、妇幼保健、精神病防治等公共卫生横向融合，开展医防协同一体化服务。推进公共卫生和临床医疗队伍融合，从事预防医学的公共卫生医师与同级别医生享受同等待遇，稳定预防人士队伍；推进公共卫生和临床医疗资源配置和使用融合，推进区域慢性病防治、免疫规划管理和预防接种服务、医养结合、健康教育、筛查与体检平台等公共卫生与医疗资源一体化管理，实现资源共享；推进公共卫生和基本临床医疗服务融合，推行医疗处方和健康处方"双处方"制度，将健康服务重心从后端医疗向前端预防转移；推进公共卫生和临床医疗信息融合，把公共卫生信息系统全面融入健康信息平台和居民电子健康档案建设，促进临床诊疗和公共卫生数据平台整合运用。

3. 构建健康促进机制，激发全社会健康意识

除了直接的制度安排外，三明市还构建了健康促进机制，并注重在全社会培养健康意识，营造健康氛围，使医疗机构、公共卫生部门、医务人员等医疗服务供给部门发自内心地将群众健康作为事业目标，引导群众更加关注自身健康，并具备维护自身健康的能力。

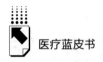
（1）营造健康氛围，强化健康教育

为营造全社会的健康氛围，提升全民健康意识，三明市深入开展健康教育普及、健康行为促进、科学饮食推广等健康三明行动计划，开展重点人群体育活动，宣传普及健康知识，倡导健康文明生活方式，引导人们自主自律的健康行为。强化健康教育，注重针对性、多样性、实效性和长效性，提高居民健康知识知晓率、健康行为形成率和自我保健能力。利用主流媒体和新媒体开展形式多样的慢性病防治宣传教育；专业公共卫生机构、医疗机构共同组建健康科普讲师团，以基本医疗、妇幼保健、中医养生、心理健康、慢性病和传染病防治等内容为核心，为人们提供健康教育讲座；搭建健康科普网络直播平台，定期开展健康知识宣讲直播。

（2）实施医保健康政策，杠杆调控健康行为

三明市在医保政策中加入健康引导内容，促进医疗机构和医务人员形成以健康为中心的行为准则。医保基金按人头年度打包支付，结余留用，可用于健康管护费用，健康促进经费可从成本中列支，引导医疗卫生机构积极开展家庭医生签约服务，引导医务人员积极参与普及健康生活、优化健康服务，既管"已病"又防"未病"，既开治病药方又开健康处方、运动处方，提高群众健康水平。

（3）建立健康效益考评监督体系，突显健康重要性

三明市通过考评激发医疗卫生机构追求健康效益的积极性。建立健康效益考评监督指标体系，将人均期望寿命、地区年度医疗总费用增长幅度、每年人均医疗总费用、每年人均个人支付医疗总费用、每年人均财政投入金额等医改惠民指标和健康指标纳入考评范围。完善医疗与公共卫生工作绩效监测评价体系，把体现价值医保、价值医药、价值医疗的指标作为绩效评价核心指标，将居民健康水平、重大疾病筛查结果、重点慢性病规范管理率和控制率、重大疾病发病率、人均期望寿命等作为重点指标。强调考核结果运用，将其与机构经费核算、评先评优等挂钩，与人员岗位聘用、职称评聘、薪酬待遇等挂钩，确保医疗卫生机构和医务人员为老百姓提供全方位、全周期的卫生与健康服务，既避免过度医疗又避免医疗不足。

二　三明医改的精髓

三明医改是一个庞大的系统工程，并非针对某一个领域或环节的单一改革，而是涉及党委政府、卫健财政医保人社等多部门、医疗机构、公卫机构等相关组织，医疗、医保、医药等医改直接领域，医疗机构领导、医务人员、患者等直接利益相关主体，针对医疗过程、医保支付、医药供应等在内的全面系统性改革。从全国多地医改的教训和三明医改的经验来看，只有系统推进医改才能真正取得成功，才是既治标又治本的。然而这个繁杂的系统工程从设计到推进实施，面临巨大困难、障碍和阻力。三明市坚守决心和勇气，敢于触碰利益，依托我国制度优势，顶层设计、系统推进，针对主要问题和主要矛盾采取凝聚共识、利益导向、机构改革、整顿灰色链条等系统性举措。这正是三明医改的精髓所在。

（一）坚持改革的决心和勇气，不回避矛盾，敢于触碰利益

同其他地方一样，三明医改前长期存在药价虚高、药品流通混乱，红包、回扣、大处方、大检查频发，看病难、看病贵等乱象，相关利益盘根错节，加之医疗信息严重不对称，患者处于绝对弱势地位，无法形成对医疗系统的社会监督。改革必然会触及各方利益，产生矛盾和碰撞。改革之初，三明市调整医药目录、联合限价采购、压缩药品耗材虚高价格，受到一些药品耗材经销商的抵制，质疑声音和负面舆论四起，成为改革"孤岛"。面对这样的困难和窘境，三明市党委政府承担第一责任，在中央、省委和省政府支持下，系统设计、智慧施策，以利益为纽带，突出百姓得实惠、基金可持续、医生有激励，推动医疗卫生领域价值取向"三个回归"。

（二）坚持顶层设计、系统推进，推进医疗服务体系利益重构

三明医改的关键不在于某个具体环节的改革，而在于顶层设计、系统推进。取消药品加成、破除以药补医机制、增设医（药）事服务费、提高技

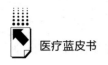

术服务收费标准等，是各地公立医院改革的普遍做法，只有三明取得了显著的成效，极大限度地盘活了医疗资源，挖掘了医疗服务潜力，创造了制度红利，实现了患者、医院、政府三方共赢，原因即在于除了这些具体措施外，三明进行了科学的顶层设计，实行了以"三医联动"为核心的实质性、协调性、系统性改革，在医改过程中重构了利益格局，形成了面向健康的利益观，自上而下理顺激励机制，兼顾了各方的利益，通过利益引导调整各方行为。

（三）突出问题导向，稳扎稳打"三步走"

三明医改采取渐进式，稳步推进，到目前为止，经历了三个阶段：从整治以赚钱为中心的治混乱、堵浪费阶段，到以治病为中心的建章程、立制度阶段，再到如今的以健康为中心的"治未病"、大健康阶段。这是一个阶梯式升级的过程。每一个阶段并非纸上谈兵、凭空想象，而是针对当时医疗卫生领域的主要问题和主要矛盾，设定目标和重点改革领域，采取针对性措施。前两个阶段重点解决群众看病难、看病贵问题。第一个阶段，针对流通领域药品耗材层层加价、药价虚高问题，采取重点药品监控、规范医疗行为等措施，切断药品耗材流通灰色利益链条。第二个阶段，针对以药补医、医保管理"九龙治水"等问题，全面取消药品加成，药品耗材联合限价采购，理顺政府管理体制，打破医务人员按事业单位人员管理等条条框框，搭建起"三医联动""两票制""年薪制""三保合一"等改革的"四梁八柱"。第三个阶段，在前两个阶段解决基本问题、建立起医改支柱体制后，面向健康中国战略，以人民健康为中心，开启医疗卫生系统全面改革，组建总医院，转变诊疗服务模式，推动优质医疗资源下沉，为群众提供全方位、全过程、全周期的卫生与健康服务。

（四）抓住主要矛盾，突出人文价值

三明市抓住了医改的矛盾，团结了主要社会力量。三明医改将疾病作为主要"敌人"，把患者、医院、政府整合为利益共同体，减少了改革阻力，

形成了改革合力，使改革能够推行并取得显著成效。这里需要特别说明的是，在关注经济利益的同时，三明医改注重激发人文价值，将医务人员收入阳光化，进一步提升了其社会地位，顺应了民心，获得了坚实的民意基础。经过医改，医务人员有了职业自豪感，患者放心，形成了良好的社会心理基础。这种正向激励契合我国社会主义基本价值取向，有助于获得较高的社会认可度。

（五）发挥我国制度优势，获取社会广泛支持

党委政府承担第一责任，"一把手"总负责，一位领导统一指挥协调，从医改的顶层设计到具体措施的施行，这些能够顺利实现，离不开我国制度优势。三明市在充分理解和把握医疗卫生服务（公共产品）和我国社会主义制度内在关联的基础上，以为人民服务、提升人民健康福祉为出发点和落脚点，以实现便民、利民、惠民为目的，形成医改思路、设计医改方案、推行医改措施、解决医改矛盾、理顺领导体制、建立医改机制，取得了显著成效，凝聚了社会共识，争取到了社会各界的理解与支持，进一步形成了医改合力。

（六）构建新时代健康保障体系，稳步前行

三明市总结三个阶段的医改经验，融入健康中国战略思想，以人民健康为中心，创建由政府办医责任体系、医疗保障服务体系、健康管护组织体系、健康效益考评监督体系构成的新时代健康保障体系。这个体系是三明医改成果的集成，是进入"治未病"、大健康阶段深化医改的体制保障，更是三明深化医改的目标和方向。这个体系明确了深化医改的重点领域，指明了各个领域所承担的责任和改革的方向，指引三明医改稳步前行。

三　三明医改经验推广

三明市依托我国社会主义制度，创新形成了一种新时代医改模式，为其他地区提供了探索经验，为我国系统规划推行医改、指导全国各地医改提供

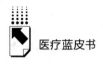
了参考和榜样。在全国推广三明医改经验，是全国一盘棋、保护三明医改成果、使三明医改可持续深入的保障。我国已经初步形成了推广三明医改经验的社会氛围，也已采取了多种形式进行宣传推广，但在实践过程中还面临一些困难，需要采取恰当的措施予以解决。

（一）三明医改经验可推广

三明市探索出了一条成效显著的医改路径，获得了上至中央、下至地方的广泛认可。更重要的是，其所获得的认可，不限于取得的成效，还在于其对主要矛盾的把握、直戳要害的举措、引导人心的方法，更在于其将地方医改统一在国家发展战略下，与国家发展同频共振。在我国全面深化医改的背景下，三明市为其他地区树立了榜样，其作为先锋探索出的成功经验不应被埋没，三明模式不应该只是个例。虽然各地情况不同，困难不同，但基本的政治制度、文化背景是相同的，三明医改的思路和基本模式可推广。

1. 契合国家发展战略

三明医改是在我国全面深化医改的总体部署下实施的，符合国家深化医改方向；2016 年开始以人民健康为中心，进入"治未病"、大健康阶段，是对健康中国战略的践行与落实。三明医改契合国家发展战略，取得了符合我国社会主义价值取向的成效，受到了中央政府的认可，具备向全国其他地区推广的基本条件。在健康中国战略引导下，其他地区有动力借鉴好的经验，加快推进本地改革。三明医改经验恰好能够满足这一需要。其他地区借鉴三明医改经验，能够在相同的指挥棒下，保持正确方向；能够顺应国家政策导向，获得发展机遇和政策红利；能够与其他地区形成改革合力，减少打破原有利益格局带来的阻力和困难。

2. 不需要特殊的资源禀赋

从医疗卫生基础条件、经济发展水平、医疗卫生人员素质、社会人文环境等方面来看，三明市并非天赋异禀，其他地区不存在资源禀赋约束。唯一可能的约束是医改领导团队。三市明"一把手"全力支持医改，充分放权医改领导小组。医改领导小组原组长詹积富在食品药品监管系统工作多年，经验丰富，清楚医药卫生体制尤其是药品流通体制的矛盾和问题。其他地区可能不具备这个条件，但是这个约束可以通过制度来突破。各地应该不缺乏经验丰富的领导，能力可以通过团队建设来补足，改革的勇气和决心可以通过调整考核标准来引导。

3. 做法清晰可循

三明医改的三个阶段稳扎稳打，一步一个脚印，每项改革都有相应的政策和实施细则。这在三明医改过程中，使各部门有规可循，有助于医改政策的落地实施；在经验推广过程中，则成为各地可借鉴的实施手册，各地参照设计本地政策和实施细则即可。近年来，三明市为了与其他地区形成改革合力，减少自身阻力，积极对外推广自己的做法，加强了经验的总结和提炼，高度凝练出医改的经典做法和核心要义，如"三医联动""三个回归""招采合一""三保合一"，并配以实施细则，如《公立医院党委书记和院长目标年薪制考核方案》，这有助于其他地区借鉴和实施。

4. 有可预期的光明前景

经过医改，三明市实现了药品费用大幅度下降、医务人员收入显著上升、医保基金从收不抵支转为盈余，基本实现了患者、医院、医生和政府多方共赢，人均寿命超过全国、全省水平。这种显见的成效为其他地区借鉴三明医改模式呈现了可预期的光明前景，为其他地区营造了社会认可氛围，有助于其他地区借鉴实施。

（二）三明医改经验推广实践

近年来，三明医改经验的推广主体从福建省上升到国家层面。中央政府通过政府会议或发文等多种形式向全国推广三明医改经验。三明市通过经验介绍、举办培训班、接待调研参观等方式向其他地区介绍经验。

1. 政府会议与发文

党的十八大以来，习近平总书记在主持召开中央深改组（委）会议时，多次研究医改，数次涉及三明市。习近平总书记在 2016 年 2 月 23 日中央深

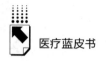

改组第 21 次会议上听取了三明医改情况汇报;在 2016 年 8 月 30 日中央深改组第 27 次会议上充分肯定了三明医改;在 2017 年 3 月 24 日中央深改组第 33 次会议上指出"三明医改方向是正确的、成效是明显的,要注意推广";在 2019 年 7 月 24 日中央深改委第 9 次会议上再次强调要总结推广三明医改经验,并安排孙春兰副总理到三明市召开现场会进行部署。孙春兰副总理在 2019 年 8 月 22~23 日全国医改推进现场会上强调要加大三明医改经验推广力度,推动新时代医改走深走实、扩大成效;明确要求 11 个医改试点省和"4+7"药品集中采购试点地区率先制定推广三明经验方案。2022年 3 月 23 日,国务院深化医药卫生体制改革领导小组秘书处召开全国会议,指出要继续深入学习贯彻习近平总书记在三明考察时做出的重要指示精神,深入推广三明医改经验,深化"三医联动"改革。除此之外,中央政府层面发布了多部涉及三明医改经验推广的文件(见表1)。地方层面,多地政府召开专题会议或发文部署推广三明医改经验。

表 1 推广三明医改经验的主要中央政府发文

发文或成文日期	文件名称	涉及三明医改经验或推广的主要内容
2015 年 5 月 17 日	《国务院办公厅关于城市公立医院综合改革试点的指导意见》(国办发〔2015〕38 号)	推进医疗、医保、医药联动;允许试点城市以市为单位在省级药品集中采购平台上自行采购
2016 年 11 月 8 日	《国务院深化医药卫生体制改革领导小组关于进一步推广深化医药卫生体制改革经验的若干意见》(中办发〔2016〕24 号)	建立强有力的领导体制和医疗、医保、医药联动工作机制;公立医院药品采购逐步实行"两票制";薪酬总量核定和个人绩效工资分配不与医疗机构的药品、耗材、大型医学检查等业务收入挂钩
2019 年 11 月 6 日	《国务院深化医药卫生体制改革领导小组关于进一步推广福建省和三明市深化医药卫生体制改革经验的通知》(国医改发〔2019〕2 号)	加大力度推广三明医改经验,深化医疗、医保、医药联动改革,促进优质医疗资源均衡布局,加快推动实现大病重病在本省解决、常见病多发病在市县解决、头疼脑热等小病在乡村解决,加快健全维护公益性、调动积极性、保障可持续的公立医疗机构运行新机制

发文或成文日期	文件名称	涉及三明医改经验或推广的主要内容
2021 年 6 月 17 日	《国务院办公厅关于印发深化医药卫生体制改革 2021 年重点工作任务的通知》（国办发〔2021〕20 号）	大力推广三明市医改经验；在三明市建设全国深化医改经验推广基地，加大经验推广力度；加强对推广三明市医改经验的指导
2021 年 10 月 8 日	《国务院深化医药卫生体制改革领导小组关于深入推广福建省三明市经验 深化医药卫生体制改革的实施意见》（国医改发〔2021〕2 号）	加大力度推广三明医改经验，深化医疗、医保、医药联动改革，促进优质医疗资源均衡布局，加快推动实现大病重病在本省解决、常见病多发病在市县解决、头疼脑热等小病在乡村解决，加快健全维护公益性、调动积极性、保障可持续的公立医疗机构运行新机制
2021 年 10 月 29 日	《国家卫生健康委办公厅关于推广三明市分级诊疗和医疗联合体建设经验的通知》（国卫办医函〔2021〕547 号）	充分发挥典型示范带动作用，指导各地因地制宜借鉴三明经验，加快完善分级诊疗体系
2021 年 12 月 27 日	《国务院医改领导小组秘书处关于抓好深入推广福建省三明市经验深化医药卫生体制改革实施意见落实的通知》（国医改秘函〔2021〕67 号）	建立深入推广三明医改经验监测评价机制，定期调度各地工作推进情况；发布《深入推广三明医改经验监测评价指标体系》
2022 年 5 月 25 日	《国务院办公厅关于印发深化医药卫生体制改革 2022 年重点工作任务的通知》（国办发〔2022〕14 号）	深入推广三明医改经验；跟踪评估各地深入推广三明医改经验工作进展，对工作滞后的及时通报并督促整改；激励引导一批有改革积极性的地市推广三明医改经验

资料来源：根据官方网站信息整理。

2. 会议典型经验介绍

2014 年 6 月 13 日，由国家卫生计生委、财政部联合在三明市召开全国城市公立医院综合改革试点座谈会，三明市作为全国首个在所有公立医院进行综合改革的地级市，重点介绍了自身医改的主要经验和做法。三明市先后在全国卫生与健康大会、全国医改暨医保制度改革现场推进会、全国经济体

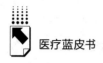

制改革工作会议等全国、全省会议上做典型经验介绍。全国、全省一批现场会在三明市召开。2021年7月8日，孙春兰副总理在三明市调研医改工作并召开推广三明医改经验座谈会，指出三明是全国医改的"排头兵"，为全国提供了可借鉴可推广的经验。

3.实地调研与考察

党和国家领导人、国家各部门领导、各地领导和考察团多次到三明市调研或考察医改工作。2021年3月23日，习近平总书记在沙县总医院考察调研时强调，三明医改体现了人民至上、敢为人先，其经验值得各地因地制宜借鉴，要继续深化医药卫生体制改革，均衡布局优质医疗资源，改善基层基础设施条件，为人民健康提供可靠保障。国家领导人刘延东、陈竺、韩启德、孙春兰先后到三明市调研。国务院办公厅、国家发展改革委、财政部、人力资源社会保障部、国家卫生健康委、国家医保局、国家中医药局等部门到三明调研，国家卫生健康委体制改革司派出专家组在三明市蹲点调研。世界银行原行长金墉以及全国各地考察团到三明市考察千余批次。

4.医改专题培训与讲座

医改专题培训、讲座是推广三明医改具体经验的重要方式。2015年11月，国务院医改办、国家发展改革委、财政部、国家卫生计生委等部门在三明市联合举办全国公立医院综合改革培训班，推广三明经验，推进公立医院综合改革。2016年9月，国家卫生计生委、国务院医改办（国务院深化医药卫生体制改革领导小组办公室）在三明市举办城市公立医院综合改革培训班，三明市介绍了"三医联动"、薪酬制度改革和绩效考核等经验。2017年6月，国家卫生计生委、国务院医改办在三明市举办全面推开城市公立医院综合改革培训班，交流城市公立医院改革经验，实地调研三明市公立医院综合改革情况。2021年5月，国务院医改领导小组秘书处在三明市举办推广三明医改经验现场会暨培训班，总结推广三明医改经验，部署深化医改有关工作。三明市设置薪酬分配、医保监管、慢病管理等典型做法现场教学点，组建由国家、省级和三明专家组成的授课团队，为国家卫生健康委、国家医保局等国家职能部门和河北、宁夏、青海、天津等地举办了数十期医改专题培训班。三明医改相关负责人多次受邀到全国各地进行三明医改经验讲座。

5. 医改经验推广基地

为加大对三明医改经验的推广和宣传力度，2021年2月9日，国务院医改领导小组秘书处将三明市确立为全国首个深化医药卫生体制改革经验推广基地（简称全国医改经验推广基地），定期有计划地组织开展培训；制定了《全国深化医药卫生体制改革经验推广基地管理办法（试行）》，要求基地梳理改革路径、步骤和方法，凝练改革内在逻辑和政策组合，采取多种方式宣传解读医改政策、传授实践经验，讲清说透改革的重点难点堵点问题和解决方案，推动改革经验在全国落地生根，取得实效。全国医改经验推广基地接待医改考察团数百批次，举办线下培训班数十期。

6. 国家示范效应

三明医改的部分做法，如组建医疗保障管理局统筹医保基金（2016年）、实行药品带量采购等被国家采用。2018年，国家医疗保障局成立，统筹国家医保相关工作。国家层面的采用发挥了示范引导作用，各地方纷纷效仿推进，取得了较好的推广成效。

7. 经验推广监测评价

对三明医改经验的推广成为我国深化医药卫生体制改革的重要方面。为了加大推广力度，增强推广实效，国家针对三明医改经验推广建立了监测评价机制。2021年12月27日，国务院医改领导小组秘书处发布《关于抓好深入推广福建省三明市经验　深化医药卫生体制改革实施意见落实的通知》（国医改秘函〔2021〕67号），建立深入推广三明医改经验监测评价机制，定期调度各地工作推进情况，重点监测评价地方各级医改领导小组学习推广三明医改经验；同时发布《深入推广三明医改经验监测评价指标体系》，设计了加强组织领导、促进优质医疗资源均衡布局和有序就医等13个一级指标和由党委和政府主要负责同志（双组长）或其中一位主要负责同志担任医改领导小组组长、推进医疗联合体建设，促进分级诊疗等32个二级指标。

（三）三明医改经验推广面临的问题

改革是对原有体制机制的重塑，必然会触及原有利益格局，每一次改革都不是易事。医疗领域改革，涉及民生，关乎绝大多数人的利益，借鉴三明医改经验改革，从原有的过度市场化转回公益性，涉及部门利益多、协调难度大，面临更大阻力。近些年，在国家采取政策引导、舆论宣传、树立榜样等措施后，社会各界比较认可三明医改的经验和成效，但在本地推广时出现不少问题，主要原因还是在于医改本身的困难。

1. 缺乏对三明医改的深层次理解，存在畏难情绪

部分地区缺乏对三明医改的深层次理解，未认识到三明医改是一个系统性工程，将三明医改的成功原因简单归结为领导个人的超强能力；认为三明医改由政府强力推动，不具有可持续性；认为医院院长和医务人员年薪高于其他事业单位，容易引发社会不稳定或加重财务负担；认为三明医改采取行政限价限目录，损害了药企药商利益，导致医药水平低下，抑制医药行业发展；等等。持有这些观点的人并未全面、深入地理解三明医改的思路和做法，都只是从一个片面来夸大三明医改的问题，缺乏正确的认知和研判，产生畏难情绪。如果把握了三明医改的真谛，这些都将不成为问题。

三明医改在不增加财政负担的情况下，形成系统性改革举措，调动主要利益相关主体的积极性，最初依赖更多的是政府部门和主要领导的决心和勇气，一旦正向激励发挥作用，将步入良性自循环，对政府部门职能、领导个体能力的依赖度将下降。高于一般事业单位的薪酬水平，是对医院院长和医务人员专业技能的体现，只要把握住合理界限，将不会引发社会不稳定，同时还可以引导更多的人从事健康事业。对于医药行业的改革在于挤压虚高药价水分和治理医药环节腐败，去除这些"毒瘤"，不仅不会抑制行业发展，还能引导医药企业将节省下来的回扣费用和人力等用于研发，开发符合大健康导向的产品和服务，进而实现产业升级。

2. 原有运行机制、行为模式固化，利益格局难以打破

部分地区原有的医改卫生系统运行机制、行为模式固化，相关政府部门、医疗卫生机构、医务人员等缺乏跳出"舒适圈"的意识和动力。药品和医疗器材流通环节的既得利益链条长、范围广、数额大，医疗卫生领域特有信息不对称增加了这一灰色链条的隐秘性。如果没有强有力的外部因素参与，原有的利益格局很难被打破，比如，现实中存在谈判药进得了医保却进不了医院的情况。

3. 各地资源禀赋不同，难以简单复制三明模式

全国各地经济基础、政府运行模式和效率、文化特征、社会结构、人员素质、医疗卫生领域运行模式和基本条件等各不相同，有的与三明差别较大，很难简单复制三明医改模式。比如，发达与欠发达地区城镇职工医保的赡养比差距太大，用药品类和医药水平不同，医保负担不一，医疗总费用及其年度增幅有高有低，可调控的空间不同。不论条件好与坏，只要有差异，就会对具体政策的实施产生影响，这在客观上造成了推行三明经验的困难。

4. 各地改革举措联动不足，改革"孤岛"效应阻碍医改推行

各地医改不同频、改革举措联动不足，对三明医改的推广也构成障碍。比如，在三明市整治医药领域虚高药价时，药企药商为了维护自身利益，威胁要集体退出三明市场，产生部分诊疗无药可配的情况，产生改革"孤岛"效应；或者给政府施压，阻碍医改推行。这在一定程度上给三明医改带来了挑战，减缓了改革进程。如果其他地方不对药价虚高采取措施，那么三明的药企药商就有机会开拓其他市场，退出三明市场。其他地方在改革过程中也将面临同样的问题。在当下各地医改进度不同、方式不同、着力点和举措不同的情况下，很难形成合力来对抗既得利益者的围攻，医改将面临较大阻力。

5. 医改基础体制建设落后，难以有效实施三明医改成功做法

部分地区医改没有紧跟国家医改整体部署，进展缓慢，部分基础体制尚未建立或尚待完善，导致三明医改中的部分成功做法无法在当地实施。比如，人财物一体化的紧密型医联体（医共体）尚未建立，导致医保基金无法按人头年度打包支付，结余留用无法兑现，医疗服务价格没有调整空间，医院及医务人员的薪酬激励机制难以形成，年度医疗总费用居高不下，政策调控缺乏施展余地。

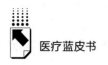

（四）三明医改经验深入推广的建议

当前我国医改进入深水区，在健康中国战略指引下，我国医改卫生领域正向以人民健康为中心转型升级。我国已在三明市这块试验田上取得了医改的成功，如何将试点经验推向全国是深化医改的重要方面。因此，需要采取有效措施，解决三明医改经验推广过程中存在的问题、面临的困难，营造推广三明医改经验的有利社会环境。

1. 抓住全国统一大市场建设机遇，形成全国医改一盘棋

2022年3月25日，《中共中央　国务院关于加快建设全国统一大市场的意见》出台，标志着我国将加快构建全国统一大市场。在全国统一大市场下，市场基础制度规则统一，市场设施高标准联通，要素和资源市场统一，商品和服务市场高水平统一，市场监管公平统一，不当市场竞争和市场干预行为被进一步规范。这为在全国推广三明医改经验提供了机遇。各地在医改面临本地药企药商的退出威胁时，可以在全国范围内选择供应商，减少来自医药生产流通领域的阻力。全国统一大市场的建立，有助于形成一批产品服务好、科技水平高、运行规范的药企药商，这为三明医改经验的全国推广提供了优质市场力量。全国统一大市场建设有助于促进全国医改一盘棋的形成，进而规避改革"孤岛"效应。

2. 加快推进紧密型医联体（医共体）建设，建好医改基础体制

紧密型医联体（医共体）在三明医改的薪酬制度改革、均衡医疗资源分布中发挥着关键作用，然而，我国紧密型医联体建设进展缓慢，县域医共体建设刚从试点转向全面推行，难以对医改形成有力支撑。为推进三明医改经验在各地的有效落地，我国各地应按照《国务院办公厅关于推进医疗联合体建设和发展的指导意见》（国办发〔2017〕32号）、《卫生健康委　中医药局关于印发医疗联合体管理办法（试行）的通知》（国卫医发〔2020〕13号）、《国家卫生健康委办公厅关于推广三明市分级诊疗和医疗联合体建设经验的通知》（国卫办医函〔2021〕547号）要求加快推进紧密型医联体（医共体）建设。

3. 加强三明医改理念推广，各地因地制宜借鉴三明经验

三明医改为全国提供了具体的实施步骤、工作抓手、政策举措，最重要的是医改的理念。各地受资源禀赋约束，很难完全照搬三明医改模式中的具体步骤和做法。因此，应着重宣传三明医改理念，即明确政府定位，理清医改本质；以问题为导向，从内部找原因，不增加财政负担；兼顾利益相关主体诉求，以利益引导规范相关主体行为；搭建系统框架，稳扎稳打统筹推进。引导各地充分理解和把握三明医改理念，在国家深化医改政策框架下，根据本地实际，适当调整创新医改的具体举措，研究确定各自的具体步骤。

4. 关注药企药商发展，引导其成为医改利益共同体

药企药商等市场主体是我国医药行业的组成部分，也是医改卫生系统顺利运行必不可少的要素。我国医改要改的是他们不合理甚至违规的运营行为，而不是将其消灭。因此，医改政策和举措应该关注药企药商发展，既要规范其运营行为，又要对其形成正向激励，还要形成有利于其良性发展的社会环境，使其在配合医改的过程中获得应得的利润，鼓励其加大科研投入，创新生产和提供面向人民健康的产品和服务，从新产品和服务中获得持续收益；引导其以价格换市场，让群众用上以前买不起的药，赢得更多用户，提高总收益。总之是将药企药商等市场主体纳入医改利益共同体，共享以人民健康为中心的医改红利，为医改营造一个风清气正的市场环境。

参考文献

1. 《C-DRG 收付费改革在福建三明落地生根》，央广网，2020 年 12 月 16 日，https：//baijiahao. baidu. com/s？id＝1686200459334099060&wfr＝spider&for＝pc。

2. 《百姓可接受　财政可承担　基金可运行　医院可持续：三明医改破冰前行（改革追踪看落实）》，新华网，2016 年 2 月 26 日，http：//www. xinhuanet. com//politics/2016-02/26/c_ 1118168498. htm。

3. 《国办发布〈关于城市公立医院综合改革试点的指导意见〉》，健康界，2015 年 5 月 17 日，https：//www. cn-healthcare. com/article/20150517/content-473936. html。

4. 国家卫生计生委：《国务院深化医药卫生体制改革领导小组简报（第18期）》，2013年10月28日。

5. 《国家卫生计生委 国务院医改办联合举办2016年城市公立医院综合改革培训班》，国家卫生健康委体制改革司网站，2016年9月30日，http：//www. nhc. gov. cn/tigs/s9661/201610/57da75df884c44a492d6579f6c9a3f3c. shtml。

6. 《国家医保局：带量采购、招采合一，就是为了企业考虑的》，金融界，2022年2月11日，https：//baijiahao. baidu. com/s？id＝1724447629975193355&wfr＝spider&for＝pc。

7. 国家医疗保障局：《国家医疗保障疾病诊断相关分组（CHS-DRG）分组与付费技术规范》，2019年10月，http：//www. nhsa. gov. cn/module/download/downfile. jsp？classid＝0&filename＝a3cbb51dc6354dd4b6a5ab09bec18121. pdf。

8. 《加大力度推广三明医改经验 让更多群众享受改革成果》，光明网，2021年7月9日，https：//m. gmw. cn/baijia/2021-07/09/34981506. html。

9. 《全国公立医院综合改革培训班在福建三明举办》，国家卫生健康委体制改革司网站，2015年12月2日，http：//www. nhc. gov. cn/tigs/s10006/201512/bc48334fcb8b47418e755eef19e8b651. shtml。

10. 《全国138个新增医改城市将复制"三明模式"》，新浪医药新闻，2017年6月2日，https：//med. sina. com/article_ detail_ 103_ 2_ 26863. html。

11. 《三明市人民代表大会常务委员会关于继续深化三明医改进一步提高医保基金使用健康效益的决定》，《三明日报》2021年12月25日。

12. 三明市卫生健康委信息科：《医改："三明模式"很成功，为何难推广？"三医"联动协同太难》，三明市人民政府网站，2020年12月10日，http：//www. sm. gov. cn/zw/ztzl/shyywstzgg/gzdt/202012/t20201211_ 1602125. htm。

13. 《三明医改经验推广力度将继续加大》，中国政府网，2021年7月8日，http：//www. gov. cn/xinwen/2021-07/08/content_ 5623637. htm。

14. 张楠：《国家卫计委召开中国首届DRG收付费大会》，健康界，2017年9月26日，https：//www. cn-healthcare. com/articlewm/20170926/content-1017671. html？appfrom＝jkj。

15. 《中办 国办转发〈国务院深化医药卫生体制改革领导小组关于进一步推广深化医药卫生体制改革经验的若干意见〉》，新华社，2016年11月8日，http：//www. gov. cn/xinwen/2016-11/08/content_ 5130271. htm。

16. 《【重磅】全国深化医药卫生体制改革经验推广基地管理办法》，健康界，2021年7月13日，https：//www. cn-healthcare. com/articlewm/20210707/content-1240346. html。

实 践 篇

Practice

B.6
政府承担办医责任　为全民提供
健康保障

赵　俊　张海波*

摘　要： 医药卫生体制改革的深化对政府管理提出了更高要求。政府作为
改革主导者与顶层设计者，在医疗卫生体系中如何更好地肩负起
建设责任、管理责任、保障责任和监督责任是保障人民健康的关
键。针对政府卫生管理体制中的政府主体观念不强、政府职能配
置有待优化和政策执行监督相对缺乏等共性问题，三明市政府以
"人民可以接受"、"财政可以承担"、"基金可以运行"和"医
院可以持续"为目标，以"公立医院回归公益性质""医生回归
看病角色""药品回归治病功能"为导向，改革政府领导体制、
改变行政管理体系、重定医院管理制度、加强医院运营监管，推

---

* 赵俊，医学社会学博士，南京医科大学二级教授、二级研究员，南京医科大学第一附属医院
（江苏省人民医院）院长，主要研究方向为社会医学与卫生事业管理、医药卫生政策与医院
管理；张海波，医学博士，南京医科大学第一附属医院（江苏省人民医院）博士后，主要研
究方向为健康管理、卫生经济管理。

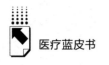
行医药、医保、医疗联动协同，降低了医疗成本并提高了运行效率。在制度层面实现了政府卫生管理的创新突破，在实践层面取得医改的突出效果，为在医药卫生体制改革过程中明确政府责任、发挥政府主导作用提供重要参考。

关键词： 医改　政府管理　办医责任

中国医药卫生体制改革是关系亿万人民健康和福祉的重大民生问题，政府负有责无旁贷的管理责任。政府管理是指政府以管理者角色参与国家事务治理的过程，由政府职能和政府工具融合构成（卓越、李富贵，2018），具体回答"政府作用是什么"、"政府应该做什么"以及"政府如何做到"三大基本问题（世界银行，1997），以实现对市场不足的弥补、发展环境的引导和监管体系的保护。在医药卫生领域，医改的本质是涉及医疗、医药、医保等多领域的综合性改革，单凭医疗行业自身难以摆脱桎梏，需要发挥政府主导作用，整合各方面的力量，调动各方面的积极性，科学设计改革路线、改革方案、改革措施。

党的十九大以来，党和国家高度重视和关注人民群众的身体健康，把人民健康放在优先发展的战略地位。2016年《国务院深化医药卫生体制改革领导小组关于进一步推广深化医药卫生体制改革经验的若干意见》中要求，建立健全基本医疗卫生制度、医疗保障制度和优质高效的医疗卫生服务体系，为人民群众提供全方位全周期健康服务成为重要战略目标。基本医疗、基本公共卫生都是公共产品，保证其供给的公益性和可持续性是推动"健康中国"战略实施的重要基础。三明市通过理论反思，基于医药卫生的公益属性和国家卫生治理的主体责任，推进政府医药管理体制改革，落实政府办医责任，明确具体的建设、保障、管理和监督责任，实现医药卫生体系公益属性回归，形成强大的国家卫生治理能力，更好地满足人民群众的健康需求，推动健康中国建设。

一　政府承担办医责任的理论基础

（一）公共产品理论：政府承担办医的建设保障责任

2019 年，《中共中央关于坚持和完善中国特色社会主义制度　推进国家治理体系和治理能力现代化若干重大问题的决定》中要求，中国特色社会主义制度是政治经济学的伟大实践和创新，社会主义制度的发展以保障和改善民生为重点。医疗、社保、教育和就业作为主要民生类公共产品，如何有效保障其稳定发展和公平分配，将直接关系到人民群众的获得感、公平感和幸福感的提升。公共产品理论作为新政治经济学的重要组成部分，已逐渐成为界定政府职能范围的重要理论，广泛地应用于处理政府和市场关系、转变政府职能等领域。公益性和福利性是我国医疗卫生行业基本属性，根据公共产品理论对产品的分类（见图 1），在医疗卫生领域中如疾病防控、健康教育、救灾救护等均具有非排他性，属于公共产品或准公共产品，政府具有负责提供公共产品的责任，并通过政策制定保障医疗卫生行业相关产品的非排

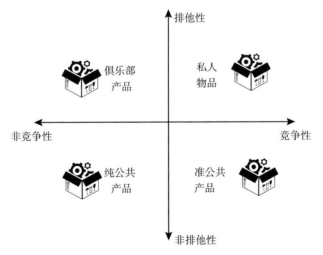

图 1　公共产品理论的产品分类

资料来源：程浩和管磊（2002）。

他性和非竞争性。公立医院是我国医疗服务体系的主体，强调以人民健康为中心、以公益性和社会责任为导向、以医疗质量安全和运营效率为核心、以提高健康水平和促进医学发展为目标。公立医院的本质是公共产品，因此政府需要承担办医的建设责任。

（二）委托代理理论：政府承担办医的管理责任

医药卫生体制改革是社会不同利益群体之间的博弈互动，政府作为人民的政府，是人民利益的天然代表，"维护人民利益、为人民服务"是政府工作的出发点和落脚点。随着现代社会分工的精细化和专业化发展，委托代理关系延伸并广泛存在于各行各业。委托代理理论作为国家治理和社会治理的重要分析框架，主要研究在信息不对称环境下，不同利益群体博弈过程中，委托人如何设计最优契约合同来激励代理人（陈文美、李春根，2021）。我国的医疗卫生体系的委托代理具有多层次、多任务的特点。譬如，在公立医院体系（见图2）中，第一，在政府与人民（患者）之间，人民是委托人，政府是代理人，政府应维护人民的健康权益；第二，在政府与公立医院之间，政府是委托人，公立医院是代理人，政府委托公立医院提供社会基本健康服务；第三，在医患关系中，患者是委托人，医生是代理人，患者委托医生为其进行救治；第四，公立医院所有的职能都是由医务人员来完成的，形成公立医院与医务人员之间的委托代理关系；第五，政府通过医院领导对医院进行专业管理，医院领导则通过各职能部门的医务人员落实医院实际管理。总之，2021年《国务院办公厅关于推动公立医院高质量发展的意见》中要求，政府作为连接各利益群体的枢纽，应该充分发挥政府主导作用，建立健全现代医院管理制度。

（三）公共价值理论：政府承担办医的监督责任

政府管理以创造公共价值为目标（Moore，1995），一方面，政府拥有公共权力，具备创造公共价值的条件；另一方面，政府应回应和满足人民群众现实需求，肩负创造公共价值的使命。医疗卫生领域的公共价值表现为医

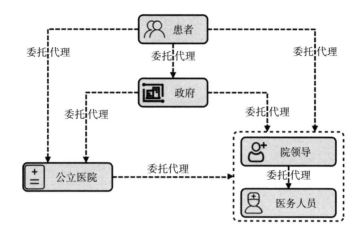

图 2　医疗卫生体系的多层委托代理关系

资料来源：张菁和熊季霞（2017）。

疗规范的公益导向、医疗资源的公共效用和医疗服务的公共表达三个方面，三者相互统一。人民群众将医保基金交给政府管理，政府有责任管好并使其发挥最大的效益。第一，政府应充分利用公共财政提供公共医疗服务来满足人民群众健康需求，为防止公共权力在医疗机构内部发生蜕变，需要法律、制度对其进行规范和监督。第二，医疗卫生的公共产品属性决定了其公共价值创造的客观基础，而医疗行业自身的市场行为必然与追求公共价值产生冲突，需要建立健全综合监管制度，既需要政府通过绩效管理的工具理性保证效率，又需要综合价值理性平衡社会效益。

二　政府卫生管理体制的现状与问题

（一）政府卫生管理的现状

1.医疗卫生管理体系

2009 年，中共中央、国务院公布《关于深化医药卫生体制改革的意见》，这标志着我国医疗卫生制度建设进入新阶段。2020 年，《基本医疗卫

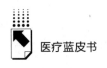
生与健康促进法》正式实施更是从法律层面进一步明确了我国的医疗卫生管理体系，主要包含公共卫生服务体系、医疗服务体系、医疗保障体系和药品供应保障体系（见图3）。

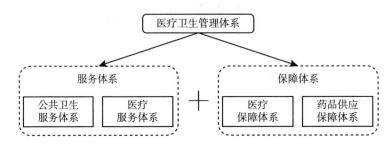

图3 我国医疗卫生管理体系

资料来源：《基本医疗卫生与健康促进法》，2019。

2.医疗资源状况

2020年，全国共有医疗卫生机构102.3万家，包含3.5万家医院、97.0万家基层医疗卫生机构以及1.4万家专业公共卫生机构。同年，全国医疗卫生机构共有910.1万张床位，其中医院有713.1万张床位，基层医疗卫生机构有164.9万张床位，专业公共卫生机构有29.6万张床位。2018~2020年具体变化详见表1。

表1 2018~2020年全国医疗卫生机构与床位数详情

单位：万家，万张

机构类别	机构数			床位数		
	2018年	2019年	2020年	2018年	2019年	2020年
总计	99.7	100.8	102.3	84.0	880.7	910.1
医院	3.3	3.4	3.5	651.8	686.7	713.1
公立医院	1.2	1.2	1.2	480.2	497.6	509.1
民营医院	2.1	2.2	2.4	171.6	189.1	204.1
基层医疗卫生机构	94.4	95.4	97.0	158.4	163.1	164.9
社区卫生服务中心（站）	3.5	3.5	3.5	23.1	23.7	23.8
乡镇卫生院	3.6	3.6	3.6	133.3	137.0	139.0
村卫生室	62.2	61.6	60.9	—	—	—
门诊所（医务室）	25.0	24.1	26.0	—	—	0.1

机构类别	机构数			床位数		
	2018 年	2019 年	2020 年	2018 年	2019 年	2020 年
专业公共卫生机构	1.8	1.6	1.4	27.4	28.5	29.6
疾病预防控制中心	0.3	0.3	0.3	—	—	—
专科疾病防治机构	0.1	0.1	0.1	4.1	4.1	4.2
妇幼保健机构	0.3	0.3	0.3	23.3	24.3	25.3
卫生监督所（中心）	0.3	0.3	0.3	—	—	—
其他机构	0.2	0.3	0.3	2.6	2.4	2.4

注：—代表未纳入统计。

资料来源：《中国卫生健康统计年鉴》（2019~2020 年）。

2020 年，全国共有卫生人员 1347.5 万人，具体包含 1067.8 万卫生技术人员、79.1 万乡村医生和卫生员、53.0 万其他技术人员、56.1 万管理人员以及 91.1 万工勤技能人员等。同年，每千人口执业（助理）医师 2.90 人，每千人口注册护士 3.34 人；每万人口全科医生 2.90 人，每万人口专业公共卫生机构人员 6.56 人。2018~2020 年具体变化详见表 2。

表 2　2018~2020 年全国卫生人员详情

单位：万人

指标	2018 年	2019 年	2020 年
总计	1230.0	1292.8	1347.5
卫生技术人员	953.9	1015.4	1067.8
执业（助理）医师	360.7	386.7	408.6
注册护士	409.9	444.5	470.9
药师（士）	46.8	48.3	49.7
技师（士）	34.3	53.6	56.1
乡村医生和卫生员	90.7	84.2	79.1
其他技术人员	47.7	50.4	53.0
管理人员	52.9	54.4	56.1
工勤技能人员	85.8	88.4	91.1
每千人口执业（助理）医师（人）	2.59	2.77	2.90
每万人口全科医生（人）	2.22	2.61	2.90
每千人口注册护士（人）	2.74	3.18	3.34
每万人口专业公共卫生机构人员（人）	6.34	6.41	6.56

资料来源：《中国卫生健康统计年鉴》（2019~2020 年）。

3. 医保运行状况

2020~2021 年,全国基本医疗保险覆盖率稳定在 95% 以上,总体参保人数由 136100 万人增长至 136424 万人,其中职工基本医保人数由 34423 万人增长至 35422 万人;城乡居民基本医保人数由 101677 万人增长至 101002 万人。全国基本医疗保险基金收支情况相对平稳。2021 年,基金总收入达 28710.28 亿元,总支出达 24011.09 亿元,累积结余 36121.54 亿元。在收入方面,职工基本医保基金收入 18968.03 亿元,城乡居民基本医保基金收入 9742.25 亿元;在支出方面,职工基本医保基金支出 14863.02 亿元,城乡居民基本医保基金支出 9148.07 亿元。2020~2021 年全国医保参保与基金收支情况见表 3。

表 3　2020~2021 年全国医保参保与基金收支情况

单位: 万人, 亿元

类型	参保人数		医疗保险基金收入		医疗保险基金支出		医疗保险基金累积结余	
	2020 年	2021 年	2020 年	2021 年	2020 年	2021 年	2020 年	2021 年
总计	136100	136424	24638.62	28710.28	20949.26	24011.09	31373.39	36121.54
职工	34423	35422	15624.61	18968.03	12833.99	14863.02	25323.51	29409.24
城乡居民	101677	101002	9014.01	9742.25	8115.27	9148.07	6049.88	6712.30

资料来源:《全国医疗保障事业发展统计公报》(2020~2021 年)。

4. 卫生政策现状

2011~2021 年中央政府相关部门围绕医药卫生体制改革公开出台政策文件共计约 2052 份(见图 4),部门规章 1835 项、行业法规 108 项、法律 35 项。政策主要来源于国务院及其下属各部门,具体而言:国家卫生健康委员会 797 项、财政部 99 项、国家医疗保障局 91 项、国家发展和改革委员会 90 项、国务院办公厅 59 项等。政策主题主要围绕"医疗保障""政府采购""价格调控""医院薪酬制度""评估监督"等。

(二)政府卫生管理体制存在的主要问题

习近平总书记强调,人民健康是社会主义现代化的重要标志,医药卫生

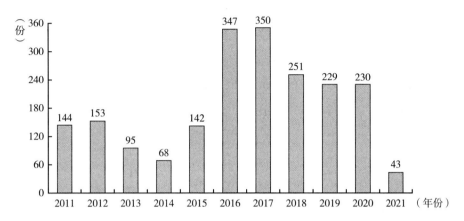

图4　2011~2021年中央关于医药卫生体制改革的相关政策

资料来源：北大法宝、中国知网、中央人民政府各部门官网。

体制改革应充分体现人民至上的理念，应持续深化医改、均衡布局优质医疗资源、改善基层基础设施条件、为人民健康提供可靠保障（申少铁、刘晓宇，2021）。从医药卫生体制改革的目标和政府的职能定位角度看，我国政府卫生管理体制主要存在三个方面的问题。

1. **政府管理主体观念不强**

在医疗卫生管理领域，传统的政府管理模式强调自上而下式的政策执行，基层政府在观念和态度上缺乏主动性，难以有效回应自下而上的多元主体利益诉求，导致政府对医疗卫生体系的管理"重形式、轻实效"。一方面表现为政府管理形式的消极状态，存在对社会诉求回应率低、回应迟缓、有效性不足和选择性回应等问题，服务意识不强。另一方面表现为政府管理的强路径依赖性，政府作为社会管理主体受到政治体制、社会条件、历史条件、民族文化以及生产生活方式等多重因素的影响，政府人员特别是领导干部和具体管理实施者难以理解"医改"的真正含义，缺乏主动管理的明确愿景，习惯于采用原有的方式开展管理，革新意识不足。

2. **政府职能配置有待优化**

政府卫生管理是以政府职能配置为基础、以权力运行为主线的制度设

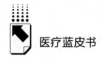
计。早期我国政府卫生管理注重稳定和控制，而随着社会经济的发展和国家治理体系的完善，注重系统性、整体性和协同性成为新时代的必然要求。医药卫生体制改革涉及不同利益群体间的博弈，需要多政府部门的统一协调，以实现对多元主体利益诉求的平衡。而在实际过程中，由于政府具有职能分工化、权力等级化、管理程序化等特点，在医药卫生体制改革过程中存在政府职能配置的责权利不均衡问题，增加了改革的复杂性。一是卫生管理职能部门之间管理目标存在差异，引发冲突、阻碍合作；二是政府本位思想强化了部门间权力追求，缺乏对社会现实问题的敏感性；三是政府各职能部门间缺乏协调机制，合作流程难以持续；四是各职能部门间存在信息对接问题，难以实现数据、信息、资料的共享及实时互动。

3.政策执行监督相对缺乏

政策目的的明确性、政策制定的连贯性和政策执行的协同性是政府高效管理的重要因素。在医疗卫生领域，政府既是产品提供者，也是人民代理人，更是市场监管者。而在实践中，政府的政策执行监督成为薄弱环节，主要表现在三个方面：（1）在医疗服务方面，政府对卫生医疗机构的监管手段有限，致使医疗资源浪费现象严重，医疗费用的增加过度；（2）在药品监管方面，政府在药品采购与价格信息监测上仍需要不断细化和完善，由于药品保障信息滞后性和不对称问题，药品价格虚高、生产流通秩序不规范、药品回扣和商业贿赂等现象仍然频发；（3）在医保基金使用方面，由于医保基金的监管体系不健全、准入管理粗放、评价标准不一、地区性差异等问题，医保基金长期存在使用效率不高、待遇公平性不足等问题。

三 政府卫生管理体制的问题成因

（一）政府责任定位不清

随着医药卫生体制改革迈入深水区，政府需要面对的医药管理问题日趋错综复杂，亟须政府转变职能认知、提升治理能力、规范公共权力、优化管理机制。而造成目前政府管理难以有效推行的成因是各级各地政府对自身的责任定位不清。一是改革责任不清。医药卫生体制改革作为世界性难题，面对体制本身暴露出的诸多问题，政府承担什么责任？在中国未来医改中，政府的改革责任不可或缺。二是保障责任不清。随着医疗卫生投入的逐年增长，政府"保障什么""谁来保障""如何保障"仍然定位不清、界限不明。例如，对公立医院投入政策尚未明确，财政补偿不到位和机构自负盈亏的双重因素，致使医院发展逐渐偏离公益性。三是管理责任不清。政府的卫生、财政、物价、人事、编制等部门都实际参与卫生管理，在实际医改过程中"管什么"、"谁来管"和"怎么管"等问题尚未明确，导致责权利失衡、管理混乱。四是监督责任不清。政府虽然在医疗、医保、药品等方面均形成了相应的监管制度或政策，但由于制度不协调、政策细度不够而缺乏可操作性，造成过程监督依据不足。

（二）医疗服务定位不清

医学本质是救死扶伤，医疗服务体系的定位和价值取向是保障人民健康。公立医院作为我国医疗服务的主体，随着市场化和商业化改革的推进，其自身公益性逐渐淡化。同时由于财政制度补偿机制不完善，政府难以从财政上为公立医院回归公益性质提供基础保障。加之公立医院区域发展失衡格局与省市间的政策差异，区域一体化的医疗体系建设尚未有效破局，致使公立医院的医疗定位和价值取向逐渐向医疗机构自身发展上偏移，注重医疗技术升级和医疗市场优化。改变医疗卫生领域过度市场化、商业化的问题并确保基本医疗服务回归公益性成为必然。

（三）医疗保障定位不清

为进一步完善医疗服务体系，增强人民群众健康获得感，需要不断提升医保治理能力和管理水平，发挥医疗保障兜底作用。而医疗保障定位问题成为限制其兜底作用发挥的重要因素，主要表现在三个方面。一是医保制度设计欠合理。目前医保政策分为城镇职工、城镇居民、农村农民三大类，缺乏统一规范的医保缴费和报销标准，削弱了基本医疗保障的公平性和有效性。

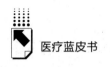

二是医保管理不统一。我国的职工医保、城市居民医保和新农合医保分属人社部门和卫生部门管理,部门间缺乏有机衔接,难以有效统筹和整合医保基金,影响了医保基金的使用效率。三是医保报销政策不完善。目前医保报销政策主要采取政策内、政策外的双轨制报销办法,加之各地医保政策执行、结算和监管流程的差异性,增加了不法分子的寻租空间,同时也为医院"创收"提供了空间。

四 三明改革政府医药卫生管理体制的做法

作为市场规律失灵的特殊民生领域——医疗医药具有高专业性、高技术性、高隐蔽性和高垄断性特征(成志刚、唐沙,2017)。三明市政府把准定位,基于医疗、医药、医保的公共产品属性,切实发挥政府主导作用、理清政府职责并承担政府责任。

(一)改革政府领导体制

三明市委、市政府贯彻落实《中共中央 国务院关于深化医药卫生体制改革的意见》。一是统一政府决策。将医药卫生、社会保障、社会救助等工作归口同一名副市长分管,以利于统筹协调,发挥合力,为全面推进医改创造条件。二是创造医改环境。以政府为主导,通过坚定的改革态度和鲜明的改革方针,顶住和排除来自各方面的阻力和干扰,创造三明市良好的医改环境。三是授权赋能领导。从组织和政策层面给予领导坚定支持,广泛调动各方面的积极因素,保证各项医改政策、措施的落实。

(二)改变行政管理体系

三明市将医药、医保、医疗等职能部门归口于医疗保障局管理,优化职能配置(见图5),将人事、业务、经费和干部任免等归口于县级卫计部门管理,实现人员编制、岗位设置、绩效考核管理、人员调配交流、补充招聘和激励保障"六统一",形成由一位市领导全权负责、全面统筹的医疗改革决策和推进机制。一是强化政府建设责任。一方面，对于符合区域卫生规划的医疗卫生机构，政府在基础建设、设备购置、重点学科发展以及公共卫生服务等方面给予财政投入和政策支持；另一方面，政府对 2012 年改革前债务进行审核和清理，将符合规定的债务按照级别交由地方政府统一管理，由各级政府偿付本息。二是明确政府管理责任。明确卫生行政部门的行业管理权限，引导各区域医疗机构科学规划布局，严禁公立医院举债建设，规范医疗机构的资产资金和设备使用，强化医疗质量和安全管理规范。三是落实政府保障责任。政府为公立医院的重点学科发展、人才培养、离退休人员费用、政策性亏损、公共卫生任务和紧急救治、援外、对口支援公共服务等提供资源和制度保障。四是细化政府监督责任。一方面各级政府将医改工作纳入绩效考核，促进政府责任机制构建，以保证各项政策顺利部署和落地；另一方面政府通过"健康三明"网站服务监督平台和医保在线监控审核系统公开"医药、医疗、医保"信息，在线监控和评估医改工作情况，以保证医改工作的有效性和医疗服务的规范性。

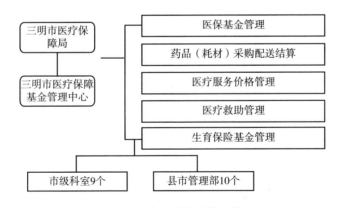

图 5　三明市医改行政管理体系

资料来源：三明市人民政府。

（三）重新制定管理制度

三明市政府为进一步建立健全现代医院管理制度和推动公立医院高质

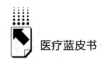
量发展，基于委托代理理论从薪酬体系方面改革公立医院人力资源管理制度。

一是实行医院院长双重管理。一方面，明确院长任职资格。另一方面，新任县级医院院长，须事先经市卫生局任职业务资格审查同意，当地党委才可对外宣布任职决定；当地党委意见与市卫生局不一致时，由市委组织部协调解决。此外，市卫生局根据掌握的情况，可向当地党委提出县级公立医院院长任免建议。通过对医院院长双重管理，从组织上保证全市公立医院改革的统一推进、医改政策的统一贯彻落实，保证全市统一诊疗区名副其实，保证医保基金政策步调一致。

二是实行院长年薪制。将院长从医院利益群体剥离，作为代理人替政府管好医院、看好医生。一方面，根据等级医院和管理难度核定差异化年薪：二乙医院 20 万元，二甲医院 25 万元，三乙医院 30 万元，三甲医院 35 万元。另一方面，院长薪酬发放由市医改领导小组进行考核，根据实际考核结果和薪酬标准兑现年薪。此外，将院长的年薪列入各级财政预算，由财政拨给卫生部门，再由卫生部门发给院长。平时按年薪的 70% 发放，年终根据考核结果多还少补。按档案工资计算的"五险一金"个人缴交部分，由医院代缴后向院长个人收取。

三是实行医务人员年薪制。通过年薪制让社会认可医务人员的社会地位和价值，吸引人才、留住人才、稳定医疗队伍。一方面，对县级及以上在职聘用的医生（技师）和临床药师试行年薪制，按照级别和岗位设定不同的目标年薪。另一方面，对护士、管理人员继续实行绩效工资制，将薪酬向一线倾斜、向能者倾斜，落实按劳分配、多劳多得的政策。

四是实行医院工资总额政策。医院通过实行工资总额政策，从制度设计层面保证其公益性，从操作层面保证公立医院改革平稳运行。一方面，科学合理地核定医院的工资总额（见公式4-1），在实行医生年薪制的同时，对工资总额政策进行调整。另一方面，加强对结余结转资金的分配、使用管理，医院结余的 90% 用于事业基金，5% 用于职工福利基金，5%用于奖励基金（见图6）。

医院当年工资总额 = 当年医务性收入① × 工资比例② × 院长当年考核分值③ ×

调节系数 1.4④

（公式 4 - 1）

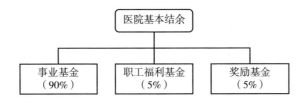

图6　医院基本结余分配使用

资料来源：三明市深化医药卫生体制改革领导小组办公室。

（四）加强医院运营监督

三明市建立了一套科学完整、切实可行的监管评价体系，通过综合考评和层层分解，以期在个体层面调动医务人员参与医改的自觉性、主动性和能动性并在组织层面提高医院科学化、精细化管理水平。（1）监督医务人员医疗服务行为。卫健行政部门利用信息化手段定期开展用药量排名分析、处方点评分析等，通过医保在线监控及时发现并纠正医疗服务过程

---

① 指医院当年收入不包括药品、耗材收入，也不包括检查化验收入，仅包括体现医务人员劳务量的诊察费、护理费、手术费、治疗费、床位费等收入。

② 该比例确定后保持不变。计算公式为2020年度工资总额 ÷ 2020年医务性收入。其中，2020年度工资总额按三个全口径确定：列支渠道全口径，包括从成本、奖励基金、福利基金、工会经费等渠道列支的工资；发放对象全口径，包括所有在职人员、在岗人员、返聘人员、外聘人员、临时人员、请长假人员等；时间全口径，包括2020年全年度，即扣除2020年发放的2019年度工资奖金，加上2021年发放的2020年度工资奖金。2020年医务性收入指不包括药品耗材收入、检查化验收入的医疗收入。

③ 指依据考核办法对院长进行考核的得分。

④ 院长的考核分值满分为100分，及格分为70分。考虑到院长的考核分值不可能是100分，同样的工作量（医务性收入）乘以院长考核分值后工资总额反而下降，所以要对工资总额进行调节，即以70分及格线为基准线进行调节，调节系数为100 ÷ 70 ≈ 1.4。

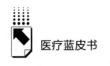

中的问题，规范医务人员医疗服务行为，提升医疗质量和安全。（2）监督医院财务核算、结余分配和运行结果。通过公立医院运行报表通报制度，严格执行工资总额考核制和全员目标年薪制。实行总会计师制度（詹积富，2021），聘任总会计师负责公立医院的财务成本、预算管理、核算监督等，提升医院财务精细化管理水平。同时优化医务人员职能配置，提高临床药师话语权，发挥临床药师在医疗服务过程中的监督和指导作用，提高合理用药水平。（3）监督政策落实情况。第一，全口径核定工资总额。工资总额一律计入医疗业务成本，绝不允许另外在福利基金、奖励基金中列支工资、奖金、福利等支出。列支渠道单一，便于财政、审计各监管部门核查。第二，实行院长负责制。将工资总额政策的落实情况纳入院长考核体系，如有违反政策情况，扣减院长考核分值，同时扣减院长年薪。第三，允许工资总额额度跨年度结转使用。只允许正向结转，不允许逆向调剂。

五 三明强化政府医药卫生管理责任实践成效

（一）医院收入增速放缓，运营结构日趋优化

在医院医药总收入方面，三明市全市 22 家县级及以上医院由 2011 年的 16.90 亿元增加至 2021 年的 33.26 亿元，年均增长 7.00%，其中医疗服务性收入占总收入的比重由 2011 年的 18.37%（收入 3.11 亿元）增加至 2021 年的 41.81%（收入 13.91 亿元）；药品耗材收入占总收入的比重由 2011 年的 60.08%（收入 10.15 亿元）下降到 2021 年的 32.27%（收入 10.73 亿元）；检查化验收入占总收入的比重相对稳定，由 2011 年的 21.55%（收入 3.64 亿元）增加至 2021 年的 25.92%（收入 8.62 亿元）（见表 4）。药品耗材费用的下降为调整医疗服务价格腾出了空间。

表 4　2011~2021 年三明市 22 家县级及以上公立医院医药总收入情况

单位：亿元，%

年度	医药总收入	医疗服务性收入	医疗服务性收入占比	药品耗材费用	药品耗材费用占比	检查化验收入	检查化验收入占比
2011	16.90	3.11	18.37	10.15	60.08	3.64	21.55
2012	18.90	4.49	23.75	9.18	48.55	5.24	27.70
2013	20.09	6.48	32.27	7.69	38.28	5.92	29.45
2014	22.29	7.71	34.57	8.23	36.93	6.35	28.50
2015	23.62	8.85	37.46	8.32	35.22	6.45	27.32
2016	25.93	10.35	39.92	8.6	33.16	6.98	26.92
2017	27.43	11.16	40.69	8.96	32.65	7.31	26.66
2018	30.22	12.71	42.05	10.02	33.15	7.49	24.80
2019	32.8	13.31	40.59	11.02	33.61	8.46	25.80
2020	31.46	13.04	41.46	10.23	32.51	8.19	26.03
2021	33.26	13.91	41.81	10.73	32.27	8.62	25.92

资料来源：三明市卫生健康委。

（二）医保基金扭亏为盈，医保政策平稳运行

在医保基金收支方面，三明市率先将原分属于人社部门、卫生部门的 24 个医保基金经办机构整合组建成市医管中心。并在各县（市）设立市中心垂直管理的管理部，由此保证医改政策统一执行落实。在 2011 年医保基金亏损达 2.08 亿元和面临职工赡养比逐年加重的背景下（职工赡养比由 2011 年的 2.01∶1 下降至 2020 年的 1.46∶1，见图 7），不断加强对医保基金运行管控，有效扭转了医保基金亏损状态，连续 9 年保持盈余。

在政策运行方面，三明市面向医疗机构建立"超支自负、结余留用"机制，将医保基金按参保对象数量年度统一支付给各总医院（医联体）。全市 22 家县级及以上医院自 2014 年开始已连续 8 年保持盈余。其中，2014 年结余 1.2 亿元，2015 年结余 0.79 亿元，2016 年结余 1.54 亿元，2017 年结余 1.07 亿元，2018 年结余 1.8 亿元，2019 年结余 2.36 亿元，

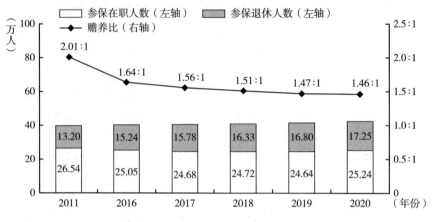

图7　三明市医保参与人员及其赡养比

资料来源：三明市医疗保障局。

2020 年结余 2.65 亿元，2021 年结余 2.69 亿元，累计结余 14.1 亿元。同时，从 2017 年开始，医保基金结余打包奖励给各健康管护组织（总医院），累计 13.58 亿元。连同医院累计结余的 14.1 亿元，累计结余 27.68 亿元。

（三）医务人员收入提高，岗位吸引力明显增强

在医院整体层面，医改后三明市公立医院工资总额增加 3.08 倍，由 2011 年的 3.82 亿元提高至 2020 年的 15.57 亿元。在医务人员层面，在岗医务人员的平均年薪由 2011 年的 4.22 万元提高至 2020 年的 13.37 万元，其中医师岗位年均收入由 5.65 万元提高到 16.93 万元，技师岗位年均收入由 4.66 万元提高到 13.34 万元，药师岗位年均收入由 3.80 万元提高到 10.44 万元，护士岗位年均收入由 3.93 万元提高到 10.67 万元（见图 8）。

在领导管理层面，2016~2020 年三明市公立医院院长平均年薪从 29.32 万元上涨至 41.43 万元，最高年薪 55.04 万元；总会计师的平均年薪从 14.13 万元上涨至 22.82 万元，最高年薪 33.56 万元（见表 5）。

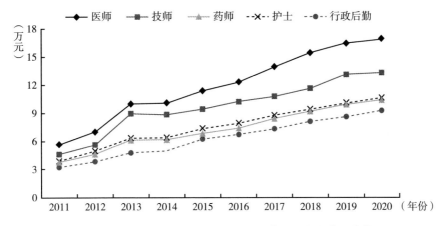

图 8　2011~2020 年三明市公立医院各类职工人均收入变化

资料来源：三明市深化医药卫生体制改革领导小组办公室。

表 5　2016~2020 年三明市公立医院院长和总会计师薪酬收入情况

单位：万元

医院	2016 年		2017 年		2018 年		2019 年		2020 年	
	院长年薪	总会计师年薪	院长年新	总会计师年薪	院长年薪	总会计师年薪	院长年薪	总会计师年薪	院长年薪	总会计师年薪
市第一医院	42.42	22.90	50.28	23.93	50.54	26.07	53.46	27.43	55.04	33.56
市第二医院	36.33	18.36	42.33	18.85	41.26	20.19	44.19	21.44	46.39	26.31
市中西医结合医院	35.07	17.56	42.00	18.33	33.23	20.2	45.78	21.51	49.12	27.27
市第五医院	27.20	13.46	34.79	13.96	33.27	14.49	与市第一医院合并		与市第一医院合并	
永安市立医院	29.23	13.19	34.55	13.52	34.06	14.75	与市第二医院合并		与市第二医院合并	

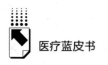

续表

医院	2016 年		2017 年		2018 年		2019 年		2020 年	
	院长年薪	总会计师年薪	院长年薪	总会计师年薪	院长年薪	总会计师年薪	院长年薪	总会计师年薪	院长年薪	总会计师年薪
大田县医院	28.73	12.86	33.92	13.56	33.01	14.35	36.37	—	36.72	—
大田县中医院	27.33	12.50	29.72	13.89	—	14.15				
明溪县医院	26.11	12.62	34.44	13.87	33.05	14.65	35.01	15.42	36.92	19.42
明溪县中医院	27.17	—	28.93	—	27.85	—				
清流县医院	28.42	13.02	34.05	14.04	33.58	14.50	36.77	15.81	38.23	19.96
清流县中医院	27.89	13.05	28.15	—	28.47	—				
宁化县医院	28.93	13.03	33.92	13.86	29.87	14.40	36.96	15.82	38.71	20.00
宁化县中医院	26.67	13.18	29.01	13.21	28.26	14.05				
沙县医院	28.92	13.03	33.77	13.76	33.95	14.89	37.05	15.96	38.67	20.24
沙县中医院	27.80	12.71	29.83	13.67	29.11	14.38				
尤溪县医院	27.65	13.02	35.41	13.75	34.15	15.02	54.10	21.49	44.40	25.48
尤溪县中医院	28.80	12.84	29.85	13.69	29.72	15.02				
将乐县医院	28.93	12.92	36.91	14.28	31.66	14.94	37.59	16.32	38.51	20.06
将乐县中医院	27.68		28.93		29.15					
泰宁县医院	28.13	—	33.10	—	28.28	14.25	36.38	15.78	38.64	20.06
泰宁县中医院	27.53	—	28.79	—	29.56	—				

医院	2016 年		2017 年		2018 年		2019 年		2020 年	
	院长年薪	总会计师年薪	院长年薪	总会计师年薪	院长年薪	总会计师年薪	院长年薪	总会计师年薪	院长年薪	总会计师年薪
建宁县医院	28.08	—	32.66	12.43	28.97	13.38	33.44	14.44	35.82	18.68
合　计	645.02	240.25	745.34	252.60	681.00	283.68	487.10	201.42	497.17	251.04

注：—表示当年医院未设置该岗位。

资料来源：三明市深化医药卫生体制改革领导小组办公室。

（四）医疗成本有效控制，人民健康获得感显著提升

1. 报销比例持续提升，门诊和住院费用有效控制

2020 年三明市有 263 万参保对象，人均医疗费用（包括三明市内、外发生的医疗费用）从 2019 年的 1734 元下降到 2020 年的 1678 元，医疗总费用仅为 41 亿元，其中三明市内 31 亿元，三明市外（福州、上海、北京、广州、深圳等）10 亿元，三明市的人均医疗费用水平约为全国的 50%。三明对全市各医保定点医疗卫生机构的门诊费用进行统一管控，公立医院门诊次均费用呈逐年缓慢增长趋势，低于同期全国和全省水平。其中城市三级医院门诊次均费用由 2011 年的 154.26 元增长至 2020 年的 212.20 元，年均增长率为 3.61%（见图 9）。

2011~2021 年，三明市 22 家公立医院城镇职工住院次均费用缓慢增长，由改革前 2011 年的 6553 元下降至 2016 年的 5344 元，随后增长为 2021 年的 8851 元，年均增速仅 3.05%，低于全国和全省居民可支配收入增长率。个人自付费用从 2011 年的 1818 元增长至 2021 年的 2131 元，报销比例由 72.26% 提高到 75.08%。城乡居民医保住院次均费用增加了 71.6%；个人自付费用从 2011 年的 2194 元增长至 2021 年的 2273 元，报销比例由 46.25% 提高到 67.54%（见图 10）。

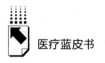

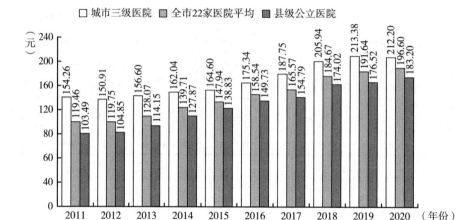

图9　2011~2020年三明市公立医院门诊次均费用情况

资料来源：三明市卫生健康委。

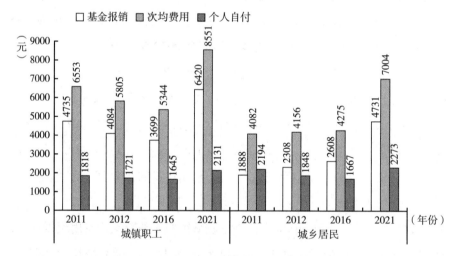

图10　三明市22家县级及以上公立医院城镇职工、
城乡居民医保住院次均费用情况

资料来源：三明市卫生健康委。

2. 医疗服务数量增加，医疗质量稳中向好

2011~2021年，三明市门急诊服务量整体呈稳定上升趋势。其中公立医院门急诊人次除2020年由于疫情因素略有下滑外，已从2011年的454.6万人次增长至 2021 年的 699.9 万人次，升幅 53.96%。基层医疗卫生机构门急诊人次数持续上升，由 2011 年的 157.5 万人次增长至 2021 年的 522.6 万人次，升幅 231.81%。同时基层医疗卫生机构与公立医院的门急诊人次差距逐渐缩小，数量由 2011 年的 297.1 万人次缩小至 2021 年的 177.3 万人次，比例由 1∶2.89 缩小至 1∶1.34（见图 11）。

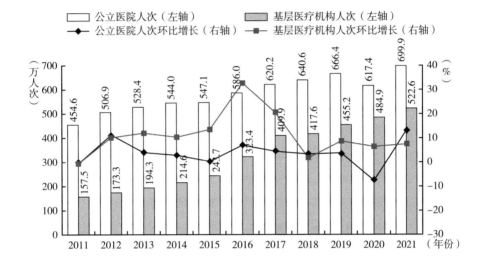

图 11　2011～2021 年三明市门急诊医疗服务量变化

注：公立医院含永安市第六医院、台江医院和原梅列区医院。
资料来源：三明市卫生健康委。

2011～2021 年，三明市公立医院入院服务量相对平稳，由 2011 年的 23.8 万人次增长至 2021 年的 28.4 万人次，升幅 19.28%，且 2011～2014 年增长速度较快，2014～2019 年增长放缓。基层医疗卫生机构入院人次数持续下降，由 2011 年的 19.4 万人次下降至 2021 年的 7.4 万人次，降幅 61.71%。基层医疗卫生机构与公立医院的入院人次差距逐渐扩大，数量由 2011 年的 4.4 万人次扩大至 2021 年的 21.0 万人次，比例由 1∶1.23 扩大至 1∶3.84（见图 12）。

2020 年，三明市在医疗服务方面的新技术、新项目有 234 项；在建的

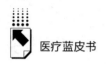
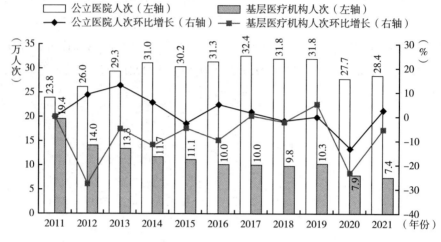

图12　2011~2021年三明市入院医疗服务量变化

注：公立医院含永安市第六医院、台江医院和原梅列区医院。

资料来源：三明市卫生健康委。

重点专科数（含院内重点专科）有90项；2018年，已实现了辖区内所有医院重症监护病房（ICU）设置全覆盖。在医疗质量方面，患者住院总死亡率从2011年的0.46%下降至2020年的0.03%；手术患者总住院死亡率从2011年的0.17%下降至2020年的0.01%；急危重症患者抢救成功率从2011年的91.98%上升至2020年的96.88%；Ⅲ、Ⅳ级手术例数从2014年的14116台上升至2020年的37089台。

参考文献

1. 陈文美、李春根：《我国社会救助支出责任划分：理论依据、现实问题与优化路径》，《社会保障研究》2021年第3期。

2. 成志刚、唐沙：《我国医疗服务供给侧改革的场景与路径》，《湘潭大学学报（哲学社会科学版）》2017年第4期。

3. 程浩、管磊：《对公共产品理论的认识》，《河北经贸大学学报》2002年第6期。

4. 申少铁、刘晓宇：《从"以治病为中心"到"以健康中心"——三明医改在前行》，

《人民日报》2021 年 7 月 11 日。

5. 世界银行：《1997 年世界发展报告：变革世界中的政府》，中国财政经济出版社，1997。

6. 詹积富：《以人民至上的理念推进公立医院改革——以三明医改为例》，《行政管理改革》2021 年第 12 期。

7. 张菁、熊季霞：《基于委托代理理论的公立医院公益性淡化问题分析》，《医学争鸣》2017 年第 8 期。

8. 卓越、李富贵：《政府工具新探》，《中国行政管理》2018 年第 1 期。

9. Moore，M. H.，*Creating Public Value*：*Strategic Management in Government*（MA：Harvard University Press，1995）。

B.7
医药管理体制改革：切断灰色利益驱动链条

农 圣[*]

摘 要： 在先天人口和社会经济条件不佳的情况下，三明市也面临着全国普遍存在的医药市场"药品乱象"。三明医改小组面对改革的紧迫性、考虑到改革的策略性，决定以"治混乱、堵浪费"开路，"建章程、立制度"以实现"以人民健康为中心"。其医药改革大幅抑制了医药费用上涨，以"腾笼换鸟"的方式实现了"供需保"三方共赢，使居民就医负担大幅减轻，医保基金运行更加安全。三明药改的启示在于，必须有超越固有系统的外在领导力和推动力，获得足够的行政权威和管理资源，才能推动与执行改革。否则，三明医改也会和全国许多地方的公立医院改革一样，只能继续停留在学术讨论层面，而不会发生实质性的现实变革。在清晰明确的改革目标指引下，三明每一步改革措施都有领导支持、同行理解、着力执行，才逐一击破旧利益链条上的阻力点，使药改成为全国典范。

关键词： 以药养医 建章立制 阳光采购 策略性

---

* 农圣，北京大学医学博士，广西右江民族医学院教授，卫生管理与政策学科带头人，硕士生导师，中国卫生经济学会医疗保险专业委员会委员，马来西亚玛莎大学博士生导师，主要研究方向为医疗服务体系改革和分级诊疗。

一　医药管理体制改革的理论基础

药物是人类用以同疾病做斗争的一大类重要武器。它不是一般商品，而是关系民生的特殊商品。药品不是由患者主动消费，而是由医生指导消费。药物这种特殊属性决定了药品生产具有一定的社会公益性质。

（一）公共产品理论

公共产品理论为三明医改提供了合理性依据。公共产品是指使用上具有非竞争性或受益上具有非排他性的产品。其判定条件，一是效用的不可分割性，私人产品是谁付款谁受益，公共产品是不可分割的，例如国防、外交和治安；二是消费的非竞争性，私人产品是谁占有谁受益，排斥他人的使用，公共产品则是不能排除他人的消费，或排除他人的技术和成本很高；三是受益的非排他性，公共产品新增消费者不需增加供给成本，也不会影响其他人同时享用该公共产品的数量和质量（秦才欣等，2021）。由于具有以上特性，公共产品如果由私人提供，就会产生"一人付费，所有人消费"的"搭便车"行为，结果就是谁也不想付费，导致具有正外部性的公共产品供给不足；或者所有人都不珍惜甚至滥用公共资源，导致"公地悲剧"（罗雪燕等，2022）。

如果从公共产品的三个判定条件去看医院售出的药品，似乎并不具备公共产品的特征。因为药品只能用于患者自身，其他人并不能使用，具有明显的可分割、排他和竞争性的私人产品特征。但当药品费用的报销必须使用公共医保基金时，药品就具备了准公共产品的性质。在我国应保尽保的情况下，医生开具的医保目录用药具有不可分割性、非排他和竞争性小等特征：统筹账户是所有参保人共同使用的，并不能分割开让患者单独使用，而统筹账户并不会排斥其他参保人的使用，增加一个参保人也不会使其他人更难使用。因此，医保用药是容易发生"公地悲剧"的公共产品，即医生有可能利用处方权增加不合理的经济收益，患者也有可能多开滥用药物而不知节约（薛天祺等，2022；赵宜乐等，2022）。即使不是医保处方药，医生开具的

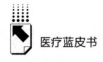

药方也会影响大多数人的身心健康和切身利益，具有显著的外部效应。一方面，医保用药会耗用社会医疗保险基金的统筹账户，事关医保基金安全运行；另一方面，药价虚高和药品滥用会推高不合理医药费用的急速增长，腐败现象则会破坏医疗卫生行业的形象、损害政府公信力；这两个性质使药品具有公共产品性质，政府部门必须审慎严格地监管医院药品的使用，承担治理的职责，这成为三明医改以药改为突破口的理论依据（蒋雨彤、谈在祥，2022）。

（二）信息不对称理论

解决信息不对称问题是三明药改的创新之一。信息不对称原先是指在市场交易中，卖方对自己生产或提供的产品拥有更多的质量和成本信息，买方拥有较少信息，因此卖方可以凭借信息优势获得商品价值以外的报酬。在医患关系中存在严重的信息不对称问题：患者将自己的身体权和生存权委托给医务人员，由后者使用专业知识和技能帮助诊疗病伤、恢复健康（邓晓欣、姚中进，2022）。由于医学专业知识的复杂性和患者的个体差异性，患者对于使用什么样的医疗服务、使用多少、效果如何几乎是一无所知的，只能期望医生出于病人健康和经济利益考虑来提供性价比最佳的治疗方案。然而，如果医生的利益与病人的利益由于某种制度或规则设计得不合理而存在冲突，即存在"激励不相容"的情况，病人对医生的信任感可能会被滥用，医生为增加自身利益而不惜损害患者的利益。为了解决信息不对称的问题，必须增加对委托人的事前资质和品德审查、事中监督、事后评估惩罚等交易成本，这些成本是患者没有办法做到的，因此政府部门必须介入医患双方的交易关系之中，以行政直接干预或制度激励的方式降低信息不对称，预防医疗领域腐败，维护患者的利益（孙阳，2022）。

（三）价格理论

通过根本性的制度设计，三明市重新整顿了医药销售市场，使药品价格回归合理，并成为国家样本。在微观经济学中，任何商品的价格都由商品的

"需求"和"供给"两个方面共同决定（符青林，2022）。在其他条件不变的情况下，商品的价格升高，会吸引更多供方涌入市场增加供给量，成本控制不佳、质量差的供方会被淘汰，需求量因高价下降，因低价而上升，市场的均衡就是通过这个既定价格的变动，使愿意供给的量和愿意购买的量在同一价格下实现均衡。在完全竞争市场中，价格起到了显示需方需求、提示供方供给的作用，能够以最小的成本实现市场配置资源的作用。价格机制作为核心，是市场进行资源配置的信号和工具，也是构成整个微观经济学的基础（见图1）。

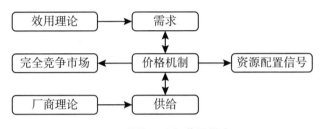

图 1 价格理论与药品供应

医药卫生市场并不是完全竞争市场，在取消药品加成政策之前，在中国的医药市场并不适用，甚至出现了某些药品价格越高而需求量越大、价格越低而需求量越小的"反价格理论"现象。在制度设计不良的情况下，医院或医务人员为了10%的收益，可能要群众和医保基金付出100%的代价，患者和医保不得不为脱离真实价值的昂贵药品买单，加重了老百姓的看病就医负担和医保基金的安全风险。三明医改的一个重要成果，就是为市场机制发挥作用从根本上改良了制度设计，使医院药品采购和销售恢复了合理正常的市场秩序（刘文生，2022a）。

（四）集中采购理论

在一系列配套性改革完成后，重塑药品集中带量采购制度，是三明医改对我国医改做出的最大制度性贡献之一，集中带量采购目前已经成为国家医疗保障局治理医院药品耗材市场的必然趋势。集中采购是指采购中将集中采购目录内的货物、产品和服务集中进行单一购买方的采购，其目的是通过大

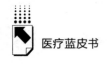

买家、大批量的优势设置统一的质量标准，鼓励卖家通过价格竞争压低售价使买家获益。集中采购的优势是数量优势、降低采购和运输成本、形成供应基地等。但是，如果采购不带数量，且采购制度与药品销售制度在利益取向上存在激励不相容的情况，采购制度其固有的缺点也会被放大：它容易受外来因素的干扰，如利益相关方、上级领导推荐等可能会使不合格的产品中标；采购主管部门有时会诱致性地推荐投标单位，致使更优秀的单位被瞒报；不带量的采购会使厂家"中标而不产"或"中标而不供"，集中采购流于形式，甚至出现高价药中标的情况。集中采购有利有弊，但如果不理顺"药卖得越多、越贵，医院和医生收益越高，患者负担越重，医保风险越高"的利益链条，好的制度也将被异化，变成一部分人获取私利的工具（王春晓、岳经纶，2021）。

在改革之初，福建省三明医改的"操刀手"也许并不精通公共产品理论、信息不对称理论或价格理论，但三明市医改的方方面面无不蕴含了这些理论的精髓。三明药改最关键的是从源头和根本上破除了以药补医机制，通过"治混乱、堵浪费"遏制医药费用过快增长，解决了眼前问题；通过"建章程、立制度"使医生和医院行为回归医学本质，解决了激励问题；最后通过"治未病、大健康"使医药、医疗和医保以医共体为载体，形成保护居民健康的同向激励，着眼于未来长远问题（熊建等，2022）。

二 三明医药管理体制、医药市场现状、存在的问题

在福建省 9 个地级市中，三明市的 GDP 常年处于倒数第二或倒数第三的位置。三明市既是一个老工业城市，又是一个经济不太发达的山区城市。城市"未富先老"的特征明显，退休人员比重颇高。2011 年，三明市城镇职工赡养比为 2.06∶1，到 2017 年，已变为 1.57∶1，1.57 个在职职工就需要赡养一位退休人员，远低于福建全省平均水平 3.2∶1（詹积富，2018b）。

在先天人口和社会经济条件不佳的情况下，三明市也面临着全国普遍存

在的医药市场"药品乱象"：有些药品出厂价并不高，经过层层转手到医院的中标价却高了几十甚至上百倍；有些廉价有效的药物，厂家根本就不生产，或者中标了却经常断货断供；有些特别昂贵但疗效不确切的药物，却成为医生处方的常客，几乎每张处方都要开一些，否则就好像显得处方"没水平"；有些药品纯粹是改变包装的剂量、数量和规格，换个名字，摇身一变就成了高价"新药"；有些医药代表成为比医务人员亲属还要更亲密的人，成为医生衣食住行全方位的管家，只为了某个药品能出现在医院的处方系统中。但是，这些错综复杂的"药品乱象"是以医药费用的连年急剧增长为代价的，牵一发而动全身，带来的是患者的不堪重负和医保基金支出风险。

短短数年间，三明市医药费用以 3~4 倍的速度增加，与此同时医保基金筹资额和经济发展速度明显赶不上医药负担的增长。2010 年，三明市城镇职工医保基金亏损 1.4 亿多元，2011 年亏损了 2.08 亿元，占全市当年本级财政支出的 15%。同时，城镇职工医保基金还欠付全市 22 家公立医院医药费用 1700 多万元（詹积富，2018a）。

基金亏损的现象越发严重，老百姓的负担越来越重，长此以往必然会造成更严重的基金穿底问题。基于以上问题，三明市虽然不是全国 17 个城市公立医院改革的试点地区，也不是 311 个县级公立医院改革的试点市（县），但医药市场的乱象已经威胁了整座城市的发展潜力，这促使三明市委和市政府下定决心，以药改为"破冰"切入点，启动了后来被称为影响了中国医改大方向的三明医改（詹积富，2016a）。

三 三明医药管理体制、医药市场存在的问题成因

邓小平有句话："好的制度能让坏人干不了坏事，不好的制度能让好人变坏。"面对当时全国普遍存在的"看病难和看病贵"问题，三明市决定采取两分法和分步解决策略，第一步是分析医药费用飙升的合理原因与不合理的原因；第二步首先要解决眼前最关键的表象问题，再解决不合理的制度激

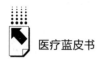

励的问题，进而彻底改革不合理的管理体制和管理制度问题，最终建立以健康为中心的医药、医疗和医疗保障体系。

医药费用和医保基金支出逐年增加的合理因素包括科学技术进步、物价上涨和预期寿命的提高等。例如，三明市人口结构的变化趋势，在"新人新办法、老人老办法"的医保管理制度之下，城镇在职的和退休的职工赡养比每年都在下降，在职职工越来越少，而离退休职工越来越多，医保基金收入逐渐低于支出。合理因素还包括老百姓的健康期望寿命和多样化、高端化需求增加，将更有效的新药和新技术应用于临床是有益处的，但也会使医疗费用快速增长。2000 年三明市 22 家县级及以上医院总收入 3 亿多元，5年后达到 6 亿多元，10 年后涨至 14 亿多元，到 2011 年医药费用已经增长至将近 17 亿元（詹积富，2016a）。

但是，现实中也存在许多因素推高了不合理医药费用的增长，其中过度治疗、过度用药和过度检查等属于不良的医疗行为。由于制度激励，医生倾向于多开昂贵辅助药；医院为生存不得不通过逐利行为弥补财政补助的不足。不良的制度对医务人员的激励与患者和医保部门的利益产生了冲突（见图 2）。

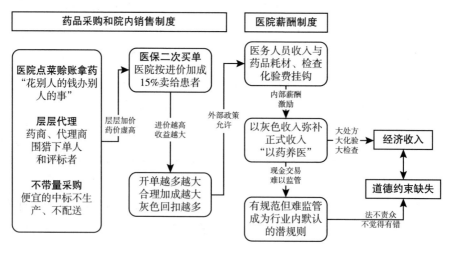

图 2　取消药品加成前的制度问题及利益链条

在此我们使用制度激励链条理论分析医药改革前三明市乃至全国医院药品购销市场乱象的根源（吕鑫炎，2020）。制度激励链条有两个主要内容，一是链条首端的制度会对链条后端的制度产生方向性的影响，如果改革制度只改末端，只能是"治标不治本"；二是链条上的所有制度必须是相互耦合、相互联系的，如果有链条上某些制度能够独立于整个链条而运行且使部分人受益，它将成为决定性的激励环节，使执行者产生行为的异化（陈秋霖，2021）。

将取消药品加成前的制度环节分成医院的药品采购销售环节与医务人员薪酬制度环节两大部分。

在医院药品的采购环节，负责最终买单的医保与药品采购分离，药品采购职能大部分设在卫生计生部门。卫生计生部门只"点菜"不"买单"，医保部门要"买单"却不能"点菜"，医院方属于"用别人的钱、办别人的事"，哪些药品能够给医院带来更多的经济利益，就设法采购哪些药物，既不用考虑省钱，也不关心药品是否临床高效。在此情况下，医院主管药品业务的高层管理者、招标部门负责人、在药品是否中标中拥有较大话语权的官员就成为投标者"围猎"的对象，当时各大医院院长、药剂科主任等因受贿被捕的新闻常见诸报道，甚至成为人们司空见惯的现象，严重损害了国家事业单位和公职人员的形象，危害招标部门的公信力。而医药公司及其代理围猎关键人物的费用又将以"层层加价"的形式计入药品成本，使药价"虚高"。在供货与支付的环节，医院拿到药品销售给患者以后，一般也不会马上将货款支付给药品供应商，因为有时候医保的报销款还没下来，"无法支付"，或者医院有意拖欠药商货款，否则来年不予采购，医院、药品经销商和医保机构之间形成了复杂的"三角债"关系，问题长期得不到解决。还有一些情况是，因为是不带量的采购，中标的便宜药药商因为亏损干脆就不生产，农村的药品因路途遥远、交通成本较高，就不配送。医疗机构与药品经销商直接购销往来，利益链条难以切断（何绵绵、崔宣明，2020）。

在药品的销售环节，最关键的制度激励是医院按药品初始进价加价15%以后再卖给患者。由于信息不对称及对医生的信赖，患者一般会无条件

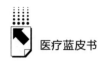

地接受医生开具的处方。为了获得额外的经济利益，医生会开具单价更昂贵的药品或开出临床上没有害处但也没有什么益处的"辅助"药品，不仅可以提高政策允许的加成"利润"，还可以获得更多的灰色收入。15%的加成制度的初衷是用药品加成收入弥补多年没有提高的服务项目价格，但是会对医院药品的采购和销售环节产生双向的激励，一方面激励医院采购包装更复杂、价格更昂贵的药品；另一方面激励医生开具更贵更多的药品，产生了过度医疗和过度用药等不良行为（袁目北、陈在余，2020）。

在医院的薪酬制度环节，医院往往设计医务人员收入与药品耗材、检查化验收入挂钩的激励机制，实际上是默许医务人员"以药养医"，甚至是以灰色收入弥补正式收入的不足。在这样的制度规则之下，多开药获取收益成为医疗行业内默认的"潜规则"，而从医药代表处获得现金回扣也成为大家心照不宣的"正常"收入。即使各类文件都有明文规定，但难以监控或惩罚。长此以往，医疗服务行业形成以高昂的医药费用、患者负担和医保支出额为代价来增加医务人员收入、损害医德医风与医疗行业道德约束的恶性循环。

上述医院药品采购、销售和薪酬制度的设计，其实也源于某些医院和卫生部门无法改变的上层和外部的制度因素。例如，医院之所以要"以药养医"，是因为服务价格调整脱离时间和物价。医保、医疗服务、医疗价格隶属不同部门管理，医疗服务项目价格调整不够及时，不能反映医疗服务的真实价值，医疗服务价格长期无法理顺，医保支付价格与医疗价格不能有效衔接。而医院之所以默许医生开出大处方做高医药费用，又源于医保机构对医疗机构的基金预算方式，必须把当年的医保基金用足甚至用超，来年才能在与其他医院的竞争中获得更高的预算。于是，一些高等级医院为获取更多的医保基金补偿，普遍存在过度检查和使用高价药品、高值耗材等医疗服务不规范的现象，医疗服务成本难以有效控制，致使医疗费用增长过快，医保收入与支出不断背离，医保基金缺口不断拉大，公立医疗机构的公益性越发薄弱（郑英，2021）。

综合上述分析，想要改变问题，必须改变产生问题的各项制度。然而在当时的三明，上述医疗、医药、医保、调价甚至薪酬制度核定等政府职能，是分散在政府多个部门中，由多个领导"九龙治水"的。只改变任何一个部门的任何一项制度，不仅阻力较大，且根本形不成系统性的合力。

四　三明改革医药管理体制，切断医药流通利益链

三明市医改领导小组明白问题的症结所在，也知道彻底改变制度之前需要做政府职能的改革与调整。但面对改革的紧迫性、考虑到改革的策略性，三明市决定从解决药品市场最直接的问题开始，通过治理混乱的用药现状，堵住医药费用和医保基金的浪费。因此三明的药改、医改和医保管理体制改革先后经历了"治混乱、堵浪费"和"建章程、立制度"两个阶段，最后才进入"以人民健康为中心"的第三个阶段（詹积富，2016b）。

（一）药改先行，以立竿见影的效果给改革者以决心和信心

2012 年 2 月，三明市正式启动的医改第一个重要动作，就是将 129 种辅助性、营养性且历史上疑似产生过高额回扣的药品品规，列为第一批重点跟踪监控对象。此类"万能神药"有灯盏花素、喜炎平、血栓通、小牛血清、注射复方维生素等，其特点是疗效不确切，但价格严重虚高，能够产生极高的回扣。经过调查发现，此类药物几乎占医院销售额的一半以上，不仅推高了药费，增加了患者经济负担，还有可能给病人带来身体上的伤害。三明市规定：全市 22 家公立医院凡采购使用这 129 种品规必须备案，医院院长要审批签字、开具处方的医生要签字备案且公开公布采购数量。这样的改革措施，将大家暗地里投机做的事情一下子摆到阳光之下，"院长"签字这一要求使得"卖辅助药"有人监管，使院长负起"堵浪费"的领导责任（见图 3）。

监控"万能药"实施刚满 1 个月，猛涨的医药费用立即骤降。2012 年 5 月，三明市公立医院药品费用比 2011 年减少 1673.03 万元。监控"万能神药"措施当年就省下近 2 亿元医药费用，医保基金亏损"窟窿"得到弥补。到 2012 年 12 月，三明市职工医保统筹基金扭亏为盈，结余 2200 多万元（詹积富，2018b）。从激励链条上看，监控和严管"万能药"与大处方，

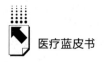

只是一种治标不治本的暂时性手段，仍未从根本上改变药品越昂贵、销量越大、医院受益越多的激励制度。但是，这项举措的成功，使三明市医改领导小组及主管医改的市委、市政府领导充满信心，也使他们决心从根本上改变现行不合理的各种管理制度，按照"人民至上"的理念将医改进行下去。

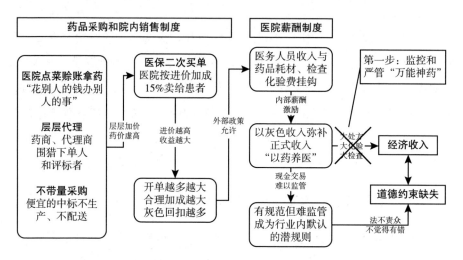

图3 三明药改第一步：监控和严管"万能神药"

（二）全面取消药品加成，掐灭"以药养医"的经济激励

15%的药品加成政策不仅会促使医院采购包装更复杂、价格更昂贵的药品，还会激励医生开具更多更贵的药品，在采购端和销售端都产生了不良的行为激励。从2013年2月1日起，三明市全面取消药品（含中药饮片、耗材）加成，县级及以上医院取消药品加成，使药品出厂价与病人到手价格相同，破除了多年来的"以药养医"的机制。取消药品加成后，药物采购和发放部门就成了医院的成本中心，一方面需要提高医疗服务价格；另一方面需要政府财政直接补偿，才能弥补这部分亏损，而这也已经在三明医改的考虑范围之内。于是，在不增加患者负担的情况下，三明市同时实施了上调医疗服务价格、增加政府补助和加强医院内部管理等措施弥补差价收入，这也成为后来全国公立医院改革的主要内容和样板（见图4）。

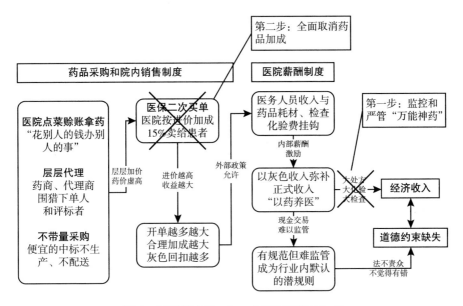

图4　三明药改第二步：全面取消药品加成

取消药品加成虽然掐灭了医生多开药的动机，但能否消除开具昂贵药品的动机是不确定的：因为医务人员仍可以通过多开昂贵药获取医药代表的回扣，毕竟贵的药品回扣也更丰厚。这样的经济激励，会通过多重传导促使医院继续采购昂贵的药品。因此，要想通过取消药品加成来遏制药价虚高、减少药品浪费，还需要在药品采购制度和医生薪酬制度上做配套性的改革，进一步治理医院药品流通，促进合理用药，这就引出了三明药改的第三步：药品耗材联合限价采购。

（三）实施药品联合限价采购，彻底切断医药流通的利益链条

三明药改第三步，是建立跨地区药品采购联盟实行最低价采购，并严格执行"一品两规"、"两票制"和药品采购院长负责制，切断药品和医院间的利益链条，挤掉药品进入医院过程中的"水分"（见图5）。

首先建立药械阳光采购平台。2013年，三明市卫生局要求所有公立医院按药品通用名上报临床用药目录；卫生局药采办遴选和审定后，报给市医

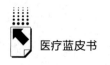
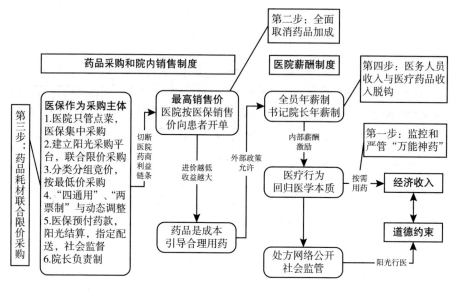

图5 三明药改第三步:药品耗材联合限价采购

疗保障基金管理中心,再由市药监局选定的9家药品配送公司负责与全国各地药企或药品代理商议价采购。这个采购流程坚持了"为用而采、按需而设、去除灰色、价格真实"的原则,在保证药品质量的前提下实行最低价采购,为"腾笼换鸟"创造条件。如此操作的前提是"招采合一",即把药品耗材的采购、配送和结算管理职能并入医疗保障基金管理中心(简称医保办)。医院向其报送临床用药需求目录,医保办负责统一采购和结算。上述9家公司的最终报价清单同时报送药采办和市监察部门备案,按照低价中标的原则,最终确定入围限价药品目录。医管中心再按照报价清单代表政府监督医院按限价目录进药和用药(姜天一,2021a)。

制定医保支付价和最高销售限价。制定医保支付价和最高销售限价,是为了实现医保"买单的"负责"点菜",同时鼓励供货商竞争性提供服务,保证用药。一方面对竞争性药品和非竞争性药品采取不同方式核定医保最高销售限价,促使医院把药品费用当作成本来管理,激发医院控制成本、堵住浪费的内在动力。合理确定医保支付结算价,既能以"价差留用"方式激励医院合理采购、医生合理开药，又能引导患者理性用药。另一方面，改变以往一种药品只中标确定一到二家供货的方式，变为确定最高销售限价后在平台上提供多个供货厂家供医疗机构选择采购，能确保临床用药（郭婧，2021）。

实行竞价分组"四通用"与动态调整。对具有同类药效、具有竞争性的药品采用"通用名称、通用剂型、通用规格、通用包装"的"四通用原则"分组采购。三明市不再像全国其他各地那样采取静态的药品招标方式（如标期、厂家、剂型、规格、价格确定，在标期内不能变动调整），而是建立动态采购机制，根据全国药品市场价格的波动情况和市级采购平台的药品供货情况，对厂家和价格进行适时调整，保证临床用药所需。

鼓励药品集团化配送和医保代为货款结算。原来的药品结算流程是，定点医疗机构向药品供货企业赊货，药品卖掉后把货款压在医院账上一段时间，最后再与供货商结算货款。在压货款期间，药厂、药代、药品配送公司与公立医院就存在直接的资金上的联系，很容易发生腐败寻租性事件。三明市改革了药品配送和结算流程，首先公立医院按月向医管中心报送药品采购计划，医管中心通知9家配送公司送药，药品配送到医院验货，配送公司凭医院验收单与医管中心结算药款。医保基金预付药品配送公司一个月药款作为采购药品的预付款。同时规定，一个生产企业在一片区只允许指定一家配送企业的方式，确保配送到位。与此同时，在票据制度上，药品从药厂到配送公司、再从配送公司到医院，中间只能开两张发票（即"两票制"）。这样的采购新路径，既堵住了税收漏洞又堵住了假药可能，同时切断医院与药商之间的利益联系，解决了长期以来医院、药品供应商、医保部门之间"三角债"问题。

采购全过程阳光公开。三明市彻底改变过去以集体研究为名、"夹带私货"为实、实际无人担责的"潜规则"，率先在互联网上开通药品价格信息公众查询平台，实名公示药品采购目录遴选责任人，将药品价格对全社会公开，利用社会监督斩断药品耗材腐败链条。

以前，医院的科室、医生要创收，15%的药品加成与医生薪酬和收入挂

钩的政策提供了"以药富医"的机会。以前医保基金对药费只管买单、事后监管，不能抑制医疗费用的大幅度增长和浪费。三明实施的严管"万能药"、取消药品加成和药品联合限价采购等组合拳，采取的"一品两规"、"两票制"、"药品采购院长负责制"、医保负责采购与费用结算，实现了医院只管"点菜"不管"买单"，充分发挥了医保对药品生产流通企业、医院和医生的监督制约作用（沈洪涛，2014）。

（四）化药品成本为供方成本，对需方分类支付药品补偿

三明药改以医保机构的职能整合为抓手，不仅从药品采购和流通环节切断了医院与药商的利益联系，大幅压低了药价；还从医保对医院支付的环节，以新的基金管理方式引导医生降低患者医药费用，构建三者同向激励。例如，改变以往"结余滚存、超支来年多给预算"的基金管理方式，建立"结余留用、合理超支分担"的激励约束机制，对医疗机构开展按病种付费、总额控制等混合支付，当实际发生费用低于医保支付标准的，结余部分由医疗机构留用；若实际发生费用超过约定医保支付标准的，超出部分由医疗机构承担。参保人员发生病种费用，医保按照该病种收费标准结算，由个人和统筹基金按比例分担。在这样的医保支付方式下，医院必须加强精细化管理，控制成本，谨慎用药以减少浪费（江波，2011）。

对需方则实行医保药品分类支付改革，引导形成合理用药行为。首先制定药品医保支付结算价，医保支付结算价由医保基金和个人按比例分担；高于医保支付结算价、低于医保最高销售限价的部分，由患者个人承担。其中又有三种情况，一是只有在2017年版国家医保药品目录内的品种，医保基金才按规定支付；目录中有适应症范围的，只有在限定范围内才给予支付；超出限定范围的，不予支付。二是将药品分为治疗性、辅助性和营养性用药三类，治疗性用药支付比例高于辅助性和营养性用药，增加对辅助药物的价格限制，引导群众正确的用药习惯。三是对于采购环节的竞价组药品，按照"四通用"原则，同竞价组的入围药品，执行同一医保支付结算价；对于非竞价组药品，按照商品名给予医保支付结算价，最终都将过渡到"同名同付"。

（五）以信息化网络实施社会化监管，使医疗行业置于阳光下

三明市建立了全国首个公众健康信息服务管理平台——"健康三明"，该平台整合了全市医疗、医保、医药信息化资源，为公众提供网上个人健康档案、医保医药信息、医改政策等信息查询、病患预约挂号等服务。在此平台上专门开设了"开药排行"专栏，定时通报全市所有县级及以上公立医院医务人员的门诊次均费用、出院人均费用、药品总金额等排名情况。利用医务人员的公德心和职业道德感受，促使他们自觉规范自身医疗行为，避免声誉受损（陈利、佟延秋，2021）。

至此，三明市采取药改"三步走"战略基本完成。针对药品流通的传统利益链条，从最前端的处方行为、医生薪酬制度到最后端的药品采购，采取了零差率销售改革、药品联合限价采购、耗材联合限价采购、成立药品耗材联合限价采购联盟、规范用药行为、理顺服务价格等诸多改革举措。

五 三明医药管理体制改革实践成效

（一）大幅抑制医药费用上涨，以"腾笼换鸟"实现供需双赢

三明通过挤压药品耗材价格虚高水分、规范诊疗行为、堵住浪费等方法，推动药品耗材量价齐下。如果不改革，药品耗材支出按年增长16%计算，仅2020年全市县级及以上公立医院的药品耗材费用将达38.61亿元，而实际仅为10.23亿元，相当于为老百姓与医保基金节省下28.38亿元；而通过医疗服务价格动态调整，共转移增加医院医疗服务性收入57.39亿元，为提高医务人员收入、实行工资总额核定下的全员目标年薪制提供了财力保障（詹积富，2018a）。一方面，群众看病负担明显减轻，三明市县级及以上各级医院的出院患者费用、药品费用增长趋势显著放缓；另一方面，医院收入结构更加合理、医务性收入比重大幅提升，医务人员收入明显改善，三明市以"腾笼换鸟"的方式实现了医疗供方与需方的双赢。

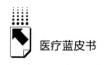
（二）居民就医负担大幅减轻，医保基金运行更加安全

2011 年，三明 22 家县级及以上公立医院城镇职工住院均次费用为 6553 元，到 2020 年费用能与之持平（6555 元）；而个人自付部分从 2011 年的平均 1818 元下降到 2020 年的 1664 元，报销比例由 72.26% 提高到 74.61%。虽然城乡居民医保住院均次费用从 2011 年的 4082 元提高到 2020 年的 5810 元（增加 42.33%），但个人自付部分从 2011 年的 2194 元下降到 2020 年的 1712 元，费用减少了 482 元，报销比例从 2011 年的 46.25% 增加到 2020 年的 70.53%，居民的就医负担大幅减轻（詹积富，2016b）。三明市城镇职工医保在赡养比逐年下降的情况下，医保基金由改革前亏损扭转为改革后的盈余，医保统筹基金运行更加安全。

六　三明药改的启示

（一）必须有超越固有系统的外在领导力和推动力，才能推进改革

三明药改可以被视为卫生大系统的内部结构调整和利益调配。任何一种改革都会撼动系统内部既得利益者的经济收益，"断人财路"的改革尤其困难。因为这会减少既定利益，也会挑战部分人员对固有运行方式的路径依赖。利益受影响的人，不仅要重新学习新政策的制度规则和行为方式，还面临一定程度的经济损失，这样产生的阻力不言而喻。与此同时，卫生系统与财政、发改、人社、物价等部门是平级甚至是低层的关系，要想由卫生部门推动改革，其资源和能力都是不足的。三明医改的第一个启示就是建立超越卫生系统各相关部门之上的医改行动小组，获得了市委书记和市长的大力支持，于是改革政策的制定者和推动者获得了足够的行政权威和管理资源，不再受制于局部和外部的阻力，以最高的领导力和推动力执行改革任务。否则，三明医改也会和全国许多地方的公立医院改革一样，只能继续停留在学术讨论层面，而不会发生实质性的现实变革（刘国庆，2010）。

（二）改革必须明确方向，描绘清晰愿景，按步骤有策略地实施

三明药改的第二个启示在于改革之初明确的目标和方向。新事物的出现与新格局的形成，一定会面临旧制度路径依赖和既得利益者的"合法性阻挠"，如果改革方向不明确、改革目标不清晰，就容易给改革实施者造成茫然或成为某些部门不作为的充分理由。三明医改小组明白药品流通利益链条上各个环节的问题应该如何处理，于是从阻力最小也最容易解决的"万能神药"入手，通过"阳光处方"的方式在短期内迅速降低了药品费用；但改革不止于此，三明进一步取消药品加成、组建医疗保险基金管理中心实施招采合一、集中带量采购，使改革愿景越发清晰。在清晰明确的改革目标指引下，各部门积极配合并制订相关的改革方案。又因为改革的步骤是由易到难、由简单到复杂，每一步改革措施都有前置的领导支持、同行理解、着力执行，因此才能逐一击破旧利益链条上的阻力点，使改革按照设计的初衷完全实施（詹积富，2006）。

（三）改革应直面人性因素，使用综合激励手段促使制度自我实施

政策对象会积极响应能给他们带来好处的改革，会设法阻碍或扭曲使他们利益损失的改革，这是人性的趋利避害使然。任何一项改革都应该正面对待参与者和改革对象的人性因素，补偿牺牲者，制约得益者。在三明药改中，充分考虑了医务人员的收入补偿和药商的新型收益机制，并预判他们在改革中将采取的行动，通过政策条款考核约束了他们的行为，使改革顺利进行。对于改革的推动者和执行者，应该设立专项经费。因为改革是例常工作以外的额外任务，应该为政策执行人提供劳务、交通、通信甚至专门的岗位津贴，保障改革实施。在庞大的工作量和复杂的工作内容面前，要将某项改革全面、长期持续地推进下去，仅仅依靠政府官员的个人品德、奉献精神和职责义务，是不现实也不理智的。应该按照改革的工作量和工作难度设计合理的额外劳务补偿制度，直面人性因素，更好地统一部门目标与社会目标，协调个人利益与社会利益，才能保证改革的执行力和推动力。

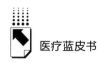
参考文献

1. 陈利、佟延秋：《基于信息风险视角的医患矛盾分析》，《科技传播》2021 年第 18 期。

2. 陈秋霖：《三明医改的精神内核》，《中国卫生》2021 年第 10 期。

3. 邓晓欣、姚中进：《三明医改经验推广的阻滞因素与整体性治理路径研究》，《中国医院管理》2022 年第 4 期。

4. 符青林：《基于需要层次理论的商品价格形成机制研究》，《广州大学学报（自然科学版）》2022 年第 1 期。

5. 郭婧：《药品超高定价行为的反垄断规制研究》，兰州财经大学硕士学位论文，2021。

6. 何绵锦、崔宜明：《信息不对称对当代中国医患关系的影响及其对策分析》，《苏州科技大学学报（社会科学版）》2020 年第 6 期。

7. 江波：《药品价格虚高的分析与研究》，汕头大学硕士学位论文，2011。

8. 姜天一：《三明采购联盟：找准新坐标　发力新时代》，《健康报》2021a 年 12 月 23 日。

9. 姜天一：《三明采购联盟迎来"扩容"新机遇》，《健康报》2021b 年 12 月 10 日。

10. 蒋雨彤、谈在祥：《我国药品带量采购政策实施效果及其优化建议》，《中国卫生事业管理》2022 年第 4 期。

11. 刘国庆：《我国药品购销模式研究》，华中科技大学博士学位论文，2010。

12. 刘文生：《廖冬平：我所经历的三明医改》，《中国医院院长》2022a 年第 5 期。

13. 刘文生：《三明医改十年：一座小城的宏大叙事》，《中国医院院长》2022b 年第 5 期。

14. 吕鑫炎：《激励性规制视角下的过度医疗防范研究》，福建中医药大学硕士学位论文，2020。

15. 罗雪燕、赖寒、王梦媛、徐伟、袁泉：《省级药品集中带量采购模式对比研究》，《卫生经济研究》2022 年第 5 期。

16. 秦才欣、陈海红、钱东福：《基于公共产品理论的基本医疗服务政策演变分析》，《中国卫生政策研究》2021 年第 10 期。

17. 沈洪涛：《中国药品价格管制问题研究》，哈尔滨工业大学博士学位论文，2014。

18. 孙阳：《药品集中采购国际模式和经验对我国药品集采的启示》，《中国质量万里行》2022 年第 4 期。

19. 王春晓、岳经纶：《体系整合：中国卫生治理的有效路径——基于三明和深圳改革的分析》，《中共福建省委党校（福建行政学院）学报》2021 年第 6 期。

20. 熊建、申孟哲、王崟欣：《十年医改路 三明再出发》，《人民日报（海外版）》2022

年1月25日。

21. 薛天祺、路云、常峰：《国家药品集中带量采购中选结果及采购规则优化方向分析》，《卫生经济研究》2022年第5期。

22. 袁目北、陈在余：《医生诱导需求对我国医疗费用增长的影响》，《中国药物经济学》2020年第5期。

23. 詹积富：《不辱使命　锐意改革》，《就业与保障》2016a年第11期。

24. 詹积富：《三明医改：一场倒逼的改革——我所经历的三明医改》，《中国医院院长》2018a年第23期。

25. 詹积富：《医保管理：形成合力重拳出击》，《中国卫生》2018b年第8期。

26. 詹积富：《医改首先改医保》，《中国卫生》2016b年第11期。

27. 詹积富：《在药品监管工作中把握科学监管的原则》，《中国医药报》2006年6月8日。

28. 赵雅静、吴素雄：《福建三明医防融合实践：局限与对策》，《中国卫生事业管理》2022年第1期。

29. 赵宜乐、傅孟元、管晓东、史录文：《中国药品集中采购量价挂钩政策的影响因素问卷构建》，《中国社会医学杂志》2022年第2期。

30. 郑英：《三明：向全民健康迈进》，《中国卫生》2021年第11期。

B.8

医疗管理体系改革：建立正向激励运行机制

农圣*

摘　要： 三明市通过理顺政府管理体系、切断以药养医、"腾笼换鸟"、改变传统行医模式等激励链条改革，建立正向激励的医疗运行新机制。三明医改使医学回归本质，公立医院回归公益性质，人民群众负担显著减轻，医院财务运行平稳，改革可持续性强。三明的经验表明，体制的问题要用体制改革来解决，"三医联动"才成为可能。"腾笼换鸟"措施看似简单，却有较多技术问题需要解决，综合考虑各方面影响因素，才能向社会公众、政府部门提供科学精确的政策方案。

关键词： 以药养医　政府职能整合　全员年薪制　正向激励　运行机制

一　三明医疗管理体系改革理论基础

医疗不仅是民生问题，也是社会政治问题。2016 年，习近平总书记在全国卫生与健康大会上提到，"医药卫生体制改革已进入深水区，到了啃硬骨头的攻坚期"，要"以改革创新为动力"。要满足全国 14 多亿人民的医疗卫生与健康需求，不以改革的方式、不用创新的模式是根本无法

---

* 农圣，北京大学医学博士，广西右江民族医学院教授，卫生管理与政策学科带头人，硕士生导师，中国卫生经济学会医疗保险专业委员会委员，马来西亚玛莎大学博士生导师，主要研究方向为医疗服务体系改革和分级诊疗。

实现的。

2016 年，福建省三明市三阶段、五方面的医药改革推进到了"建章立制"的关键阶段，已经开始探索以健康为中心的服务体系改革。直到 2021年 3 月，习近平总书记在三明市沙县总医院考察调研时说，三明医改体现了人民至上、敢为人先，其经验值得各地因地制宜借鉴（詹积富，2021a）。在此，本文从理论和学术的角度复盘这场改革的始末，并进一步分析三明在新时代的改革探索。

（一）矛盾论

使用矛盾论的观点来看三明医改，可以获得更清晰而深刻的认识。"一个大的事物，在其发展过程中，包含着许多的矛盾。"① "矛盾存在于一切事物发展的过程中，矛盾贯串于每一事物发展过程的始终，这是矛盾的普遍性和绝对性。"② 在医疗服务市场，医疗、医保和患者三方存在不同的诉求及矛盾，医疗机构需要发展事业并以高薪吸引人才，医务人员需要获得较高的经济收益、学科成就和社会地位，患者想以最少的花费获得高质量的服务，医保想要覆盖更多且更好地保护参保人以及基金的安全性和可持续性，然而三者的追求在理论上就存在天然的矛盾：医院发展的钱从患者和医保来，医保希望"马儿跑，最好马儿不吃草"，患者希望免费医疗最好，但在现实的社会经济情况下，任何一方都不可能完全满足其诉求。三明市的医、患、保各方所具有的矛盾与全国医药市场面临的矛盾在本质上是一样的，如果理顺了医药服务市场，从根本上解决问题，就能为全国医改提供可靠的样本。矛盾还存在特殊性和相对性，意思是矛盾着的事物及其每一个侧面各有其特点，对三明市与全国其他地方不同的难点和特点也要进行具体的分析。矛盾还具有同一性和对立性，即矛盾事物依一定的条件共居于一个统一体中，又能够互相转化到相反的方面去，这就意味着改革者在制定政策和措施时，一

---

① 《毛泽东选集》（第一卷），人民出版社，1991，第 311 页。
② 《毛泽东选集》（第一卷），人民出版社，1991，第 308 页。

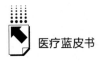
定要考虑解决问题的系统性和策略性，因为解决问题的方式有可能成为新的问题，或制造一些更麻烦的问题。三明"三阶段"医药改革的核心，正是理顺了医药、医疗和医保三方错综复杂但又相互关联的关键矛盾（胡为雄，2021）。

（二）委托代理理论

委托代理关系是指委托人授权给代理人处理自己相关事务并支付其报酬但难以监控其行为的一种关系。在医疗服务市场中，医生与患者、医保与医院、患者与医保之间皆存在典型的委托代理关系，患者委托医务人员治疗病痛，改善健康；而医保机构也委托医院妥善使用医保基金，减轻患者经济负担（苏强、陈淼，2021）。在对称信息情况下，代理人的行为是可以被观察到的，委托人可以根据观测到的代理人行为对其实行奖惩（张旭雷，2020）。在非对称信息情况下，委托人不能观测到代理人的行为，在没有有效的监管、激励机制和奖惩制度安排下，医务人员为了工资收入、奢侈消费或闲暇时间最大化，有可能以损害委托人的利益为代价做出"背叛"行为。因此，必须在三者之间建立有效的激励与约束机制，使三者的目标共同指向人民群众的健康（安庆贤、胡明杰，2021）。

（三）博弈论

公立医院改革中存在几个博弈，一是公立医院与监管机构之间的博弈，为了实现自身利益的最大化，公立医院会试图逃离监管（杨长青，2021）；二是医生与患者之间的博弈，例如，医生为了自身目标薪酬的实现和增长会开大处方、大检查，导致患者费用增高，而患者则是普遍期望医药费越低越好；三是不同药商之间的博弈，各个药商为了追求最可观的利润，会通过"药品回扣、贿赂"等各种手段将药品打入医疗服务市场；四是药商与药品采购决策者和采购部门的博弈，药商想要将自己的药品打入医院内部、列入采购清单，为此有可能进行事前寻租和提供事后回扣等（徐溢涛、贾德清，2022）。

二 三明医疗管理体制、运行机制现状及存在的问题

三明是一个老工业城市，也是一个经济不太发达的山区城市。在 21 世纪初，三明市"未富先老"，老年人和离退休工人人口比重大，医药费用急剧攀升，而医保筹资增速有限，长此以往必然会导致医保基金穿底。不仅如此，与全国各地一样，三明市原有的医疗管理体制和运行机制也存在较多问题。

（一）管理部门"九龙治水"，利益牵制而治理地位虚化

公立医院的所有权属于全体国民，由政府代理人民行使所有者权利。但在现实中，不同的政府部门对公立医疗卫生机构拥有不同方面的管辖权和指挥权。卫生行政部门是公立医疗机构的举办者，是医院的所有者代表和行业监管者，对公立医院的运行和考核负责，也负责所属医院的高级干部任免，只要医疗服务提供具有公益性和高效率，医院发展壮大是符合其管理目标的。医疗保障部门既是医疗事业的业务相关者，又是服务享受者，同时拥有人事、工资和医保管理的监督权，其职能包括全区域人员的医疗保障基金的管理、确定医药费用的报销政策、评定定点医疗机构等。医保机构的目标是确保医保基金使用安全有效。

发展改革委是医疗机构建设的业务相关者和资产监督者，负责大型基建项目和卫生专项资金的审批，其目标是医院国有资产保值增值，并不会阻碍甚至会鼓励公立医院的规模扩张和业务发展。物价部门是价格的制定者和监管者，负责医疗服务项目定价和监控，其目标是使医疗机构按规定执行价格。财政部门负责向公立医院拨付财政补助经费，监督公立医院财政经费的使用，其目标是资金使用的合法高效。编制办公室要保证人事管理的精简和高效，负责编制数目和管理。

医务人员的任务是提供医疗服务，部分专家有较强的影响力，目标是在履行救死扶伤使命的同时实现个人经济、社会地位和医学成就等。医院的高

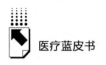

层管理者是医院外部政策的执行者和内部政策制定者，还是医院核心信息掌握者及专业权威，其职责包括决定医院发展规模和方向、经营管理和使用资金、决定中低层管理者的人事调配以及分配院内资金等资源（确定内部薪酬制度和年终奖金发放规则），其是公立医院社会实力与话语权的真正代表。高层管理者除了完成卫生使命、发展壮大医院，还要实现个人经济、社会地位和社会成就等。

如果单单看每一个部门的职责和目标，都是为了人民健康做出自身应有的贡献，但把所有目标放在一起不一定能实现政策的合力。因为关键职能分散的后果，就是所有权人或监管者的缺位，因为"谁都能管一点"其实相当于"谁也管不了"，使公立医疗机构实际上既能享受国家事业单位的优惠与好处，又能够自由生长与扩张，甚至做出一些违背公益性的行为（鲍玉荣等，2021）。

（二）在运行机制上"以药养医"，陷入做大量做大收入的怪圈

"以药养医"在药品流通的前端会激励医院采购贵药、药企不愿意生产廉价药，在销售端会激励医生开具昂贵药、万能药和大处方，在思想观念上还会"合理化"收受药品回扣等灰色收入，侵蚀了医德医风，在社会上造成了恶劣的影响。如果医生的薪酬与患者的医药费用不存在直接的联系，医生至少不会产生做大检查、开大处方的经济动机，但当时医院的薪酬制度，则是将科室医生和护士的收入与科室检查化验收入、药品收入等直接挂钩。这样的薪酬制度在15%的药品加成政策加持下，从外向内形成了不仅鼓励医院竞争患者数量也鼓励医生做大检查化验单和昂贵大处方以获利的行为，医院运行机制陷入靠做大量做大收入的恶性循环。其最终结果，必然是群众医药费用激增，增加了医保基金的支付和穿底风险，影响了社会经济发展的后劲（詹积富，2021g）。

（三）医保部门的职责和权限分散，未形成实际有效的监管体系

医疗保险机构是与医疗运行关系最密切的部门，因为医药费用主要来自

患者自负和医保基金。随着我国基本医疗保险覆盖率和待遇水平的进一步提高，医保基金支出占医疗机构收入的比重越来越大，医疗保险对需方的补偿方式和补偿比例既会直接影响患者流向，其支付方式又会使医疗供方在不同激励和约束条件下采取最佳应对策略服务患者以实现利益最大化。因此，应该积极发挥医疗保险对医疗机构的行为激励与质量监督之责。但是在医疗运行和药品流通程序中，作为最大出资方的医保机构职责与权限被分散在不同的部门之中，例如，财政、民政和人社部门分别管理不同人群的医疗保险、救助和其他补偿性资金；医药费用主要取决于药品和医疗服务项目的价格及数量，但是药品集中采购与服务项目定价分别由卫生计生和物价部门掌控，由于管理权限的缺失，不能满足"责权利"对等原则，未能形成实际有效的监督机制（见图1）。

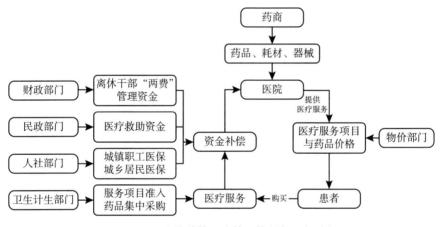

图1　三明改革前的医疗管理体制与运行路径

三　三明医疗管理体制、运行机制存在的问题成因

（一）"九龙治水"的原因是上位制度的固有安排和改革先例的缺失

"九龙治水"的问题由来已久，不同中央部委负责卫生相关职能属于国

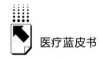

家层面规定好的上位制度。按照我国的行政传统，上层未行动或未允许，地方一般不敢随意改动。因此缓解职能分散首先要解决改革意愿、改革能力问题。实际上，三明不是第一个看出问题的城市，但将卫生相关职能进行集中化处理方面，是全国"第一个吃螃蟹"的城市。在三明实施各类改革措施之前，没有任何成功的经验和案例可以借鉴，所以当时主持三明医改的主要领导实际上是要承担改革的不确定性和失败风险的。其次要解决改革者的权限、资源和能力问题。卫生治理和管理体制的各个职能分散在多个政府部门，如果由卫生部门或其他任何一个部门牵头，很难整合其他平级的政府部门。医改是"一把手"工程，党委政府"一把手"的政治决心和敢于担当以及充分授权是改革的先决条件，要有向不合理、不正常的既得利益说不的勇气和决心以及高超的政治智慧，才能推进职能整合的改革（詹积富，2021a）。

（二）"以药养医"的原因是固有政策的延续和既得利益者的路径依赖

由于医疗服务价格长期以来未能随社会经济发展及物价提升而调整，医院按照旧的收费水平去提供医疗服务导致"入不敷出"，出现了"手术刀不如剃头刀"的现象；与此同时，公立医院还需要承担当地政府部门所布置的公共卫生、应急救治及其他与健康相关的社会公益性事务，而提供这些公共服务所需的财政补助在国家实施"两税制"以后地方财政并没有足够的财力承担，需要公立医院自行消化、自谋发展。为了弥补这些"政策性亏损"，原先卫生政策允许按药品进价的15%向患者收费，造成了"以药养医"的怪象。对于既得利益者而言，延续原先"卖药挣钱"的老路可以让自己得利，取消药品加成则相当于自我革命，习惯了旧有路径的营利方式和制度规则的医务人员、管理者和药商对新政策都怀有不同程度的抵触心理。如果三明市所有公立医院取消药品加成，按照2011年医院的药品毛利1.1亿元来计算，政府承担10%，全市所有公立医院需要1100万元，剩下的9000多万元如何解决，当时并没有可借鉴的先例。因此，如果没有外在的政策干预，"以药养医"的问题不可能从医疗行业内部自行解决（福建省医保办课题组等，2017）。

（三）信息不对称和长期以来的约定俗成默契

在政府职能部门改革之前，医保虽然是医药费用补偿的大头，但在医疗流程的各个环节，既缺乏管理的资源，又没有监管的权限。在医疗类流程的前端即药品耗材采购环节，医保虽然负责医保目录内药品的报销，但是只管"买单"不能"点菜"，就无法控制药品耗材成本；在医疗运行中端，医保并没有有效的手段及足够的精力去监控医生的医疗决策，因此，医保往往只能通过事后审查进行监管，事中的实时监管需要信息化技术的支持；在医疗运行的末端即事后补偿及病历审查环节，由于医学行为的复杂性、特异性和隐蔽性，当医保政策与医学的必要性和专业性产生冲突时，医保审核人员往往难以与医务人员进行专业辩驳，或者容易被转移矛盾。基于上述原因，医保长期不能介入全流程的医疗监督，只能通过拒付、扣款等方式进行事后惩罚，其提高医疗和药品服务质量、控制医药费用过快上涨的作用十分有限。

四 三明改革医药管理体制机制，完善运行机制

（一）整合机构，理顺职能，总领"三医联动"

医疗、医药是市场规律失灵的、特殊的民生领域，具有很强的专业性、隐蔽性、垄断性。三明市认识到，医改的关键是顶层制度的设计，要建立强有力的政府办医责任体系，切实发挥政府主导作用，使政府承担相应的建设、管理和监督责任。要改变医疗、医药、医保"九龙治水"的状况，就要对"三医"进行统一管理，这是实施政府职能改革的行政前提。在三明市取得重要的阶段性成果之后，福建省以三明为模板，才开展了全面的"三医联动"政府职能整合工作（詹积富，2021b）。

2016 年 7 月 6 日，福建省委召开医改专题会议做出了整合医保管理体

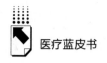

制的决策，包括机构整合、职能组合与理顺体系三项内容。一是明确成立"矩阵组织"医保委，由省政府办公厅、财政厅、发改委、卫生计生委、人社厅、物价局等13个部门组成，李红副省长担任医保委主任。9月28日，成立省医保办，分别设置医保基金管理处、医疗服务价格处、药械采购配送监管处，以及省医疗保障基金管理中心、省药械联合采购中心和省医疗保障电子结算中心"三处三中心"。二是将涉及医保职能全部归拢到省医保办，由其承担医疗保障政策制定、医疗服务价格谈判调整、药品耗材联合采购配送与结算管理、医保基金监督管理、定点医药机构管理、医疗保障信息系统建设和医疗服务行为监督等职责。三是推动全省医保改革，要求各市参照省医保整合模式，在财政局设立垂直管理的市医疗保障管理局，构建全省统一的医保管理体系。如图2所示，改变医保补偿资金分散、治理者主体缺失、所有者产权虚化的现状，将各方面资金管理、药品耗材集中采购和医疗服务项目定价三项重大职能全部整合到医疗保障管理局，拉开了系统性医改的序幕。2018年国家医疗保障局的成立，也证明了三明市医改"敢为人先"的政治担当和勇气及其改革的正确性。

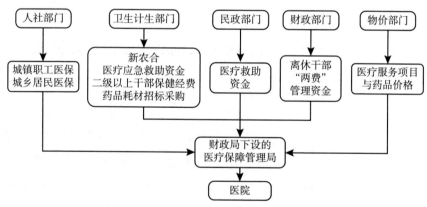

图2 三明医保管理体制改革成为国家医疗保障局的样板

（二）以人民健康为中心，抓住关键"六个头"

理顺政府管理体系，只是为推行改革奠定了行政基础。但是要实现

"以健康为中心"的医药管理体制和机制改革，必须在医疗运行的各个环节完成"切断以药养医、腾笼换鸟、改变传统行医模式"的激励链条改革。为此，三明总结了俗称"六个头"的六项管理路径，分别是用好基金寸头、管好医院户头、减少病人床头、激励仁心笔头、斩断药品抽头、延长健康年头（见图3），对应斩断药品耗材的灰色利益链条，动态实施医疗服务价格改革，建立以基本年薪为主、绩效年薪为辅的目标年薪制，建立以健康为中心的医保支付制度和健康管护组织及其考核体系五条路径。

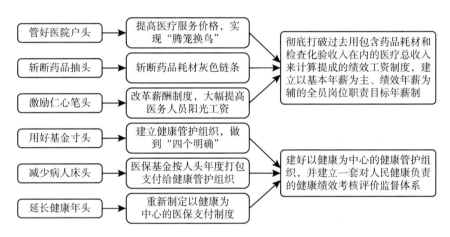

图3　三明市以健康为引导的薪酬制度改革

其中，"管好医院户头"是做好医院财务治理和管理，圈定好院内事和院外事，落实"放管服"，通过调整医疗服务价格、考核财政资金与医保基金使用、公立医院党委书记（院长）年薪制等关键手段从源头和结果上管控医药费用增长趋势，保证医疗服务质量和公益性；"斩断药品抽头"是指取消药品加成，同时不再按药品耗材收入计提绩效工资，切断了药品耗材"总量与个体"两条灰色链条；改革薪酬制度，推行全员年薪制，使医务人员无后顾之忧，不必为经济利益而做出医疗决策，使医学回归救死扶伤的本质。

在以健康为中心的语境下，医保"报销医疗费"只是手段，维护健康才是目的。如果医保基金只用于支付医疗费用，可能会诱发医务人员"开发病人""制造病人""基金浪费"等行为。因此，三明市实施了建立健康

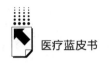

管护组织并按人头打包医保基金，从制度上落实以健康为中心的医保支付和组织变革，把医保基金从"只管医疗"转变为"为医疗和健康管护买单"，提高基金使用的健康效益。

（三）以全员年薪制替换"做大量做大收入"机制，让医疗回归医学本质

仅仅取消药品加成，并不能从根本上破除"以药补医"机制，也不能让公立医院回归公益性质。因为如果医务人员的收入与医药费用存在正相关关系，不论中间的过程如何复杂，医务人员仍具有做大费用获益的动机和途径。因此，除了斩断以药补医的前端，还要彻底断绝"做大量做大收入"的末端，才有可能使医务人员完全从医学目的出发做出医疗决策。

以公立医院党委书记（院长）年薪制把控医院建设发展方向。如图 4 所示，2013 年，三明开始推行院长年薪制，所有县级及以上公立医疗机构的书记、院长、总会计师的工资由财政全额负担，并就政府对公立医院考核的公益性、服务质量、事业发展等各个方面制定了六大类 40 项指标，对书记、院长和总会计师进行全面考核，考核结果与三位主要领导年薪发放挂钩。这个制度首先切断了医院院长与医院总收入挂钩的陋习，使医院院长不再为各科室简单地设置收入指标、派诊疗任务，而是通过院长的领导责任将政府部门的综合考核指标落实到医院的每一个角落，变成医院的总体建设和发展方向。将医院工资总额与院长的考核结果挂钩，院长做得不好，全院职工一起受罚，就促使全体员工主动关心、自觉参与医院管理。同时实施党委书记年薪制和总会计师年薪制，总会计师年薪制与院长考核得分挂钩，使用经济激励督促总会计师做好院长书记的经济管理智囊，落实监管职责。因为政府部门不可能越过医院管理者直接命令和监督医务人员，让更专业的人去领导专业的人、去做专业的事，才能真正将政府（委托人）的治理目标贯彻到整个医院（代理人）。

以医师、技师阳光年薪制激发健康执业行为。如图 5 所示，针对医务人员培养周期长、工作强度大、职业风险高、劳动时间长、技术含量高等职业

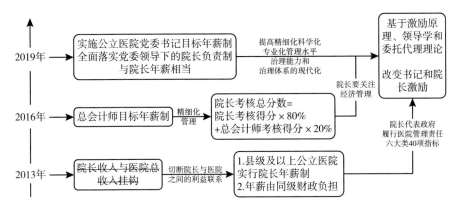

图4　三明市以健康为引导的公立医院党委书记（院长）年薪制改革

特点，三明市参照国际上医生工资一般为社会平均收入3~5倍的惯例，对不同岗位和级别实行不同等级的年薪：年薪资金由医院负担，由院长在核定工资总额范围内自主分配，年薪考核与岗位工作量、医德医风和社会评议等挂钩。年薪制的重要特征就是将医院工资总额与药品耗材、检查化验、床位收入等脱钩，而与医疗服务性收入挂钩，同时违规使用的医保基金将从工资总额中扣除，实现了典型的"激励和约束"。2015年起，对全市县级及以上公立医院也实行"全员目标年薪制、年薪计算工分制"，将护理和行政后勤人员全部纳入目标年薪管理，年薪计算由基础工分、工作量工分和奖惩工分三个部分组成，彻底打破了人员工资与科室创收挂钩的分配模式。2017年，医保打包结余资金的80%可以计入工资总额，这样就改变了原先"做大量做大收入"的激励机制，而是鼓励医务人员从患者的健康状况和经济负担角度出发，既要满足医疗服务质量，又要为患者节省医药费，实现了医务人员与患者的同向激励。2019年，将医院年度发放工资总量与DRG收付费绩效考核结果、慢病一体化管理以及家庭医生签约服务考核结果结合起来，医院和医务人员不能再像原来那样只想着看病治病即可，还要做好居民的健康管理，才能获得高收入。

　　以"工分制"内部分配新制度兼顾效率与公平。如图6所示，三明市彻底打破了原先医生收入与科室收入挂钩的分配模式，而以工分制计算年薪

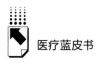
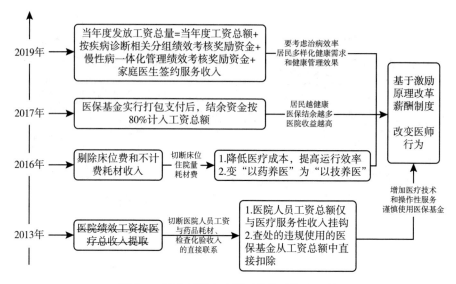

图5 三明市以健康为引导的薪酬制度改革

既保证医疗行业特点的按量计薪原则又特别关注医疗服务质量，制定了有关检查、用药、治疗"三合理"（合理检查、合理用药、合理治疗）的绩效考核指标，有效遏制医生"开发病人""制造病人"的创收冲动。至此，医院职工诊察、护理、手术、治疗、药事服务费等专业服务收入比例得以提升。这一系列改革体现了三明正在使医师薪酬制度朝公平、公正、健康的方向努力，且能够体现对分级诊疗政策、健康融入所有政策的协同理念。

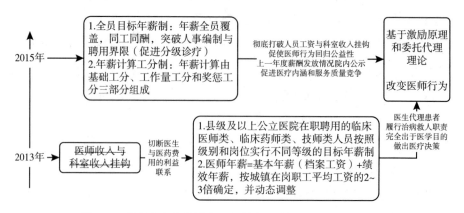

图6 三明市兼顾公益性与积极性的医院内部分配制度改革

（四）动态调整医疗服务价格，落实"腾笼换鸟"

实施医务人员年薪制，提高了收入，但钱从哪里来？如果不能解决这个问题，年薪制将不可持续。如图7所示，三明市的做法，一是将医改第一阶段"万能药"的药品耗材挤压出来的"水分"用于调整医疗服务费，在控制医院医疗收费增长幅度低于8%的前提下，将医疗服务费转化为医师合法收入。二是动态调整医疗服务价格，合理调节不同级别医疗机构医疗项目的比价关系，提高医院收入的"含金量"，提高医务人员的劳动价值。同时设计更科学的调价方式，建立省医保办与省属医疗机构服务价格的谈判和确定机制，将政府定价转变为医保机构和医疗机构谈判定价，调动医院积极性，提高价格准确性。三是增设药事服务费并动态提高，由医保基金全额支付，保证医院药房等成本部门可持续经营，维持公益性。2012年至2019年12月，三明先后进行了9次共8421个医疗服务项目价格的调整，将医疗服务技术劳务类型全部调高，将器材检查化验类型全部降低。调整之后，患者的

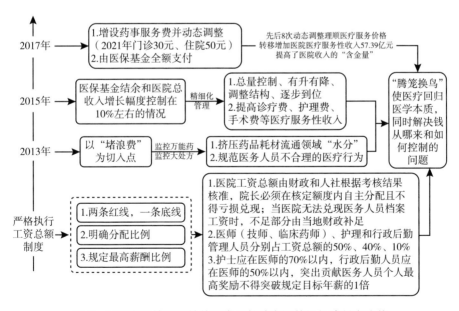

图 7　三明市坚持公益性的工资总额动态调整及保障制度改革

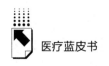
治疗服务费上涨，但耗材、化验、药品费用下降，实际支出不升反降，不仅降低了老百姓的医药费用负担，还提高了医务人员收入，实现双赢。

三明市以薪酬制度改革为契机，进一步提高医院财务管理的精细化与规范化程度（见图8）。一是县级及以上医院设总会计师，由财政支付年薪，其年薪得分与院长绩效考核挂钩，使得总会计师不仅要从政府的角度思考如何规范医院经营行为，又要从院长的角度思考如何提高医院经济效益和社会效益；二是规范医院结余管理，明确医院结余的提取比例、支付范围和使用目的，保证医院的公益性质不跑偏；三是全面实施精细化财务管理，使政府有工具来有效地监控医院的经营状况和发展方向（詹积富，2021d，2021f）。

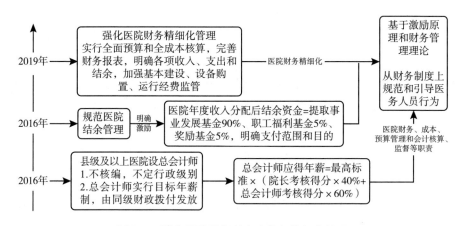

图8　三明市医院财务制度改革与精细化管理

（五）以全新的医疗行业薪酬改革激发基层积极性，完善医疗运行新机制

在基层医疗卫生机构实施收支两条线，收入全部上交，人员支出在年初核定，于是"干多干少一个样"，既不公平也不能激发基层的服务积极性，基层医疗机构陷入"不愿干、不想干、干不了"的恶性循环。而在管理更为灵活的地区，虽然基层医疗卫生机构能够将部分医疗收入用于增收，但由于服务水平、服务能力及服务量有限，即使同为某个岗位和职称

级别的医师，收入也会有较大的差距；特别是编制外人员，即使岗位和工作量相同，其收入远低于编制内人员，造成了较大不公。如图9所示，三明的基层薪酬制度改革彻底打破了原先不合理的传统，首先打通编制内外人员的使用界限，实行同工同酬；接着实施"财政保基本、服务增绩效"的目标年薪制，将工资分为基本收入和服务收入两部分，财政保证基本工资和基础性绩效，而按质量完成一定服务量且群众满意度等考核达标以后，可以将公共卫生项目收入和医疗服务收入结余的80%用于发放工资，这样既保障了基层人员的基本收入又能促使其提高服务效率和质量，走出"不愿干、不想干"的怪圈，最终变成"能干事、爱干事"（詹积富，2021a，2021d）。

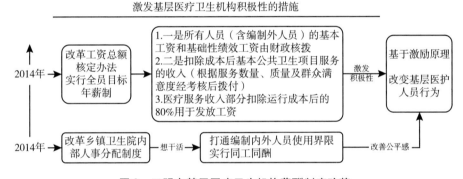

图9 三明市基层医疗卫生机构薪酬制度改革

（六）严格执行全程监管，形成绩效管理闭环

为了规范医疗运行，对医学专业技术人员实施全程监管，不仅要用制度引导人的行为，还要激发医学工作者的道德和觉悟。在制度监管方面，第一是要求所有医疗机构实施"两个严禁"和"两个不"（严禁给医务人员设定创收指标，严禁将医务人员收入与药品、耗材和医学检查等业务收入挂钩；工资总额既不与药品、耗材挂钩，也不与医学检查、化验收入挂钩），监控医院门诊次均费用和住院次均费用。第二是严格监控医师处方，明确普通门

诊处方的单次限量。第三是执行抗菌药物分级管理制度，二级及以上医疗机构每月在公开栏公布抗菌药物使用量排在前 10 的品规及其责任医生，并暂停使用这些药物。对连续 3 个月使用量排在前 3 的抗菌药物的责任医生进行诫勉谈话。第四是严控大检查，二级及以上医院大型设备检查阳性率必须在70%以上，三级医院须在 75%以上，三级医院全年大型医疗设备检查费用占医疗总费用的比重须控制在 5.5%以内，二级医院控制在 3.5%以内。第五是严格监控静脉输液行为，从 2014 年 8 月起确定 53 种无须输液治疗的常见病、多发病，医疗机构必须严格掌握静脉输液使用指征。第六是发挥医保堵浪费、节成本、遏制过度医疗的经济监管作用，实行以按病种付费为主、多种付费方式相结合的医保支付制度。

在道德约束方面，利用闭环的动态绩效评价体系加强医德医风建设。如图 10 所示，三明市卫生健康委、财政局、人社局、医保局共同履行政府的监管职责，对医院的党委书记和院长履职情况进行年终绩效考核，考核结果又与医院领导及全院职工的工资总额挂钩，这样就把政府的治理目标层层落实到专业复杂的医院管理和运行全程中。与此同时，通过一票否决制规范全院所有职工的行医行为，提高专业人员的医德医风，营造严格又灵活的医疗执业环境。

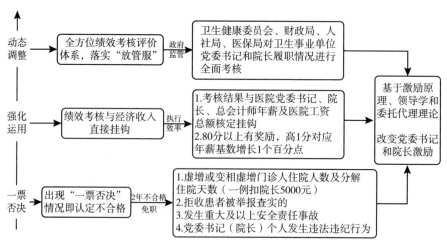

图 10　三明市形成闭环的动态绩效评价体系

（七）建立健康管护组织新体系，探索全民健康的三明模式

三明以县域为单位建立健康管护组织，探索以健康为引导的卫生服务体系考核与监督体系，深入推进医防融合。上述医疗服务体系改革措施，针对的是旧的体制和机制问题，但医改永远在路上。在新时代，三明以健康管理组织为载体，开始探索全民健康的新模式。如图11所示，三明市整合县域内（包含县乡村）所有公立医疗机构，打破县、乡、村行政隶属、机构性质和经费渠道壁垒，组建县域医共体，并赋予其办医自主权，实现一体化管理；由居民自主选择健康管护组织，健康管护组织负责签约居民全生命周期从疾病治疗到健康管理的所有服务，形成针对不同阶段健康影响因素且分类施策、综合防治的全人群全生命周期健康管护制度。在运行机制上，以医保"总额包干、超支不补、结余留用"为原则，将医保基金、疾病病种、基本公共卫生服务和财政补助资金按人头年度打包支付给健康管护组织，结余资金纳入工资总额予以发放，引导医务人员主动提供健康服务，真正做到"左手做预防、右手下处方"（詹积富，2019）。

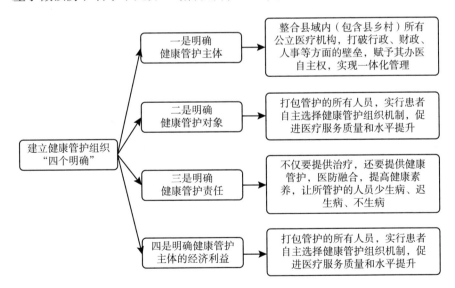

图11 三明市建立健康管护组织的"四个明确"

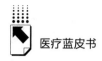

以创新性的健康效益考评监督体系，构建以服务对象、健康效益为导向的运行机制。三明创新性地监控和评价人均期望寿命、地区年度医疗总费用增长幅度、每年人均医疗总费用、每年人均个人支付医疗总费用、每年人均财政投入金额，并将这些体现健康的指标融入考评体系，与公共卫生服务项目考评以及年薪制考核相结合，将考核结果与医疗机构的工资总量核定挂钩，同时避免医疗过度和医疗不足。2021年，三明整合全市医疗、医保、医药信息化资源，为公众提供网上个人健康档案、医保医药信息、医改政策等信息查询和病患预约挂号等服务。"健康三明"平台上还专门开设了"开药排行"专栏，定时通报全市所有县级及以上公立医院医务人员的门诊次均费用、出院人均费用、药品总金额等排名情况，使全市医务人员真正在阳光下执业。

（八）创新专业公共卫生机构薪酬制度，落实医防融合

随着经济社会发展和人口老龄化加剧，慢性传染病已经取代急性传染病居于疾病谱的首位，公共卫生机构应根据人群健康问题的特点进行服务模式和服务理念的变革，才能更有效地提高全民健康水平和素养。但是，公共卫生机构属于典型的公益一类事业单位，实行全额预算管理制度。因为机构性质的原因，许多公共卫生服务没有设置收费项目，且收到提供服务的报酬以后也难以具体发放到提供服务的公卫医师个人，因此公共卫生机构一般只提供最基本的或是文件或政策规定的公卫服务。在这样的制度下，能够保证公共卫生事务的正常开支及机构公益性，却使机构缺乏活力，不能根据环境变化调整自身职能和服务方式，降低了工作人员主动提供公卫服务的积极性和创造性。如图12所示，三明市从2017年起就将专业公共卫生机构纳入总体性改革的范围，首先对妇幼保健院、皮肤病医院和精神专科医院实施党委书记（院长）年薪制和医护全员年薪制，将政府对公共卫生机构的治理目标以"领导责任—全员参与—绩效考核"的方式层层传导至机构全员。

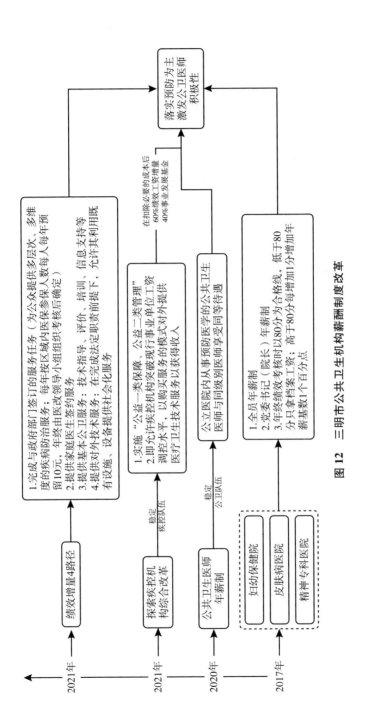

图 12　三明市公共卫生机构薪酬制度改革

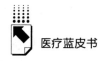

从 2020 年开始，三明市为稳定医院中的公卫医师队伍，使公立医院从事预防医学的公卫医师与同级别医师享受同等年薪待遇。在疾病预防控制中心，三明市也开始探索实施"按公益一类事业单位保障、按公益二类事业单位管理"的薪酬制度，允许疾控机构突破现行事业单位工资的调控水平，从四条新路径以购买政府和社会服务的方式对外提供公卫服务以增加收入。在完成机构基本职责的基础上，在扣除必要成本之后创造的结余收益 40% 纳入事业发展基金，60% 可用于增量绩效的发放（詹积富，2021e）。

五 三明医疗管理体系的改革成效

（一）建立了高效有力的医改领导体制和组织推进机制，理顺"三医"管理体制

只由一位政府负责同志统一分管医疗、医保、医药工作，将医改工作纳入政府目标管理绩效考核，才能带动全局形成强有力的推进机制。三明市全部落实公立医院政府投入责任，化解符合规定的公立医院长期债务，改变了过去多个领导分管公立医院的"九龙治水"问题，在政府管理体制、收入分配机制、补偿机制、药品采购配送机制、院长考核评价体系、医疗资源配置等方面进行综合改革。

三明市按照"腾笼换鸟"的思路和腾空间、调结构、保衔接的路径，深化"三医"联动改革，实行药品耗材联合限价采购，将腾出的空间在确保群众受益的基础上，重点及时调整了医疗服务价格，建立动态调整机制，优化医院收入结构，建立公益性运行新机制。公立医院的诊察、护理、手术治疗、药事服务费等医疗服务性收入由 2011 年的 3.11 亿元（约占总收入的 18.4%）增加到 2020 年的 13.04 亿元（约占总收入的 41.45%），医院总收入的"含金量"翻了一番；药品耗材收入占比由 60.08% 下降到 32.51%，减少了近一半（詹积富，2018）。

（二）医务人员的薪酬收入大幅度提高，人才队伍稳定增强

改革后，三明市 22 家县级及以上医院职工收入大幅提升，提升幅度高于同级别地级市。工资总额提升为改革前的 4 倍多；人员经费占医疗费用的比重提高，在岗职工平均年薪大增。其中，医师平均收入增加 2 倍，最高年薪 2020 年达 59.8 万元；技师平均收入增至原来的 3 倍，药师平均收入由 3.8 万元增至 10.44 万元；护师平均收入由 3.93 万元增至 10.67 万元；行政后勤人员平均收入由 3.2 万元增至 9.25 万元（詹积富，2021c）。

实行全员年薪制，并没有像某些用心不良的传闻所说的那样造成大量医师外流。相反，阳光收入和高工资稳定了人才队伍，也吸引了更多更优秀的医学人才到三明安家。三明市公立医院实行了人员招聘的编制备案制，医院有了更多的自主权，简化了招聘流程，提升了招聘效率。2012~2020 年，三明全市医疗卫生单位共招聘 4906 人。在调入和新录用的人员中，有博士 3 人、硕士 175 人、本科 2228 人、大专 2500 人；调出人员 215 人，其中主任医师 17 人、副主任医师 65 人、主管医师 133 人。可以发现在改革后三明市的卫生人才队伍在不断壮大和充实（詹积富，2021c）。

（三）医学回归本质，公立医院回归公益性质，人民群众负担减轻

三明市的全员年薪制替换了"做大量做大收入"机制，以公立医院党委书记（院长）年薪制将政府治理以领导责任和管控年薪总额的方式传导至全院；以医师、技师阳光年薪制切断医院科室收入与工资收入的直接联系，激发了医生的健康执业行为；以"工分制"创新内部分配制度，兼顾了医院运行的公平与效率。

2012~2020 年，三明市县级及以上公立医院医药总收入年均增长率从改革前的 16% 以上降至 6.57%，节约了 110 多亿元医疗总费用，也就相当于为群众和医保基金节省了 110 多亿元的经济负担，人民群众负担显著减轻（詹积富，2021g）。

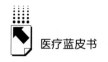
（四）医院财务运行平稳，改革可持续性强，具有较高的借鉴价值

三明市的医疗管理体系改革在医院职工工资总额大幅度增加的情况下，医院财务运行还保持平稳。虽然取消了药品加成，公立医院面临政策性亏损，但三明采取了挤压药品耗材价格虚高水分、规范诊疗行为、堵住浪费等方法，调高的医疗服务价格主要由医保基金承担，体现了医务人员劳务技术价值。通过改革，2020 年全市县级及以上公立医院药品耗材费用仅为 10.23 亿元，9 年仅增加 0.08 亿元；而通过动态调整医疗服务价格，共转移增加医院医疗服务性收入 57.39 亿元（詹积富，2021c）。

2014 年，全市 22 家县级及以上医院首次转亏为盈，2017 年，累计结余 20.79 亿元（詹积富，2021f）。医院运营的收支结余来自效率提高、成本管控得当，而医保基金的结余则来自医疗行为的改善，医务人员从患者利益出发，真正履行健康代理人的责任为患者选择有效而又便宜的诊疗方案，这两项结余为提高医务人员合理收入奠定了基础。

（五）健康管护组织落实大健康理念，分级诊疗卓有成效

三明市建立了健康管护组织并按人头打包医保基金，从制度上落实以健康为中心的医保支付和组织变革，把医保基金从"只管医疗"转变为"为医疗和健康管护买单"，形成针对不同阶段健康影响因素且分类施策、综合防治的全人群全生命周期健康管护制度，提高基金使用的健康效益。在打破了原先不合理的基层医疗卫生机构薪酬制度的基础上，通过打通编制内外人员的使用界限，实施"财政保基本、服务增绩效"的目标年薪制，既保障了基层人员的基本收入又能促使其提高服务效率和质量，走出"不愿干、不想干"的怪圈，最终变成"能干事、爱干事"。改革前，2011 年三明城镇职工医保患者转外就医住院人次为 4697 人次，占 7.34%；改革后，2020 年转外就医住院人次为 4882 人次，占 6.2%，转外就医比例下降 1.14%（詹积富，2015）。

六 三明医疗管理体系改革的启示

起始于 2012 年的三明医改给了我们诸多启示，通过"堵浪费、建体制、设机制、立体系"构建了新时代健康保障体系。

（一）医改是政治性的系统工程

综合考察三明医改涉及的各个利益相关方，关系纷繁复杂，改革过程环环相扣，缺一不可。专家能解决技术问题，但对政治问题无能为力。三明的经验表明，体制的问题要用体制改革来解决；三明建立了大的医保局，"三医联动"才成为可能；三明成立了大部制形态的医改领导小组，"三医联动"机制才能动起来。如果没有体制层面的行政改革，其余的医改技术层面的改革就都是在演戏。因此 2021 年 12 月，国务院医改领导小组秘书处发布的最新通知中，将"由党委和政府主要负责同志（双组长）或其中一位主要负责同志担任医改领导小组组长"和"由一位政府负责同志统一分管医疗、医保、医药工作"两项内容明确写入改革考核指标。

三明医改启示，首先必须设立一个在诸多利益相关者中享有较高合法权威的联系人作为总协调人，建立令行禁止、政令畅通的部门联动机制，才能保证改革顺利进行；如果让平级的卫生行政管理部门担任改革的推动者，从行政管理的角度看注定是困难重重的，最终会流于形式。例如，将年薪制逐步从书记、院长、总会计师延伸至所有医生、护士，是将政府治理职责压实至医院内部、让医药费用与医务人员收入完全脱钩，使医疗行为回归本质，建立医患双方同向激励的必需措施；而动态提高医疗服务价格、在完成政府布置任务的前提下可以从社会服务和医保基金结余中获取奖励性绩效，则是使用市场手段提高医疗供方积极性的有效手段。

（二）医改须步步为营，抓住窗口期，讲究策略和方法

各地的医改不能掌握三明医改的精髓进而复制，主要原因在于"只腾

笼不换鸟"。在解决体制问题、获得行政支持之后，医改要解决的就是技术性的问题。"取消药品加成、提高医疗服务价格"措施看似简单，却有较多技术问题需要解决：一是医疗服务价格调整的空间都来自哪里，是否只来自降低的药品耗材价格？二是怎么测算具体的调价空间，简单以药品耗材价格下降节约的金额是否可行？事实上，调价的空间并非仅仅来自药品耗材价格下降而节约的空间，还来自医保支付方式改革腾出的空间，甚至含医保基金结余的空间。测算实际调价空间时，不能简单地以药品耗材价格下降而节约的金额作为调价空间，而是要通过医保基金运行分析报告，综合考虑各方面影响因素，来确认调价的实际空间。三明医改团队通过对全市 22 家医院的调查摸底分析，提出调整初步方案，再运用大数据分析，筛查遴选项目，精密设计数据取数及测算，制定医疗服务价格调整范围、调整幅度以及如何调整。在市委、党委会上提供科学精确的调价方案以供讨论，最后才有 10 年来 9 次调价的动态调整状况，为年薪制的实施奠定了基础。

2021 年 6 月，《国务院办公厅关于印发深化医药卫生体制改革 2021 年重点工作任务的通知》（国办发〔2021〕20 号）明确要求推广三明市医改经验，强化改革系统联动，通过推进药品耗材集中采购、深化医疗服务价格改革、深化人事薪酬制度改革、落实"两个允许"要求，合理确定、动态调整公立医院薪酬水平，推进医保支付方式改革和推动公立医院高质量发展，促进优质医疗资源均衡布局，统筹疫情防控与公共卫生体系建设，继续着力推动把以治病为中心转变为以人民健康为中心，着力解决群众"看病难、看病贵"问题。

参考文献

1. 安庆贤、胡明杰：《互惠性偏好视角下医患委托代理模型研究》，《北京航空航天大学学报（社会科学版）》2021 年第 4 期。
2. 鲍玉荣、英立平、唐斯斯、鲍颖慧、姜琳琳、朱士俊：《系统论、博弈论及协同论视角下医疗与医保体系的关系及优化建议》，《中华医院管理杂志》2021 年第 8 期。

3. 福建省医保办课题组、詹积富、梁步腾、余增长：《福建医保支付方式改革的理论与实践研究》，《经济研究参考》2017 年第 59 期。

4. 胡为雄：《〈矛盾论〉的原文本与毛泽东在 1950 年代的修改》，《毛泽东邓小平理论研究》2021 年第 9 期。

5. 刘婷婷：《毛泽东〈矛盾论〉的理论要义和价值意蕴》，《品位·经典》2021 年第 23 期。

6. 《毛泽东选集》（第一卷），人民出版社，1991。

7. 苏强、陈淼：《基于委托代理理论的医疗激励契约研究》，《运筹与管理》2021 年第 7 期。

8. 徐溢涛、贾德清：《博弈论视角下的医疗联合体发展路径研究》，《江苏卫生事业管理》2022 年第 2 期。

9. 杨长青：《医疗服务价格改革进入实质性博弈深水区》，《医药经济报》2021 年 9 月 6 日。

10. 詹积富：《福建三明：牢记新嘱托　医改再出发》，《中国卫生》2021a 年第 12 期。

11. 詹积富：《看三明医改数字答卷》，《健康报》2021b 年 5 月 31 日。

12. 詹积富：《三明市公立医院薪酬制度改革探索》，《中国卫生人才》2021c 年第 11 期。

13. 詹积富：《三明医改：迈入治未病新阶段》，《中国卫生》2019 年第 10 期。

14. 詹积富：《三明医改的过程、经验和成果》，《福建党史月刊》2018 年第 7 期。

15. 詹积富：《三明医改瞄准哪些"新靶标"》，《健康报》2021d 年 11 月 1 日。

16. 詹积富：《三明医改如何激励疾控人员》，《健康报》2021e 年 12 月 2 日。

17. 詹积富：《三明之道：五大改革成功控费》，《中国卫生》2015 年第 11 期。

18. 詹积富：《我亲历的三明医改》，《健康报》2021f 年 7 月 1 日。

19. 詹积富：《以人民至上的理念推进公立医院改革——以三明医改为例》，《行政管理改革》2021g 年第 12 期。

20. 张旭雷：《基于委托代理理论的医师激励机制研究》，《中国经贸导刊（中）》2020 年第 6 期。

B.9
医保管理体制改革：
发挥医保基金保障效应

谢　谦*

摘　要： 医保基金是保障我国医疗体系平稳运行的经济基础，是关乎国计
民生、社会稳定的一项重要制度设计，其运行和监管情况受到社
会各界广泛关注。然而在实际的医保基金管理和运行中，存在监
管法律制度不健全；控费机制不合理，骗取、套取医保基金现象
严重；使用和管理不科学；城镇职工医保制度存在缺陷；付费方
式有待进一步完善等问题。多年来，三明市对传统医保制度进行
整合优化，有效解决医保制度分割、权责分离、"三医"改革脱
节等问题。通过"三保合一"理顺医保管理体制，采用"招采
合一"的方式发挥医保机构在药品采购中的主导作用，同时推
进医保支付方式改革；开展第三次精准补助、推进医保便民惠民
等做法发挥了医保基金的保障作用，为我国未来医疗体制改革提
供了思路。

关键词： 医保基金　监管体制　医疗保障

一　我国医保基金管理体制改革历程

医疗保障是重要的民生工程。从新中国成立到 20 世纪 70 年代，应该说

---

* 谢谦，经济学博士，中国社会科学院经济研究所副研究员，主要研究方向为国际经济学、公
共经济学。

是我国医疗保障制度的起步阶段，建立了劳保医疗和公费医疗制度。改革开放后，我国经济社会发展取得了长足的进步，市场经济制度逐步完善，原有的医疗保障制度已经不能适应社会各类主体对医疗服务的需求。1998年，国务院颁布了《关于建立城镇职工基本医疗保险制度的决定》，指出建立城镇职工基本医疗保险是为了满足职工基本医疗需求；明确了城镇职工基本医疗的覆盖范围、缴费办法和缴费标准；要求建立基本医疗保险统筹基金和个人账户，划定了统筹基金和个人账户各自的支付范围；提出了基本医疗保险基金的筹集、管理和支付的主体和权责，健全了基本医疗保险基金的管理和监督机制；确定了基本医疗保险的服务范围和标准。1999年国务院印发了《社会保险费征缴暂行条例》，从征收制度层面明确了基本医疗保险费的征缴范围，并对征缴主体登记、征缴时限等具体流程进行了约束，为我国社会保险相关费用的征缴提供了法律依据。

2003年，针对农村人口，我国开始建立新型农村合作医疗制度（简称新农合）。2007年，针对城镇非就业人口开始建立城镇居民基本医疗保险制度（简称城镇居民医保）。新农合和城镇居民医保对于满足群众基本医疗保障需求起到了重要的作用。但是重复参保、待遇不够公平等问题也逐渐暴露出来。为此，党中央、国务院明确提出整合城镇居民医保和新农合，建立统一的城乡居民基本医疗保险制度。明确统一覆盖范围、筹资政策、保障待遇、医保目录、定点管理和基金管理，同时优化医疗保障筹资和待遇保障政策。

为了进一步建立健全社会保障体系，2010年，国家颁布实施了《社会保险法》（简称《社保法》）。该法首次将国家社会保障特别是医保基金的重大实践和战略部署上升到法律层面，应该说在一定程度上改变了医保基金运行和监管长期"无法可依"的局面，极大地促进了我国医疗保险基金制度的发展。《社保法》对职工基本医疗保险的缴纳主体、新型农村合作医疗制度、各类医疗保险的待遇水平、医保基金的支出范围等进行了界定。客观地讲，《社保法》中关于医疗保险基金的运行和监管方面的规定相对宏观，没有提出更为细化的法律依据。至此，我国基本建立了与社会主义市场经济

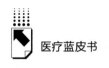
体制相匹配的覆盖全民的医疗保险制度。

国务院进行机构改革，意味着相关部门的政府职能转变和职责关系的明确。为了统筹医保基金管理，改变长期以来存在的医保基金碎片化、职权分散化等问题，使医保基金成为有力的基于市场机制的医疗资源配置主体；同时进一步发挥医保管理部门的作用，平衡、协调改革带来的对既有利益的冲击。2018年3月，十三届全国人大一次会议表决通过了《国务院机构改革方案》，组建国家医疗保障局（简称国家医保局）。从国家医保局的主要职责和机构设置情况来看，系统集成了拟订医疗保障筹资和待遇政策、统筹城乡医疗保障待遇标准、医药服务管理、医药价格和招标采购、基金监管等职能。国家医保局的成立符合新形势下国家医疗保障体系健康发展的要求。

为了摆脱我国医保基金使用和监管方面长期没有法律层面细节条例的局面，2021年国务院颁布实施了《医疗保障基金使用监督管理条例》，从适用范围、医保基金的使用、医保基金的监督管理和相应的法律责任等方面，明确了医保基金的使用范围及相关监管主体的权利和义务。这对保障医保基金的安全高效使用起到了至关重要的作用。

2020年2月25日，中共中央、国务院印发《关于深化医疗保障制度改革的意见》，明确强调增强医疗保障的公平性，首次指出充分发挥医保基金的战略性购买作用，提高医保治理法治化、标准化、智能化水平。通过"三医联动"改革，坚持全面覆盖、分类保障，统一相关医保目录，规范医保支付政策，守好用好广大人民群众的"保命钱"。

二 医保基金运行和监管的理论基础

（一）大数法则理论

大数法则又称大数定律，是概率论重点核心理论之一，即随机序列中变量的算术平均值会向变量的期望算术平均值收敛，其对应的具体现象表现在：样本数量越多，则其平均值就越趋近期望值。保险行业的数学基本理论就是依据大数法则建立的。因为保险中承保的危险单位或个体的数量和保险公司的损失概率的偏差呈现负相关关系，所以可以通过观察保单中大量风险单位，特别是收集众多个人特定信息，估算损失概率，确定相对精确的保费区间。大数法则的应用需要良好的社会信用环境和信息的透明度（消除信息不对称问题）。

我国的医疗保险制度也是基本遵循大数法则理论建立的，特别是国务院2016年发布《关于整合城乡居民基本医疗保险制度的意见》后，建立全民医疗保障制度有了法律法规的支撑。开始充分使用大数法则提升参保的比例，筹集医保基金，进一步增强医保基金的普惠和风险抵御作用。不可否认的是，大数法则的应用在我国医疗保险基金领域也面临挑战，包括参保比例的上限也就是医保基金总体有限性和广大居民医疗服务支出不断扩大；医保统筹主体之间整体利益和局部利益需要优化；医保管理部门控费和医院医保费用支出存在矛盾等。随着我国医疗体制改革的深入以及各参与主体体制机制关系的理顺，相关问题正在逐步解决。

（二）风险管理理论

风险管理是由美国宾夕法尼亚大学的施耐德教授于1955年首次提出的，其核心内容是指管理主体（包括个人、家庭、各类组织）以最小的成本代价获取最大收益或者安全保障的行为过程。风险管理普遍应用于企业运行、金融投资、研发创新等领域，目的是将风险造成的不良影响降至最低。经典的风险管理过程包括风险识别、风险评估、风险控制和风险调整。随着风险管理理论在各个领域（特别是在企业管理领域）的广泛应用，其内涵和外延不断丰富，基本形成了一套相对完备的理论体系。

风险是对于未来不确定性的刻画，风险管理应用广泛，但其在现代金融投资领域的研究内容和进展更为丰富。Markowitz（1952）首次将风险定量化，并提出证券投资领域的重要问题——资产组合。"风险分散"是资产组合理论的核心思想，即通过有效的分散化决策选择最优组合的方式。随后该思想在资产配置理论、资产定价模型和期权定价理论等方面不断完善发展。

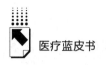

20世纪90年代开始，风险价值管理方法被提出，随后整体风险管理理论克服了风险价值管理理论的缺陷，将金融风险管理中的价格、概率、偏好三个要素综合起来进行系统决策。亚洲金融危机之后，全面风险管理的思维不断加强，风险管理的关注点也从单个业务的单个风险管理的基础上更加强调风险管理的整体性和系统性。

医疗保险对于个人来讲也是一种风险管理方式，为了应对未来身体健康程度的不确定性，将风险转嫁给保险机构。参保人在参保期因为疾病产生医药服务费，将按照统筹基金有关规定进行支付。当然在医保基金的运行和监管方面，风险管理思维的重要性也是不言而喻的。医保基金的运行也面临基金收入和支出不匹配、业务经办人和参保人存在道德风险等挑战。只有充分理解和运用风险管理理论，积极发挥风险预警和防控的系统化思绪，才能保障医保基金的合理健康运行。

（三）政府规制和绩效评估理论

政府绩效管理和评估是指政府自身或者第三方机构对于政府的决策和管理行为所产生的社会和经济影响进行评价测度。政府绩效管理对系统性的管理机制变革提供依据。对政府绩效进行评估，一方面可以有力地监督政府的行为；另一方面有利于提高政府的行政效率。

医保基金是关系国计民生的重大问题，更是老百姓的"保命钱"。对于医保基金的运行进行绩效管理和评估的重要性不言而喻。目前我国还没有形成完善的医保基金绩效评价制度。制定科学的绩效评估指标，从经济性、效率性和公平性等角度提高政府管理绩效水平，对于我国医保基金的健康发展至关重要。

三 我国医保基金管理、运行存在的问题

我国医保基金运行监管制度随着改革开放的不断深入逐步建立起来，其管理水平不断提高，监督管理的手段也逐步丰富。但是，随着医疗体制机制

改革的深入，逐渐扩大的医保基金覆盖范围以及不断扩大的基金规模同时给医保基金监管带来了新的问题。

（一）医保基金监管制度有待完善

2021年国务院颁布实施的《医疗保障基金使用监督管理条例》弥补了我国医保基金监督管理的法律空白。国家层面非常重视医保基金监管长效机制的建立，对于医疗机构及个人的欺诈骗保行为坚决查处，该项工作已经由相关监管部门的日常监管业务上升到国家层面重大政治问题。一方面，相关部门采取各种方式打击欺诈骗保行为效果显著；另一方面，医保基金监管在不同程度上还存在各监管部门职能重叠交叉、职责界定模糊的缺陷。与此同时，对于医保基金违规违法使用的追责机制不健全，政府行政管理和绩效评估机制缺失，从而难以全面保证基金运行和监管的公平性及有效性。此外，医保基金监管作为世界性难题，其运行机制本身也增加了监管的难度，具体体现在医保基金的第三方付费方式和医疗领域信息不对称、医疗资源的供给和医保支付的分离等方面。

（二）控费机制不合理，存在骗取、套取医保基金现象

当前，医疗定点机构是医疗保险基金的支付主体，其责任意识和自我管理能力决定了医保基金的支付规范性和有效性。医疗服务的信息不对称和道德风险等客观上容易导致过度医疗、挂床住院等欺诈骗保现象。我国医保基金控费总体效果不理想。

现阶段，我国采用以地域为单位"分级分灶吃饭"的医保模式。各地方的医保基金在征缴和支出方面存在一些问题。部分医疗机构为了追求自身利益最大化，存在欺诈骗保的情况。2021年国家医保局联合国家卫生健康委和国家中医药管理局对全国29个省份的68家定点医疗机构医保基金使用情况开展飞行检查，发现的主要问题有：重复收费、超标准收费、分解项目收费，串换药品、医用耗材、诊疗项目，违反诊疗规范过度诊疗、过度检查、超量开药、重复开药，将不属于医保基金支付范围的医药费用纳入医保

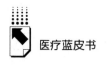

基金结算，分解住院、挂床住院，超医保支付限定用药、无资质开展诊疗服务、药品耗材进销存不符、虚记收费。

（三）医保基金使用和管理不科学，仅限于支付医疗费用

现阶段，根据我国医保基金使用和支出的相关规定，医疗保障基金专款专用，任何组织和个人不得侵占或者挪用。医保基金仅限用于看病医疗，而不能用于医务人员和健康管护。这在一定程度上助长了不正确医疗行为，造成医疗费用大幅度增长和浪费。因为医疗机构在原有运行机制的驱使下期望有更多的病人，从而提供更多的医疗服务，进而获得更多的经济效益，这是导致过度医疗、医保基金支出增加和医疗费用浪费的重要原因之一。与此同时，在就医市场化的选择机制下，患者的趋高就医行为致使大医院双虹吸动力强劲，引致医疗资源错配加重、有序就医的分级诊疗难以实现。要扭转或改变这些不合理的现象，就需要发挥医保基金的杠杆调节作用，具体而言，就是可以把医保基金按人头年度打包支付给健康管护组织，让医务人员的医疗价值取向与老百姓的利益诉求同向而行，所得到的收益大于二者不完全吻合甚至相悖时所得到的利益，才能让医务人员以人民健康为中心，做到"左手做预防，右手下处方"，从而提升医保基金的使用效益。

（四）城镇职工医保制度存在缺陷

依据现有的医保基金缴纳和支付制度，参保人自退休之日起，不再缴纳医保费用，随着我国人口老龄化进程的加快，医保基金的缴纳基数不断下降。现阶段我国退休人员的年度基金使用规模已经大幅超过在职人员。2021年人力资源和社会保障部公布的《人力资源和社会保障事业发展"十四五"规划》指出：人口老龄化程度持续加深，"十四五"期间新退休人数将超过4000万人，劳动年龄人口净减少3500万人，社会保障制度的可持续发展面临挑战（郭晋晖，2021）。人口老龄化进程的加快，必然导致现有政策下我国医保基金缴纳基数、总额的减少和支出额度的不断增加，从而增加我国医疗保障体系的财务风险。此外，医保个人账户的存在在一定程度上降低了统

筹保障功能，特别是退休人员还以退休金为基数按一定比例从统筹基金划拨到个人账户。为此，2021年颁布的《关于建立健全职工基本医疗保险门诊共济保障机制的指导意见》明确规定，用人单位缴纳的基本医疗保险费不再划入参保人员的个人账户而是全部计入统筹基金。加之地区之间城镇职工医保赡养比例的差异非常大，在一定程度上导致了医保待遇的区域间不公平，同时对于异地就医的医保结算也是个不小的考验，所以积极推进省级层面的统筹成为当下新的改革目标。

（五）支付方式改革有待完善

医疗服务价格规制理念的演变依次经历了从强调可及性与成本补偿、成本控制与激励到当前的关注医疗质量、安全与医治功效。价格规制理念演变的直接体现是支付方式的不断变化，从当初的后付制，到后来的预付制，现在强调后付制与预付制混合以及基于功效支付等新型支付方式。支付方式演变背后映射出医疗规制者用于设计支付方式的信息来源的演变：始于基于服务项目特征信息的后付制，后经基于服务者、服务项目和患者多方特征信息的预付制以及后付制与预付制的混合，当前趋于基于患者特征信息的按功效或结果支付。过去按项目付费是一种市场化、商业化的付费方式，按病种付费是一种市场规制的付费方式，能够通过规制监管来抑制医疗费用虚高，但作用有限，因为费用高低的核心和根本都取决于药品耗材的真实成本和医疗服务价格合理性。按功效或结果支付是政府主导下的市场规制性的付费方式，它对医疗机构的医疗服务行为和患者的就医行为都具有较强的引导性，具有医疗服务质量提升、患者更加注重健康、有序就医的鲜明导向性。

四 三明医保管理体系改革实践

三明市在落实党中央、国务院关于深化医药卫生体制改革的决策部署的前提下，坚持问题导向，以公立医院为重点，开展"三医联动"综合改革。经过多年努力，三明医改取得了显著成效，通过体制机制创新，在一定程度

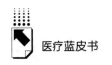

上解决了我国医疗改革过程中面临的难点问题。党和国家领导人多次听取三明医改经验，并多次做出重要指示。医保在整个医疗服务体系中既连供方又连需方，是推动医改的"主引擎"。三明市紧紧抓住这个"牛鼻子"，对传统医保制度进行整合优化，有效解决医保制度分割、权责分离、"三医"脱节等问题，初步建立了基本医保、大病保险、医疗救助、扶贫叠加保险、第三次精准补助、应急救助以及商业健康保险和社会慈善等保障制度有序衔接、协同互补、一站式结算的机制。

（一）实现"三保合一"，理顺医保管理体制

长期以来，我国的医疗保险体系由城镇职工医保、城镇居民医保、新农合（简称"三保"）构成，并且由不同部门管理，从而导致职能分散，缺乏系统集成的改革思维。多头监管、业务交叉重叠导致医保基金使用效率低下，部分省份还面临城镇职工医疗保险入不敷出的局面。在此大背景下，三明市充分授权，给予医改领导小组高度的决策自主权，实行垂直管理，率先进行了组织机构改革，整合"三保"，成立医疗保障基金管理中心（简称医管中心），建立了统一高效的医保新体制。随着三明市医疗保障基金管理中心的成立，医保相关工作职能也进行了调整，整合医保基金的运行和管理、药品集中采购、医疗卫生服务价格确定、医护人员行为监管等功能，成为三明市"三医联动"改革的重要平台和抓手。在县级及以上公立医院设立医保服务站，开展政策咨询、医保服务等。统一参保范围、药品诊疗目录、费用标准，由此解决长期以来城镇职工医保、城镇居民医保和新农合由人社和卫生部门分别经办造成的重复参保、政策执行不一致、管理成本较高、资金使用效益低等问题。

（二）实行"招采合一"，发挥医保机构在药品采购中的主导作用

医疗机构药品采购方面存在的种种问题是我国医保基金控费效果不理想的重要原因。集中带量采购，一方面，可以在很大程度上提高谈判的话语权，降低药品采购价格，有效缓解药品价格虚高局面，从而减少医保基金支

出；另一方面，可以营造公平、公开的营商环境，促使医药企业的关注重点从和医疗机构跑关系、拉业务转移到产品质量提升和价格竞争上来。三明市医管中心成立后，将药品采购职能引入并从管理机制层面进行创新。医疗机构将用药的需求报送医管中心，由医管中心进行药品的统一采购并进行支付。这样的做法在医院和药品供应企业之间建立了隔离墙，切断了他们之间的采购和资金往来，同时发挥了医保在药品限价采购、价格谈判等方面的重要作用。

（三）推进医保支付方式改革，探索推行医保打包支付

为克服医疗服务市场失灵问题，基于医疗服务提供者、服务项目和患者特征信息所制定的各种医疗服务支付机制，确实能诱导服务者采取或规避不同的行医行为。医保支付方式的核心机制是价格控制，能够规范医疗服务各参与主体的行为，合理配置医疗资源。科学的医保基金支付方式，不仅可以提高医保基金的使用效率，还可以合理控费，降低医保基金的财务风险。按照付费与接受医疗服务的先后顺序，医保基金的支付方式可分为预付制和后付费制。按服务项目支付属于典型的后付费制度，按总额支付、按人头支付、按病种支付、按疾病诊断相关分组（DRG）支付等方式属于预付费制度。不同医保支付方式的主要优缺点见表1。

表1 不同医保支付方式的主要优缺点

支付方式	优点	缺点	提升空间
按服务项目支付	提供服务的激励强	医疗支出不可预测；成本攀升；政策实施成本较高	
按服务项目支付（固定单价）	提供有效服务的激励强；辅以总额预算帽能显著提高服务效率	医疗支出不可预测；成本攀升（来自供给诱导需求）；政策实施成本很高	通过为总额支出帽设定极限范围并适时调整单价以维持总支出不超出范围
逐项支付	允许中央强有力的控制，尤其是当地方医疗管理层弱小时；医疗支出可预测	缺乏提供有效服务的直接激励；可能服务供给不足；固定资源使用，直接阻碍效率提升	在固定生产要素约束下监控，提高资源最佳使用的效果

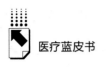

续表

支付方式	优点	缺点	提升空间
按总额支付	医疗支出可预测;政策实施成本低;允许资源有效利用	缺乏提供有效服务的直接激励;可能服务供给不足	监控绩效水平并提供基于绩效的激励(即将总预算与绩效、红利挂钩)
按人头支付	医疗支出可预测;政策实施成本适中;提供有效服务的激励强;消除供给诱导需求现象	提供者包揽经济风险使其可能倒闭;只接收低风险患者而拒诊高风险的重度患者;服务总体供给不足	只对低风险患者采用;调整按人头支付机制以体现就诊患者的总体风险;采用合约保证服务供给
按病种支付	提供有效服务的激励强	医疗支出不可预测;政策实施成本较高;提供者有激励在病种类内选择低风险患者;不太适合住院患者	采用更细致的病种分类;采用混合支付系统

资料来源:根据相关资料整理所得。

三明市在医保基金支付方面进行了很多尝试和创新。一是对医疗费用实行总额控制,将公立医院医药总收入的年度增长率指标纳入政府相关部门对医院主要领导的年度考核指标体系。二是从2016年开始进行按疾病诊断相关分组收付费方式改革,并于2017年成为国家改革试点城市,不断增加病种组数,并将支付范围扩大到医保基金个人账户部分。三是将按疾病诊断相关分组支付方式纳入公立医院的考核指标体系,并与医院领导的工资薪酬挂钩。三明市医保支付方式的改革秉承系统化思维,提高了医保支付的规范化和透明度,进一步推动了医疗服务的精细化管理。

三明市以实施"全民健康四级共保"试点工程为基础,积极研究探索医保支付方式改革,发挥医保基金引擎作用,坚持"四个明确"(即明确健康管护主体、明确健康管护对象、明确健康管护责任、明确健康管护主体的经济利益)基本原则,实行"总额包干、超支不补、结余留用"制度,采取"一组团、一包干、两确定"机制,引导医疗服务从"治已病"向"治已病与治未病并重"且最终向"以健康为中心"转变,促进"小病在社区,康复回社区"诊疗机制的形成,降低医疗成本,实现服务模式升级。2019年12月,印发《关于进一步完善基本医疗保险基金包干工作的通知》(明医改组〔2019〕9号），明确参保人员可以自主选择健康管护组织，实行"钱随人走"原则，以参加管护组织的参保人数作为医保基金包干经费结算依据。此外，为支持社会力量提供多层次、多样化医疗服务，还在民营定点医疗机构实行基金包干政策，即在医保基金中单独划出一定总额用于定点民营医疗机构医保基金的结算，设定医药费用年增长率指标，超支部分统筹基金不予支付。

（四）加大中医诊疗支持力度，促进健康管护功能发挥

作为中华民族的传统医学瑰宝，中医药在我国悠久的历史进程中对于维护人们身心健康发挥了至关重要的作用。我国非常重视传统中医药的发展，近年来，纳入医保定点机构的中医药机构不断扩大；纳入医保范围的中药品种也在不断增多；积极探索符合中医诊疗方式的医保支付方式。三明市医保基金在国家层面支持中医药发展政策的基础上，做出了新的尝试。一方面，在医保基金报销政策中提高中医药诊疗比例，增加部分中医师诊疗服务费及相关中药饮片药事服务费以调动中医及从业人员的积极性。另一方面，增加中医康复的支付范围和比例，鼓励患者结合自己的病情需要，通过中医药进行诊疗。

（五）开展第三次精准补助，推进医保便民惠民

医疗体制改革对于实现共同富裕的重要作用不言而喻。"看病难""看病贵"问题始终是我国医疗体制改革面临的主要问题。因病致贫、因病返贫的现象还普遍存在。为此，三明市从2015年开始，对于特别困难的患者进行精准补贴。具体做法是，对于上年度医疗总费用超过一定数额的重大疾病患者，在享受现有医疗保险报销政策的基础上，在当年医保基金有结余的情况下，对个人承担的医疗费用进行再次报销，保证个人承担部分不超过30%。在开展医保精准补助的同时，三明市不断尝试打破原有住院治疗和门诊看病的人为界限，探索医保门诊统筹政策。这种做法一方面引导了普通病种门诊就诊；另一方面降低了住院率，减少了欺诈骗保现象。

参考文献

1. 白振菊：《新医改背景下对城镇职工基本医疗保险改革的思考》，《河北能源职业技术学院学报》2011年第3期。
2. 杜创：《动态激励与最优医保支付方式》，《经济研究》2017年第11期。
3. 郭晋晖：《"十四五"新增退休人员将超4000万多项政策工具待启用》，《第一财经日报》2021年7月2日。
4. 林森：《人口老龄化背景下中国职工基本医疗保险制度优化研究》，东北财经大学博士学位论文，2017。
5. 刘晓梅、曹鸣远、李歆、刘冰冰：《党的十八大以来我国社会保障事业的成就与经验》，《管理世界》2022年第7期。
6. 牛菊红：《强化医疗保险基金财务监督探析》，《时代金融》2014年第4期。
7. 许荣庭、沈袁恒：《普惠型医疗保险发展：实践困境与优化方向》，《西南金融》2022年第1期。
8. 曾勤：《医疗保险基金管理存在的问题及对策研究》，《中国管理现代化》2021年第21期。
9. 张玉玺：《我国医保支付方式选择研究》，北京工业大学博士学位论文，2020。
10. 张展新：《持有居住证人口参加城乡居民基本医疗保险：大城市政策差异与"积极省会"解释》，《社会保障评论》2021年第2期。
11. 赵静：《基本医疗保险基金监管研究——以太原市为例》，山西大学硕士学位论文，2018。
12. 郑功成：《全面深化医保改革：进展、挑战与纵深推进》，《行政改革管理》2021年第10期。
13. 郑英：《三明：向全民健康迈进浅论医保基金监督条例下的医院医保内部治理》，《中国卫生》2021年第11期。
14. Markowitz, H., "Portfolio Selection", *The Journal of Finance*, 7 (1), 1952：77-91.

B.10
打造健康管护体系
推进全民全生命周期健康管护

苗艳青　李玫[*]

摘　要：　三明市以实施"六大工程"为抓手，推动三明医改再出发。其中，全民健康管护体系完善工程是三明医改进入以健康为中心的3.0阶段的重要标志。本文基于国内外健康管理理论、生命历程理论等研究框架，分析全民健康管护体系的内涵、体系架构及体制机制。在此基础上，从拓展卫生健康服务与相关产业融合、调动居民主观能动性、研究制定相关行业标准及技术规范等方面提出构建以健康为中心全民健康管护体系的相关建议，并提出三明健康管护体系经验对全国其他地区在优化卫生与健康服务供给内容结构、加强卫生体系内外有效协作、推进体制机制改革等方面的启示。

关键词：　健康管护体系　全民全周期　医防融合

目前，三明医改已进入"以健康为中心"阶段。2021年，三明市印发了《三明市实施"六大工程"推进医改再出发行动方案》。其中，全民健康

* 苗艳青，经济学博士，北京大学经济学院经济学博士后，研究员，国家卫生健康委卫生发展研究中心整合服务与公共卫生研究室主任，硕士生导师，博士后合作导师，主要研究方向为基层卫生政策、医药卫生体制改革、公共卫生体系；李玫，公共管理硕士，原为国家卫生健康委卫生发展研究中心助理研究员，现为西蒙顾和管理咨询（北京）有限公司项目经理，主要研究方向为卫生服务体系、卫生政策、医药战略。

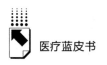

管护体系完善工程旨在实现区域健康管护体系全覆盖，全周期、全过程管好人民健康。全民健康管护组织模式的建立充分体现了为人民群众提供全方位全周期健康服务的理念，立足于国内外健康管护理论及实践，是卫生与健康领域供给侧结构性改革的有益探索。

一　全民健康管护体系的背景

总体上，三明健康管护体系是在充分研究卫生与健康领域的需求变化以及供给侧结构性问题的基础上进行的一系列供给侧结构性改革和体制机制创新的阶段性成果。

（一）卫生与健康领域的需求变化

1. 疾病谱变化：慢性病已成为最主要的健康问题

随着工业化、城镇化、人口老龄化、疾病谱变化、生态环境及生活方式等的变化，慢性病已成为重大公共卫生问题。与此同时，老龄化进程正在加快，对慢性病的综合防控提出更加严峻的挑战。因此，习近平总书记提出，"卫生与健康领域服务的供给应同一定时期人民的健康需求相适应，针对一定时期卫生与健康事业发展的突出矛盾和问题"[1]。不同于新中国成立初期主要关注环境卫生，新形势下慢性病影响因素的综合性、复杂性决定了防治任务的长期性和艰巨性，需要政府、社会、个人的分工协作和共同参与，从而提供公平可及、系统连续的预防、治疗、康复、健康促进等一体化的慢性病防治服务[2]和全生命周期、全方位的健康服务。

2. 健康影响因素变化：生活方式对健康的影响占60%

坚持健康的生活方式能够有效减少重大疾病的发生甚至延长寿命。诸多

---

[1]　国家卫生计生委宣传司：《健康中国2030》，中国人口出版社，2016，第11页。

[2]　《国务院办公厅关于印发中国防治慢性病中长期规划（2017—2025年）的通知》（国办发〔2017〕12号），2017年1月22日，http://www.gov.cn/zhengce/content/2017-02/14/content_5167886.htm。

研究发现，在合适的时间和强度下，改变生活方式能够达到多病共防（治）的目的（国家卫生计生委宣传司，2016）。

由此可见，生活方式既是威胁居民健康的主要影响因素，也是可以成为改善居民健康水平的有效干预措施。因此，生活方式逐渐成为百姓的关注重点。随着人们对健康影响因素的认识不断深入，居民健康需求的关注点已从医疗、环境等因素向饮食、烟酒、生活方式等改善和促进健康的需求转变，从而对卫生与健康服务的提供提出了更加全面的要求（苗艳青等，2017）。

3.需求内容结构变化：更需要健康的维护与管理服务

随着社会经济发展水平的不断提高，居民对健康服务的需求正在从传统的疾病治疗向疾病预防和保健转变，更加重视和追求健康的生活方式，对体检、健康咨询、养老、体育健身、养生美容以及健康旅游等新兴健康服务的需求也在快速增加。随着生活水平越来越高，居民对健康的追求更加多样化和差异化。

（二）卫生与健康领域供给侧面临的主要问题

卫生与健康领域供给侧面临的核心问题在于目前以健康为中心的服务体系尚不完善，卫生与健康领域的工作模式与运行机制仍然以疾病为中心。造成这一核心问题的主要原因包括供给内容、供给主体、体制机制三个方面（见图1）。

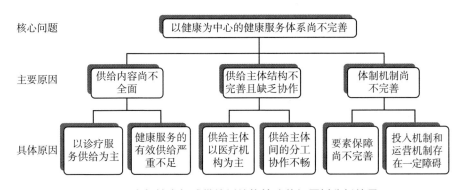

图1　卫生与健康领域供给侧结构性改革问题树分析结果

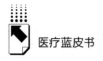

1. 供给内容尚不全面

目前，健康服务的供给内容仍以关注患者的疾病管理为主。具体原因如下。第一，当前卫生服务提供体系仍然以医院的诊疗服务供给为主。卫生服务体系仍然以医院为中心，"十二五"期间，国家投入大量资金进行卫生服务体系建设，其中，65.1%的中央建设资金投给了各级医院，基层医疗卫生机构和专业公共卫生机构仅占中央建设资金的35%；2015年，参合居民90%的住院费用都流向了各级医院（赵美英等，2019）。因此，当居民的健康需求已发生变化时，以医院为主的疾病诊疗服务在所有卫生与健康服务内容中的结构比例需要调整。

第二，卫生服务体系中对于健康管理等健康服务的有效供给严重不足。目前，虽然健康管理服务市场蓬勃发展，但大多数机构只能提供健康管理服务环节上的某一部分内容，如健康体检、健康评估和健康指导等，尚未整合成一体化的健康管理服务提供体系。同时，这些健康管理服务多由社会力量提供，而对于这些健康服务的质量等方面的标准尚不健全。健康市场鱼龙混杂，健康管理服务的有效供给严重不足。

总体上，医疗服务提供模式较为单一，疾病治疗之外的预防、健康促进、康复、健康管理等健康服务供给内容的多元化格局尚未建立，质量、效率有待提高。

2. 供给主体结构不完善且缺乏协作

第一，供给主体以医疗机构为主。目前，健康管理中心、体检中心等机构的数量在迅速增加，健康产业也得到初步发展。但总体上，健康服务的供给主体仍以医院等医疗机构为主。基层医疗卫生服务机构、专业健康管理服务机构、照护机构、康复机构等大健康服务机构数量和服务量十分有限，卫生与健康服务的供给主体结构较为单一，难以形成多样化的健康服务供给格局来满足居民需求。

第二，供给主体间的分工协作不畅。目前医联体迅速发展，但是各机构在分级诊疗中的职责分工、合作方式等仍主要针对疾病高危、治疗、康复阶段，针对居民全生命周期健康维护的职责界定尚不完善，导致许多健康服务内容无法真正落地、发挥作用。各级医疗机构在一些疾病治疗方面相互竞争，造成同质化竞争和功能重叠，而不是相互协作管理居民健康。同时，卫生体系联合体系外的多种服务提供主体共同协作增加健康服务供给的协作模式也尚不健全。

3. 体制机制尚不完善

一是要素保障尚不完善。目前，针对鼓励全生命周期、全方位健康服务供给的人力保障、财力保障、物力保障、创新机制尚不健全，导致潜在的服务供给主体在专业知识及技术人员、资金、商业模式、基础设施等多方面存在诸多障碍，无法形成有效的服务供给。

二是投入机制和运营机制存在一定障碍。市场化、可持续的投入机制和运营机制尚不健全，调动医疗机构、社会资本及机构等参与服务供给的积极性较弱。

2000 年，世界卫生组织提出卫生体系具有恢复、维护和提升健康三大功能（WHO，2000）。而目前，卫生与健康领域的服务供给结构更加侧重于恢复和维护患者的健康，提升全人群健康的功能较弱，导致卫生与健康领域的有效服务供给尚不能满足"人民群众日益增长的多元化、多层次的健康需求"[1]。

二　建立全民健康管护体系的主要历程

2012 年以来，三明市以解决群众"看病难、看病贵"为目标，以"三医联动"为基本路径，大胆推进医药卫生体制改革，让群众有明显的获得感，积累了一套较为完整的医改经验做法。

面对慢性病高发态势给社会和家庭带来的沉重负担，自 2016 年 8 月以来，三明市按照习近平总书记"没有全民健康，就没有全面小康"的重要指示，进一步探索改革新路径，以健康促进和健康管护作为策略，逐步探索全程、闭环、动态、规范管理，提供全周期服务，慢性病并发症的发生率、

---

① 国家卫生计生委宣传司：《健康中国 2030》，中国人口出版社，2016，第 11 页。

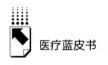

致残率逐年下降,慢性病患者生活质量有所提高。

2019 年下半年,三明市开启了疾控体系综合改革,推动公卫与医疗队伍、资源、服务、信息实现"四个协同",探索建立疾病预防、医疗救治、健康管理"三位一体"的医防协同服务机制(见图2)。

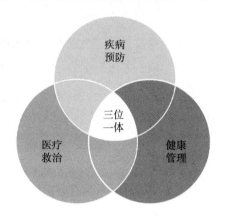

图 2　三明市"三位一体"医防协同服务机制示意

2021 年 9 月 30 日,三明市委、市政府印发《三明市实施"六大工程"推进医改再出发行动方案》的通知,通过实施全民健康管护体系完善工程等"六大工程"进一步推动三明医改再出发,让三明医改继续在全国医改中走前头、做示范,为人民健康提供可靠保障。其中,全民健康管护体系完善工程旨在实现区域健康管护体系全覆盖,总医院真正成为一家人,实现一条心,全周期、全过程管好人民健康。

三　全民全生命周期健康管护的内涵

全民全生命周期健康管护的内涵可以从广义和狭义两个方面进行界定。

(一)广义内涵

广义的健康管护是以"四维"健康观、中医"治未病"理念、生命历程理论等为指导,以维护和促进居民健康为最终目标,对全人群从全方位、全生命周期、全过程开展的生命历程管理（苗艳青等，2017）。其中，全人群包括患者、高危人群、亚健康和健康人群；全方位包括生物、个体、家庭、社区、地区以及国家等不同层面影响健康的因素；全生命周期从个体的备孕期开始一直延续到临终期；全过程则不仅包括患者发病/患病的阶段，同时也包括患者康复后或未发病等健康状态的健康管护服务。

三明健康管护体系将健康管护的对象界定为区域内所有打包管护的参保人员。区域内的人可以自主选择健康管护的主体，健康管护主体之间形成一定的竞争关系，促进医疗机构提高医疗技术水平和服务水平。

第一，三明健康管护体系将服务对象从患者扩展至高危人群、健康人群。服务对象不仅包括患病人群，更关注了健康人群、高风险人群和亚健康人群。不仅针对患者的病灶进行诊治，同时关注影响全人群健康的身体、精神、社会、环境等多方面的健康影响因素。

第二，在界定服务对象及其服务内容时，三明健康管护体系将疾病按科室和理论区分的方式转变为按照生命历程区分。以全生命周期为主线，综合防治胎儿期、婴幼儿期、儿童青少年期、成年人期、中老年期等健康影响因素，有效降低发病率。

（二）狭义内涵

不同于广义的健康管护更强调宏观层面对服务对象、健康影响因素、服务提供的生命时期和范围等内容的界定，狭义的健康管护旨在对健康管护具体操作过程中的内涵进行界定，例如，操作步骤、所需技术、具体内容和组织实施方式等。狭义的健康管护要求健康管护服务要充分依托互联网、物联网等信息技术，发挥好家庭医生团队和居民对个体和群体的主观能动性，开展针对广义内涵中提及的全方位全周期全过程相关健康指标的监测、评估、指导、干预、再评估和连续跟踪等健康服务。具体内容包括为了维护和提升个体和群体的健康状况而开展的健康体检；针对家庭和社区的全面健康状况评估；覆盖个体、家庭和社区信息建立健康档案；从治疗、营养、运动、心理健康、生活方式、健康教育等方面采取的健康干预措施等。

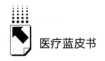

三明市健康管护体系健康管护的责任不仅是治疗，更要对所有打包管护对象的健康负责。基于"以人的健康为中心"这一服务理念，三明健康管护体系服务供给的内容设计充分围绕人和社区的健康需求，服务内容也更加全面、贴合居民的需求。例如，提出"各总医院（医联体）不仅要提供治疗服务，还要提供健康管护、医防融合和医养结合服务等，有效提高群众健康素养水平"。

基于生命历程理论将个体、家庭、社区、地区、国家等不同维度同胎儿期、婴幼儿期、青少年期、成人期、老年期等不同生命阶段相结合的主要特征，三明市制定了全生命周期的服务内容。以全生命周期为主线，综合防治胎儿期、婴幼儿期、儿童青少年期、成年人期、中老年期等健康影响因素。例如，胎儿期加强孕期保健、营养指导、胎儿疾病筛查，有效降低出生缺陷发生率。婴幼儿期重点加强新生儿疾病筛查，为出生缺陷儿童提供有效救治措施，积极引导家长科学育儿、关注儿童营养、生长发育及心理健康的发展。儿童青少年期注重儿童体格和心理行为发育，重点防治"小眼镜""小胖墩""小龋齿"等问题，强化筛查、干预、矫治和指导咨询等，逐步提高全市儿童健康水平。成年期重点防治职业病、心理健康疾病，完善职业病防治法规标准体系，加强常见精神障碍和心理行为问题的干预，力争常见精神障碍防治和心理行为问题识别干预水平显著提高。中老年期重点防治慢性病，开展长期重度失能城镇职工参保对象长期护理保险试点，加强慢性病患者早筛、早诊、早治，确保重大慢性病发病率上升趋势得到遏制。

此外，三明市健康管护服务强化健康教育与健康促进。一是提高全民健康素养。强化家庭和高危个体生活方式、卫生习惯、心理健康的知识科普、服务管理和指导干预。二是加大学校健康教育力度。以中小学为重点，构建教学与活动、课堂教育与课外实践相结合的健康教育模式。三是塑造自主自律的健康行为。制定实施国民营养计划，加强对学校、幼儿园、养老机构等营养健康工作的指导，力争到2025年，15岁以上人群吸烟率降低到20%。四是开展重点人群体育活动。针对青少年群体培养其体育爱好，使其熟练掌握1项以上体育运动技能，并确保学生校内每天不少于1小时的体育活动时间。针对妇女、老年人和职业群体加强科学指导并帮助其积极参与全民健身。对职业群体推行工间健身制度，并鼓励和支持健身活动场地的打造，营造促进健康的良好环境。

总体而言，三明市在界定全民健康管护体系服务对象和服务内容的过程中，从生命历程理论（life course theory）视角出发，强调了不同生命阶段的相关性，既重视个体生命事件发生的关键时点和不同生命阶段的过渡，也强调了生命过程中一系列风险、积极或消极事件或影响的累积效应（Hutchison，2014）。

总体上，广义和狭义的全民全生命周期健康管护内涵均强调了以下几个方面的内容。

第一，2016年全国卫生与健康大会上，习近平总书记强调要倡导"每个人是自己健康第一责任人"。健康管护强调首先是每个人主动管理自己的健康。每个居民既可以通过家庭医生、主动就医等方式获取卫生与健康服务，也可以通过可穿戴设备、智能终端等平台进行数据监控、信息收集、远程医疗等，随时随地维护和提升自身健康素养和水平。同时，在卫生与健康服务的供给侧，政府、社会和个人三方共同完善健康管护服务的内容，从而真正实现人民共建共享。

第二，健康管护服务以人的健康为中心、以家庭为单位、以社区为范围提供预防、治疗、康复、照护等一体化的健康服务（苗艳青等，2017）。这要求健康管护的对象不再仅是关注某个处于患病/发病状态下的个人，还要将视角扩展至亚临床、亚健康以及健康人群；提供的服务不再仅是患者某一患病时期的诊断和治疗，更要覆盖多种不同层次的健康需求和健康危险因素；干预的手段不再仅是针对个体的生理、心理、社会维度的指导，还要统筹考虑家庭、单位、社区、社会环境、自然环境中的健康问题；服务过程中的交流也不再仅是针对疾病的治疗和复发防范等，还应关注保健、健康照护和健康促进等多方面的话题。

第三，健康管护的服务对象的划分需更加系统，从而能够覆盖每个个体以及由相似个体组成的某类人群。首先针对不同生命阶段（如备孕期、胎

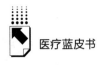

儿、婴幼儿、儿童、青少年、成年、中年、老年）而非仅依靠科室对人群进行划分。在此基础上再根据健康评估结果将人群分类管理。

第四，健康管护要求服务体系有更好的融合和协作模式的升级。医疗服务中关于常见病、多发病的简单治疗和基本公共卫生服务项目不再割裂和分治，要通过全方位、全周期的其他健康管护服务进行融合和连接。因此，健康管护服务要做到防—治—康—管的完全融合（苗艳青等，2017），不仅包括基层各种服务的整合优化，还需要各级医疗卫生机构的纵向整合以及卫生与其他部门的横向整合。

四 构建全民健康管护服务的递送体系

（一）总医院

所谓总医院，就是通过整合县域内所有公立医疗机构，打破行政、财政、人事等方面的壁垒，具有办医自主权，人财物一体化的健康管护主体。同时，通过管理、人才、病种的下沉，建立健全"1个专家医生团队+N个签约服务团队""县级医院高年资主管护师"双下沉医疗服务新模式，推行大村独办、小村联办村所和派驻医生等多种服务形式，提高基层医疗卫生服务的公平性、可及性。

（二）基层医疗卫生服务机构

第一，总医院（医联体）内部实行"一体化运营、同质化管理、均等化服务"，全面提升基层医疗卫生机构的诊疗技术水平。第二，办好标准化基层医疗卫生机构，实施管理、人才、病种"三下沉"，由总医院（医联体）下派管理人员到基层医疗卫生机构担任常务副院长（副主任），连续工作时间不少于2年。第三，办好标准化村卫生所，村卫生所设置应与党群活动中心、幸福院（敬老院）选址邻近，服务人口不足1000人的行政村，可与邻近行政村联办村卫生所，及时为符合要求的村卫生所开通医保报销端口；对人员不足的村卫生所，由总医院（医联体）分院向村卫生所派驻医生。继续推行县聘乡用、乡聘村用管理模式，持续实施大学生村医、定向委培生计划，从编制、待遇、职称晋升方面给予优先考虑，完善村医退出机制。

（三）公共卫生机构

三明健康管护体系还在打破公共卫生和医疗服务分割、脱节的局面，在县乡村纵向融合的基础上，加快推进医疗与疾控、妇幼保健、精神病防治等公共卫生横向融合，开展医防协同一体化服务，初步实现全覆盖健康筛查、全人群健康管控、全过程健康干预目标。

对于公共卫生机构的职能梳理，一是推动疾控机构试点改革。疾控中心探索实施公益一类保障、公益二类管理，打破职责分工界限、医防业务界限和服务收费界限，允许疾控中心在完成法定职责的前提下开展六大类 233 项社会化公共卫生技术服务，并实行新的绩效薪酬制度。在医院设立医防融合办公室，健全疾控机构与医院、城乡社区联动工作机制，实现医防专业人员、业务培训、监测报告、医防资源、考核方式、数据信息"六个融合"。在开展试点改革以来，目前已在全市推开。二是推动专业公共卫生单位改革。通过公立医院综合改革薪酬政策，充分调动专科医务人员参与预防的积极性。

由此可见，三明市以总医院为主体的健康管护组织明确了医院、公共卫生机构协助基层提供整合型医疗卫生服务的职责与定位。总医院不仅以提供居民患病阶段的诊疗服务为主，诊疗服务环节结束后还要及时下转病人至基层医疗卫生机构、社区进行康复、护理等，并应及时更新居民诊疗、服务信息及相关注意事项；专业公共卫生机构以开展针对人群的健康影响因素监测、健康监测、健康教育、健康促进工作为主，为总医院开展有针对性的健康干预提供相关数据与信息支持。形成了总医院内部、医疗及公共卫生机构的职能的整合，形成了健康管护服务的闭环。

需要注意的是，健康管护服务体系并不要求在现有体系外新建一套新体

系，而是优化现有医疗卫生服务体系，对体系中各级医疗卫生机构的职责进行梳理、调整和增加，更加适应新时期下的卫生与健康服务需求。

基层医疗卫生机构是居民健康档案的"汇集点"和健康管护服务的"枢纽"，县域内各级医疗机构通过建立总医院形成良好的上、下联动合作关系，并共同维护、更新相应部分的健康档案信息，从而提供集防、治、康、管、护于一体的健康管护服务。

五 强化以健康为中心的健康管护体系运行机制

（一）建立以健康为中心的经济利益机制

确定医保基金按人头年度打包支付给总医院，结余留用，实现责权利相统一。实行"总额包干、超支不补、结余留用"，明确医保基金可用于健康管护、慢病管理、健康促进等，提高基金使用效能。同时，将结余的医保资金纳入工资总额，引导医务人员主动提供健康服务。同时，若参保人居住地变化或其他原因，提出申请后可自主选择总医院（管护组织），形成良性竞争格局。

（二）建立预防和医疗大融合的工作机制

致力建立"一手抓预防、一手开处方"制度，加快形成防、治、管紧密结合的工作链。一是推进公共卫生和临床医疗队伍融合。加强公共卫生医师队伍建设，建立医共体公共卫生医师分类管理制度，以岗定职，推动公共卫生医师定期参与临床诊疗过程、家庭医生签约服务等工作，作为公共卫生医师晋升晋级、岗位聘用的重要依据，把预防为主落实到医疗服务之中。二是推进公共卫生和临床医疗资源配置和使用融合。推进区域慢性病防治、医养结合、免疫规划管理和预防接种服务、筛查与体检平台、健康教育等公共卫生与医疗资源一体化管理。建立分工协作、优势互补、业务融合的合作机制，实现"共享实验室"。三是推进公共卫生和基本临床医疗服务融合。以县域范围内常见病、多发病和重大疾病防治为重点，推行医疗处方和健康处方"双处方"制度，将健康服务重心由后端医疗向前端预防转移（林兴禄，2020）。

（三）健全健康效益考核机制

实施"公立医疗机构薪酬制度完善工程"。首先，建立、完善在县、乡、村公立医疗机构和专业公共卫生机构全覆盖的目标年薪制。基本年薪基数不按照医院等级区分，而是全部按医务人员职称核定。例如，主任医师30万元。同时，对不同岗位医务人员（如技师、药师、护师、行政后勤人员等）按照同级别医师相应比例进行设定。

其次，持续完善医疗与公共卫生工作绩效监测评价体系，把体现价值医保、价值医药、价值医疗的指标作为绩效评价核心指标，依托信息化技术和健康大数据，将居民健康水平、重大疾病筛查结果、重点慢性病规范管理率和控制率、重大疾病发病率、辖区人均医疗费用支出等作为重点指标，对医疗和公卫机构进行考核，既避免过度医疗又避免医疗不足。强化考核结果运用，与经费核算、评先评优等挂钩，与人员岗位聘用、职称评聘、薪酬待遇等挂钩，确保各项公共卫生服务落到实处，真正为老百姓提供全方位、全周期的卫生与健康服务（林兴禄，2020）。

（四）完善复合型医防人才的培养机制

将培养复合型医防人才纳入六大工程之一的"卫生健康人才培养工程"，提出不仅要组建临床重点专科团队，搭建高水平卫生人才培养平台，柔性引进人才，还要重视复合型医防人才的培养和放权。对全市二级及以上公立医疗卫生机构的中、初级医师（含公共卫生医师）进行医防融合知识培训。同时，通过在一定范围赋予其临床处方权来健全公共卫生医师制度。

（五）健全健康管护药品耗材供应保障制度

规范药品耗材集中阳光限价采购，各总医院（医联体）（含县、乡、村

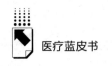
三级公立医疗机构）的药品耗材集中从三明市药品耗材联合限价采购平台统一采购、配送和结算，市、县、乡、村医疗卫生机构所使用的药品耗材由总医院（医联体）负责统一调拨和统筹调剂使用，严禁总医院（医联体）内分支医疗卫生机构自行外购药品耗材。

（六）完善双向转诊机制

落实基层首诊，深入推进责任医生规范签约服务，制定常见病种出入院标准和双向转诊标准。建立基层分院与总医院（医联体）双向转诊、县级医院转诊上级医院的连续性服务制度。总医院（医联体）建立县、乡康复联合病房，用于收治总医院（医联体）下转的慢性病和康复期患者。加大村卫生所数字化医疗设备投入，开展远程会诊、线上家庭医生签约、慢病管理等服务，实现对高血压、糖尿病等慢性病患者实时动态管理，降低县域内参保人群总发病率和就医总成本。

（七）推进公共卫生和临床医疗信息融合的数据支撑保障机制

加快推进智慧医疗健康服务。利用信息化手段加强总医院（医联体）管理，规范医疗行为，提升医疗质量。以"最多跑一次"的理念推动医疗服务流程再造，让群众少跑路、少排队、少等待。加快"三医"和全民健康信息化平台建设，实现机构、多系统、多平台之间数据融通共享。普及应用电子健康卡（码），加快推进职工医疗互助住院补助与医疗保险费用报销同步"一站式"结算。推进以居民健康需求为核心的医疗信息一体化平台建设。

推进公共卫生和临床医疗信息融合，加快建设全民健康信息平台。构建一个集信息收集、综合健康评估和健康管护服务的信息化管理系统，实现医防数据共享、慢性病数据互联、疫情监测数据互通。把公共卫生信息系统全面融入健康信息平台和居民电子健康档案建设，促进临床诊疗和公共卫生数据平台整合运用（林兴禄，2020）。建立全人群疾病图谱。采取网格化、全覆盖筛查，全面掌握居民健康状况，为加强跟踪健康管护奠定基础。

总体上，为"做实做细健康管护"，全民健康管护体系的构建离不开供给侧结构性改革的机制变革，需要在深化医药卫生体制改革的过程中，更加强调人力、财力、物力保障，创新体制机制，优化要素配置，完善顶层设计和落实，从而形成多层次、多元化的社会共治格局，扩展供给主体的健康服务内容，形成"以健康为中心"的供给结构。

六　针对三明健康管护体系的相关建议

（一）拓展卫生与健康服务和相关产业的互动融合

应该认识到，尽管医疗卫生机构提供的诊疗服务是传统服务模式中居民最为熟悉的服务内容，但是居民的健康需求已经发生了巨大的变化，因此医疗服务仅仅是健康服务中的一部分，居民的健康服务需求还包括预防、早期干预、恢复支持、自我管理、专业康复、临终关怀等多个方面（Sustainable Development Unit，2014）。在此情况下，应积极拓展社会力量、多样化健康服务机构、健康产业共同参与健康服务供给。探索医疗与旅游、健身、养老、休闲等机构及业态的集聚模式。加强基层医疗卫生服务机构在卫生体系外健康服务资源的协调能力。构建卫生体系与相关部门、机构、组织共建共享的健康服务供给格局。

（二）进一步调动居民的主观能动性

在三明全民健康管护体系的建立过程中，公众仍需进一步明确自己是健康的第一责任人，逐渐转变就医理念。充分调动和发挥居民及其家庭的主观能动性，让居民、家属和社区共同参与诊疗过程，充分参与全民健康的共建共享。为居民提供赋能和支持服务，让居民成为维护健康的第一责任人，促进公众健康理念的转变，这些都还需要进行大量的解释工作，需要家庭医生的大力推动。

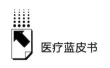

（三）研究制定健康管护服务行业标准及技术规范

开展健康管护服务需要相关的健康管护技术标准与规范，包括健康体检技术标准与规范、健康评估技术标准与规范、健康管护干预技术标准与规范、健康管护干预效果评价标准与规范、健康管护相关设备的技术标准与规范等，都需要今后进行深入研究和研制。

七　对全国其他地区的启示

三明医改从以重点整治"以赚钱为中心"转入"以治病为中心"再到"以健康为中心"的改革历程，为我国其他地区提供了可供借鉴的思路与经验。

（一）优化多层次多样化健康服务供给内容结构

一是增加针对居民个体和群体开展的全方位全周期健康服务的供给，合理化居民健康支出结构，推动卫生与健康服务供给内容的结构平衡。二是进一步加强卫生与健康服务供给的质量和效率，提高疾病诊疗、治未病、健康相关服务的服务质量、服务效率和服务体验。

（二）加强体系内外有效协作

一是探索建立以基层为主阵地的健康管理服务递送体系。基层医疗卫生机构应成为健康档案建立、管理、更新过程中多种、多方信息的主要"汇集地"；提高基层医疗卫生机构对于常见病、多发病等基本医疗服务水平和质量的同时，重点补齐基层医疗卫生机构在服务内容及相应健康服务能力的短板，使基层具备维护健康、提升健康的服务供给功能及职责；增强基层医疗卫生服务机构对相关健康资源的协调能力，探索建立相关资源协调机制，使基层能够根据居民健康需求协调上级医疗卫生机构、社区内民政、人社、体育、社会工作者、志愿者团体等提供相应服务。

二是明确医院、公共卫生机构协助基层提供整合型医疗卫生服务的职责与定位。医院以提供疑难杂症等居民患病阶段的诊疗服务为主，诊疗服务环节结束后应及时下转病人至基层医疗卫生机构、社区进行康复、护理等，并应协助基层医疗卫生机构及时更新居民诊疗、服务信息及相关注意事项；专业公共卫生机构以开展针对人群的健康影响因素监测、健康监测、健康教育、健康促进工作为主，为基层开展有针对性的健康干预提供相关数据与信息支持。

三是加强卫生体系内有效的业务协同。贯彻落实分级诊疗，实现医疗资源有机结合、上下贯通。探索建立相关机制，强化医院、公共卫生机构对以基层为枢纽的健康服务的专业支持，并探索建立相应绩效评价机制，将基层服务能力评价结果作为相应上级医院、公共卫生机构评价结果的一部分，提升医院、公共卫生机构根据基层服务能力需要提供专业支持的积极性。

（三）全面推进体制机制改革

一是从完善专业教育、人才培养培训、从业资质审查、学术交流、绩效激励、职业规划等方面加强人力资源保障。二是逐步建立卫生与健康服务价格动态调整机制，在体现医务人员技术劳务价值的同时，确保健康服务价格的合理性。三是落实完善保险支持政策，丰富健康保险覆盖的对象、内容及保险产品的种类。四是完善健康筹资机制。五是严格行业监管和行业自律。六是加强信息化和大数据应用。七是推进卫生与健康新技术新产品的研发与应用。

参考文献

1. 国家卫生计生委宣传司：《健康中国 2030》，中国人口出版社，2016。
2. 苗艳青、杨洪伟、游茂：《健康中国战略下的绿色卫生服务体系论》，中国环境出版社，2017。
3. 《全国人大代表林兴禄：加快建立医防融合机制　为老百姓提供周全的卫生与健康服务》，2020 年 5 月 23 日，https://fj.chinadaily.com.cn/a/202005/23/WS5ec8ee64a310eec9c72baf24.html。

4. 赵美英、肖阳、王琼：《2009-2015 年我国医疗卫生服务体系建设规划的结构和过程评估》，《卫生软科学》2019 年第 5 期。

5. Hutchison，E. D.，*Dimensions of Human Behavior*：*The Changing Life Course*（Los Angeles：SAGE Publications Inc，2014）.

6. Sustainable Development Unit，"Sustainable Clinical and Care Models Module"，2014，http：//www. sduhealth. org. uk/policy-strategy/engagement-resources. aspx.

7. WHO，"The World Health Report 2000"，2000，http：//www. who. int/whr/2000/en/.

评 价 篇

Evaluation

B.11
三明医改实践成效及其评价

荆林波　邵艳芳*

摘　要： 本文基于三明医改十年实践，重点分析了三明在医药领域、医保领域、医疗领域和综合性医改方面的成效，并运用 AMI 综合评价模型进行评价，主要结论为：三明医改是一场成效显著、方向正确、有益于人民的改革，是一场能够让百姓、医院、医生和政府多方受益的改革。本文认为，基于"新时代"需要，三明医改应继续纵向深化、横向推广，为促进全国医改深化、全民健康保障体系升级树立标杆。

关键词： "三医联动"　医改成效　AMI 综合评价

---

* 荆林波，二级研究员，中国社会科学评价研究院党委书记、院长，博士生导师，主要研究方向为产业经济、服务经济、消费经济、哲学社会科学评价；邵艳芳，经济学硕士，中国社会科学评价研究院评价理论研究室科研助理，主要研究方向为评价理论、政治经济学。

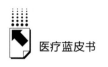

一　三明医改背景及实践回顾

2012 年初，三明市基于自身实际，贯彻党中央、国务院"新医改"精神，自觉启动公立医院改革，历经十年攻坚克难、持续创新，至今已脱颖而出，成为全国医改的标杆。本文首先回顾了三明医改启动时的背景，以呈现三明推进医改的内在必然性和可能性。

（一）医保基金浪费严重——"倒逼"改革

1. 内部条件

三明市地处福建省中西部山区，兴起于 20 世纪 60 年代"小三线"建设，属于老工业基地，退休职工多、青壮年外流、企业效益不高，"未富先老"问题较为突出。2011 年，三明市城镇职工医保赡养比降至 2.06∶1，远低于福建省确定的 2.50∶1 风险线。与此同时，三明市与全国许多地区一样，也长期存在医疗、医药体制等方面的"顽疾"。譬如，2011 年三明市先后有八家公立医院院长因腐败被查处，百姓"看病难、看病贵"问题比较突出。以上种种问题"铸造"了三明医改的"导火索"——三明市职工医保统筹基金浪费严重，出现收不抵支、财政无力兜底的困境。三明市医保基金自 2009 年开始收不抵支，2010 年亏损 1.44 亿元，2011 年亏损高达 2.08 亿元。"不改革就崩盘"，严峻的形势使三明市委、市政府不得不下定决心进行医改，三明医改因此被称为一场"倒逼"的改革（詹积富，2018）。

三明市进行了医改团队组建和体制机制改革，建立了强有力的医改团队和授权组织。这是三明医改能够顺利进行的重要条件，也是三明市推动医改不断深化的组织和执行保障。

2. 外部环境

2009 年 4 月，我国"新医改"大幕开启，全国医改开始了"推进基本医疗保障体系建设、建立国家基本药物制度、完善初级卫生保健服务体系、促进基本公共卫生服务体系均等化"和推进公立医院改革试点的探索（王虎峰，2019）。在全国范围内，各试点城市都在积极地进行改革探索，至三明医改启动尚未总结出明确有效的改革路径。这意味着三明市进行医改时可借鉴的外部经验很少。当时，三明市既不是全国 17 个城市公立医院改革的试点地区，也不是 311 个县级公立医院改革的试点市（县），即使进行医改，能够获得的省级政府和中央政府的支持也比较有限。基于全国医改推进的现实和三明自身的实际，三明医改团队积极学习领会"新医改"精神，主动贯彻落实"新医改"的精神和要求，自觉探索推进三明医改的路径和举措。

（二）各项举措破旧立新——能动的改革

三明医改看似是始于医保基金穿底压力的被动改革，但从组织实施和改革过程来看，实则为一场深思熟虑、统筹规划、积极主动实施的充满能动性的改革。十多年来，三明医改团队立足自身实际，在体制机制、组织实施等多方面破旧立新，敢为人先，显示出较强的能动性。

在理念思路上，三明医改团队认真贯彻落实习近平总书记以人民为中心的思想，以医疗回归医学本质、"三个回归"（药品回归治病功能、医生回归看病角色、公立医院回归公益性质）、实现"三个价值"（价值医疗、价值医保、价值医药）、以健康为中心为全民提供健康保障为改革理念，以四个"可以"（百姓可以接受、政府可以承担、基金可以运行、医院可以持续）为原则，以"三个依靠"（公立医疗机构硬件投入依靠政府、软件和日常管理依靠医院自身、降低医疗成本和提高效率依靠体制机制创新）为保障，先后历经三个阶段：以整治赚钱为中心的"治混乱、堵浪费"阶段（2012 年 2 月至 2013 年 1 月），以治病为中心的"建章程、立制度"阶段（2013 年 2 月至 2016 年 8 月），以健康为中心的"治未病、大健康"阶段（2016 年 9 月至今）。

从方式和举措来看，三明医改是政府主导下的"三医联动"综合改革，改革举措主要体现在政府、医药、医保和医疗四个领域。各领域改革措施之间的联动关系见图 1。(1) 政府改革重在强化政府的领导、保障、管理和监

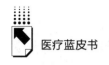

督四大责任。比如，党政"一把手"抓医改、建立科学的财政投入机制、加大卫健部门行业管理力度、开展医改专项考核等。（2）医药改革重在控价管量。譬如，政府通过药品零加成、联合限价采购、药品重点监控和诊疗行为规范等措施实现药品的"量价齐下"，从而挤压药品耗材虚高"水分"，为"腾笼换鸟"奠定基础。（3）医保改革重在整合资源、加强统筹以提高效率。比如"三保合一"、"招采合一"、医保支付方式改革、中医技术治疗报销倾斜、第三次精准补助、普通门诊统筹政策等。依托县域医共体，三明市将医保基金打包支付给总医院，促进实现"以健康为中心"的医疗卫生服务机制。（4）医疗改革重在公立医院回归公益性质。比如，推行全员目标年薪制、整合医疗卫生资源、构建区域健康管护组织（总医院）、建立健康管护体系等，发挥政府在医疗领域的建设和监督作用，促进全民大健康。

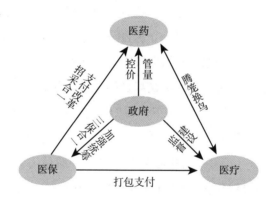

图1 政府主导下的"三医联动"

二 三明医改实践成效分析

根据《现代汉语词典（第7版）》，成效指功效和效果，实际应用中，常特指符合行为人预期的、正向的结果。对于三明医改而言，其成效具有多元性和层次性，鉴于三明医改是从药品切入，本文从医药改革成效、医保改革成效、医疗改革成效和综合成效四个方面进行论述。

（一）医药改革成效

三明医改通过对药品价格、品类和数量管控，实现了药品"量价齐下"。为整顿药价虚高，三明市出台了一系列有力措施：药品零差率销售加成、"两票制"、药品耗材联合限价采购等，多措并举挤压了药品价格水分，药品价格显著下降（见表1、表2）。与此同时，为规范药品流通环节，三明市实行"一品两规""四通用"，并加强规范医生诊疗行为。这些针对药品价格、品类和数量的措施产生了显著成效，即三明市公立医院的药品耗材收入和总收入增速下降明显（见表3）。

表1 限价采购前后部分基本药品价格对比

单位：元，%

药品名称	限价前价格	限价后价格	前后差价	降价幅度
奥美拉唑钠	256.00	7.80	248.20	96.90
辛伐他汀	15.38	1.32	14.06	91.42
奥美拉唑	7.98	1.18	6.80	85.21
氯苯那敏	2.80	0.42	2.38	85.00
氟康唑	6.73	1.10	5.63	83.66
对乙酰氨基酚	11.22	2.03	9.19	81.91
氨茶碱	5.50	1.05	4.45	80.91
阿司匹林	3.60	0.70	2.90	80.56
二甲双胍	7.62	1.51	6.11	80.18
卡托普利	6.80	1.38	5.42	79.71

资料来源：三明市深化医药卫生体制改革领导小组办公室。

表2 限价采购前后部分非基本药品价格对比

单位：元，%

药品名称	限价前价格	限价后价格	前后差价	降价幅度
头孢噻肟钠	33.74	1.07	32.67	96.83
非诺贝特	44.50	2.64	41.86	94.07
安胎丸	63.75	4.50	59.25	92.94
食母生	4.60	0.50	4.10	89.13

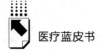

续表

药品名称	限价前价格	限价后价格	前后差价	降价幅度
鲜竹沥	17.19	2.80	14.39	83.71
金鸡	23.30	3.80	19.50	83.69
环磷腺钳葡安	60.00	11.44	48.56	80.93
依西美坦	657.50	136.00	521.50	79.32
三磷酸腺苷二钠	5.20	1.10	4.10	78.85
青霉素 V	11.50	2.53	8.97	78.00

资料来源：三明市深化医药卫生体制改革领导小组办公室。

表3 2011~2021年三明市县级及以上公立医院医药总收入

单位：亿元，%

年份	医药总收入		药品耗材费用	
	金额	增速	金额	增速
2011	16.90	15.83	10.51	15.31
2012	18.90	11.86	9.18	-9.60
2013	20.09	6.25	7.69	-16.23
2014	22.29	10.95	8.23	7.07
2015	23.62	5.97	8.32	1.04
2016	25.93	9.78	8.60	3.37
2017	27.43	5.82	8.96	4.19
2018	30.22	10.17	10.02	11.86
2019	32.80	8.51	11.02	9.99
2020	31.46	-4.08	10.23	-7.20
2021	33.26	5.73	13.91	4.92

资料来源：2011~2021年三明市22家公立医院财务年报。

医药领域的改革推进了三明市药品供给的优化，使药品流通环节的相关信息更公开透明，药企回款周期缩短、财务成本降低，那些提供品质好、性价比高的药品的企业受益较大。毕马威团队的研究证实了这一点，其访谈数据表明，改革后，三明市医药配送企业数量减少到8家，

75%的市场份额集中于 3 家企业，这些企业的业务绝对量和市场份额占比均有所提高。①

（二）医保改革成效

得益于医药领域创新性的大处方监控、重复检查治理和集中采购、药品零加成等措施的实施，药品采购成本和临床药品支出均大幅下降，三明市城镇职工医保基金很快扭亏转盈，并至今持续保持盈余状态。医药领域改革的推进为医保改革提供了条件和基础，医保领域的改革也为深化医药改革提供了支撑和保障。这样，三明在医药改革实施和推进的同时，医保领域的改革也在同时推进和深化，医保领域的体制机制日益趋于完善，具体体现为：一是理顺了医保管理体制，更好地发挥了医保的"控价降费"作用，并为国家医疗保障局的成立提供了探索经验。2013 年，三明市成立医疗保障基金管理中心，实现"三保合一"②；2016 年，三明市成立市医疗保障管理局，履行药品集中采购、医疗服务价格调整等职能，实现招采合一。这就在组织体制上解决了医保领域的"九龙治水"问题，在机制上推动了医院"药、价、保"三要素整合，使医保在医疗体系中的"控价降费"职能得以显现并逐步增强。二是主动探索医保支付方式改革，推进医保支付方式的科学合理化。以医疗费用总额控制为基础，持续推进按疾病诊断相关分组（DRG）收付费、进口药品限价结算、扶持中医药发展、医院周转金和打包支付等制度改革。这些不断深化的改革措施降低了患者的医疗负担，减少了医疗纠纷。三是通过扶持中医药事业、第三次精准补助、医保便民惠民和普通门诊统筹等政策，紧紧抓住医保改革这个"牛鼻子"，全方位发挥医保对社会发展的作用，强化了政府为人民提供医疗服务保障、促进全民健康提升的职能。

三明市医保体制机制改革取得了显著成效，医保基金负担减轻，基金管

---

① 《关于三明医改，这份报告"讲到骨子里去了"》，动脉网，2016 年 11 月 29 日，https://www.vbdata.cn/34508。

② 对城镇职工医保、居民医保、新农合三类医保经办机构进行整合，统一管理。

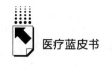
理水平提升，基金使用的健康效益提高，可持续性增强。在赡养比逐年下降的情况下，除 2020 年受新冠肺炎疫情影响外，三明全市城镇职工医保 2012~2021 年保持盈余（见图 2），运行安全。

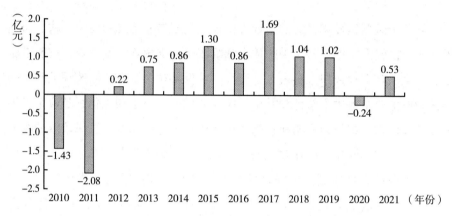

图 2　2010~2021 年三明市城镇职工医保基金统筹部分结余情况

资料来源：三明市医疗保障局。

（三）医疗改革成效

相比医药改革和医保改革，全国医疗改革进程较慢。相较于其他地区，三明医疗领域改革的成效非常显著。得益于医药、医保领域挤出药价虚高水分堵住浪费为医疗改革提供的空间，三明市持续推进医疗服务价格调整、医疗行为监管、目标年薪制等改革举措，推动"三个回归"的实现。在这一系列改革措施的推动下，三明市公立医院收入增速明显放缓。2021 年，三明市医药总收入从改革前的 16.90 亿元增加至 33.26 亿元，增速明显下降（见图 3），年均增长率维持在 7% 左右，远低于改革前 2006~2011 年的 19.4%[①]这一年均增长率，增速回归理性，公立医院回归公益性质。

与此同时，三明市公立医院的医疗服务收入比重大幅提升，药品收入比

---

① 由 2006~2021 年三明市 22 家公立医院财务年报数据测算得出。

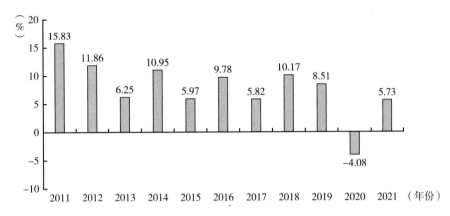

图3 2011~2021年三明市县级及以上公立医院医药总收入增速

资料来源：2011~2021年三明市22家公立医院财务年报。

重下降，收入结构更趋合理，呈现"腾笼换鸟"① 态势：一方面，三明市通过挤掉药品流通领域水分、规范医疗行为，推动药品耗材"量价齐下"，减轻医保基金支出压力，改变"以药养医"的旧机制；另一方面，三明市通过实地调研医务人员工作量，并基于模型测算，以患者能够接受的幅度，逐步提高医疗服务价格，建立"以医养医"的新机制，促使并引导医疗服务质量提升。这使得原来"以药养医"旧机制下的"灰色"收入转为"以医养医"新机制下的"阳光"收入。药品耗材费用下降和医疗服务性收入增加使医院收入结构发生变化，其背后则是医疗服务行为的转变和医疗服务能力的提升。三明市县级及以上公立医院的医疗服务性收入从改革前的3.11亿元增加至13.91亿元，占比从18.37%提高到41.80%，而药品耗材收入仅由改革前的10.15亿元增长至2021年的10.73亿元，前后增长率仅约5%，占比从60.08%下降到32.27%（见图4）。一般的，医药总收入中医疗服务性收入、药品耗材费用、检查化验收入的合理比例为5∶3∶2，由此可见，改革后三明市公立医院收入结构趋向合理，医务人员价值得到了

---

① 把药品耗材的虚高价格降下来，为合理调整医疗服务价格腾出空间。

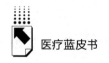

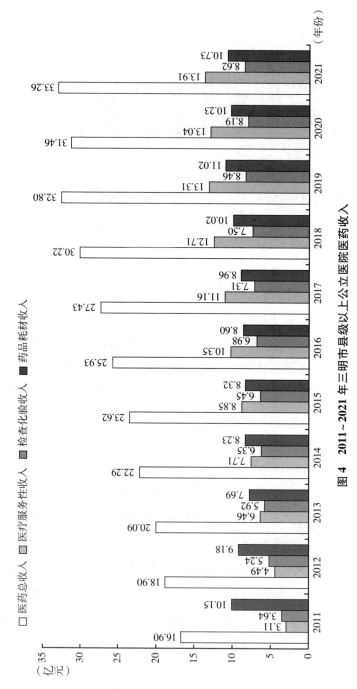

图 4　2011~2021 年三明市县级以上公立医院医药收入

资料来源：2011~2021 年三明市 22 家公立医院财务年报。

认可和体现，这有利于激励医疗服务行为和提升医疗服务质量，促进医疗服务更加贴近人民群众的需求，提升患者满意度。

从医务人员的角度来看，全员目标年薪制使三明市公立医院在岗职工的平均收入大幅提升。三明市于2013年推行院长（党委书记）目标年薪制试点，此后，扩大为医生目标年薪制，至2015年实行全员目标年薪制、年薪计算工分制。观察数据可以发现，三明市医院工资总额自2011年的3.82亿元增加到2020年的15.57亿元，增长3.08倍，人员经费占比从25.15%提高到45.98%。职工平均年薪由2011年的4.22万元提高到2020年的13.37万元，2012年开始改革后的年均增长率约为11.87%（见表4）。

表4 2011~2020年三明市县级及以上医院在岗职工收入情况

年份	工资总额（亿元）	增速（%）	平均工资（万元）	增速（%）
2011	3.82		4.22	
2012	4.69	22.77	5.45	29.15
2013	7.09	51.17	7.23	32.66
2014	7.60	7.19	7.79	7.75
2015	8.95	17.76	8.90	14.25
2016	9.83	9.83	9.45	6.18
2017	11.02	12.11	10.43	10.37
2018	12.40	12.52	11.34	8.72
2019	14.06	13.39	12.52	10.41
2020	15.57	10.74	13.37	6.79

资料来源：2011~2020年三明市22家公立医院财务年报。

三明医改使医院职工薪酬向医技人员和一线人员倾斜。根据医院财务年报，2011~2020年，三明市医师人均年收入由5.65万元增加至16.93万元，年均增长率约为12.97%；技师年均收入由4.66万元提升至13.34万元，年均增长率约为12.40%；药师年均收入由3.80万元增加至10.44万元，年均增长率约为11.88%；护师年均收入由3.93万元增加至10.67万元，年均增长率约为11.74%（见图5）。2020年，医师的最高年薪可达59.80万元。

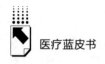

医务人员收入的大幅增加，增强了医务人员的职业尊崇感，有力调动了医改参与者的积极性，这在一定程度上降低了医疗领域的职业风险。信息公开透明度的提高和监督力度的加大减轻了医患之间的信息不对称，医患之间的信任度提升，医务人员的被认可度提高。

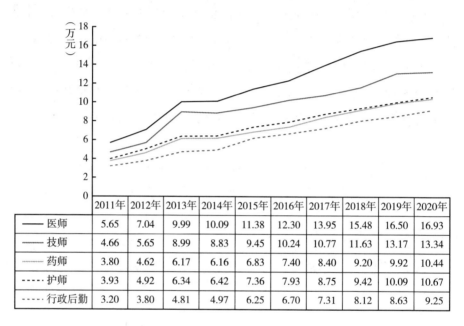

（万元）	2011年	2012年	2013年	2014年	2015年	2016年	2017年	2018年	2019年	2020年
—— 医师	5.65	7.04	9.99	10.09	11.38	12.30	13.95	15.48	16.50	16.93
—— 技师	4.66	5.65	8.99	8.83	9.45	10.24	10.77	11.63	13.17	13.34
—— 药师	3.80	4.62	6.17	6.16	6.83	7.40	8.40	9.20	9.92	10.44
----- 护师	3.93	4.92	6.34	6.42	7.36	7.93	8.75	9.42	10.09	10.67
----- 行政后勤	3.20	3.80	4.81	4.97	6.25	6.70	7.31	8.12	8.63	9.25

图 5　2011~2020 年三明市公立医院各类职工人均收入变化

资料来源：2011~2020 年三明市 22 家公立医院财务年报。

当前，三明医改已进入第三阶段，它正逐步尝试打破公共卫生和医疗服务间的分割、脱节局面，并取得了一定成效。2017 年以来，三明市逐步整合县域内公立医疗机构，已组建 10 个县级总医院、2 个市区紧密型医联体。此外，三明市将医保基金打包给总医院（具体情况见表 5），并健全健康效益考核机制，促进医疗卫生服务工作下移、医疗卫生资源下沉和预防关口前移，推动医防协同，打造区域健康管护组织。三明市的医疗卫生体系呈现良好发展态势：一是医疗资源下沉，分布趋于均衡。2020 年，全市基层医疗卫生机构诊疗人次 927.86 万，占总诊疗量的 57.36%，相比 2016 年，诊疗

量增长 16.80%，比公立医院同期增幅高出 11 个百分点；全市县域内就诊率
达 90.76%，基层就诊率稳步提升（见表 6）。二是分级诊疗体系得到组织制
度保障，基层医疗机构服务能力提升。总医院内部现已形成责任共同体、管
理共同体、服务共同体、利益共同体的一体化的组织管理体系，县级医院骨
干到乡镇卫生院担任院长或轮岗坐诊支持了乡镇卫生院服务能力提升。当
前，三明市医疗服务整体水平稳步提高，患者住院总死亡率自 0.46% 降至
0.03%，手术患者总住院死亡率自 0.17% 降至 0.01%，急危重症病人抢救成
功率从 91.98% 上升至 96.88%。三是薪酬制度的完善缓解了三明市医疗人
才不足问题，从 2015 年后，人员调出数量下降（见表 7），人才队伍基本保
持稳定。四是病人转外就医比例稳步下降，三明市城镇职工医保患者转外就
医占比自 2011 年的 7.34% 降至 2020 年的 6.1%，这也表明三明市并未因改
革而出现病人大量外流问题。

表 5　2017~2020 年三明市医保基金打包给总医院情况

单位：万元

医院名称	2017 年	2018 年	2019 年	2020 年
市第一医院		2475	7210	7013
市中西医结合医院		1517	4869	4730
永安总医院		485	3264	8562
沙县总医院		1031	1731	3961
大田县总医院		778	1148	5062
明溪县总医院		34	805	2068
清流县总医院		985	1578	1875
宁化县总医院		2936	3171	5298
泰宁县总医院		205	542	1773
将乐县总医院	1039	1169	1766	3005
尤溪县总医院	1979	634	897	3256
建宁总医院		1076	1148	2435
合计	3018	13325	28129	49038

注：2017 年为试点年，仅组建将乐县总医院和尤溪县总医院。

资料来源：三明市深化医药卫生体制改革领导小组办公室。

表6 2015～2020年三明市基层诊疗数量及占比

单位：人次，%

年份	基层诊疗数量	总诊疗数量	占比
2015	7214287	13458523	53.60
2016	7944087	14600375	54.41
2017	8302951	15245705	54.46
2018	8448726	15638532	54.03
2019	8979990	16473071	54.51
2020	9278588	16175974	57.36

资料来源：三明市深化医药卫生体制改革领导小组办公室。

表7 2012～2020年三明市医疗卫生单位调出人员情况

单位：人

年份	主任医师	副主任医师	主治(管)医师	合计
2012	3	14	16	33
2013	5	13	16	34
2014	2	13	13	28
2015	2	13	24	39
2016	2	5	20	27
2017	1	4	16	21
2018	1	4	9	14
2019	1	6	11	18
2020	0	3	8	11

资料来源：三明市深化医药卫生体制改革领导小组办公室。

（四）改革综合成效

三明医改的综合成效主要体现在群众看病负担减轻和健康水平提高两个方面。百姓看病负担明显减轻得益于医药领域的"量价齐下"和"三保合一"下医保公平性的提高和运行效率的提升。在住院费用上，患者报销比例提升，个人负担减轻。从住院报销比例来看，2011～2021年，三明市22家县级及以上公立医院城镇职工医保住院次均费用实际报销比例由72.26%

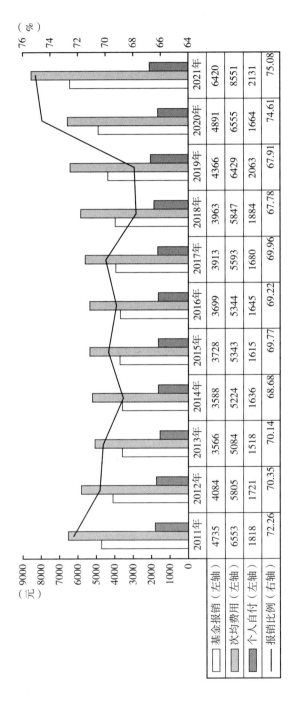

图 6 2011~2021 年三明市公立医院城镇职工医保住院次均费用情况

资料来源：三明市医疗保障局。

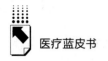

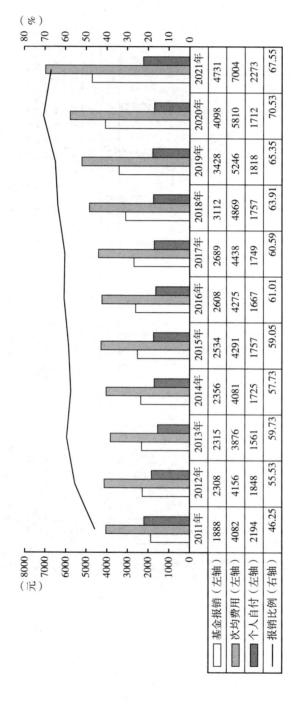

图 7　2011～2021 年三明市公立医院城乡居民医保住院次均费用情况

资料来源：三明市医疗保障局。

	2011年	2012年	2013年	2014年	2015年	2016年	2017年	2018年	2019年	2020年	2021年
基金报销（左轴）	1888	2308	2315	2356	2534	2608	2689	3112	3428	4098	4731
次均费用（左轴）	4082	4156	3876	4081	4291	4275	4438	4869	5246	5810	7004
个人自付（左轴）	2194	1848	1561	1725	1757	1667	1749	1757	1818	1712	2273
报销比例（右轴）	46.25	55.53	59.73	57.73	59.05	61.01	60.59	63.91	65.35	70.53	67.55

提高至 75.08%，城乡居民医保住院患者次均费用实际报销比例由 46.25%
提高至 67.55%，城乡居民报销比例均显著提升。从次均费用来看，除
2020、2021 年外，相较于改革前的 2011 年，城镇职工医保住院次均费用非
但没有增长，反而有所减少。城乡居民医保住院次均费用虽小幅上升，但由
于报销比例提高，实质就医负担并未增加，且城乡居民与城镇职工间的报销
比例差距在不断缩小，社会公平有所提高。从次均费用的个人自付额来看，
城镇职工个人自付额从 2011 年的 1818 元增长至 2021 年的 2131 元，城乡居
民的个人自付额从 2011 年的 2194 元增长至 2021 年的 2273 元，10 年间整体
增幅不大（见图 6、图 7）。

在次均门诊费用上，全市 22 家公立医院的次均门诊费用从 2011 年的
120 元提升至 2020 年的 197 元，年均增长率不到 6%，基层医疗卫生机构的
次均门诊费用从 2011 年的 56 元仅增长至 2020 年的 67 元，年均增长率约
2%，次均门诊费用增长缓慢证明改革切实减轻了患者负担（见图 8）。

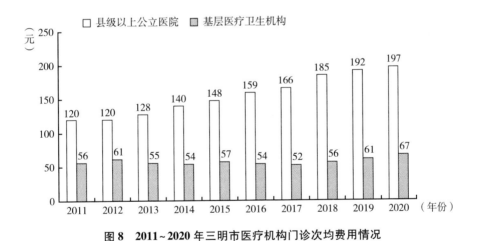

图 8　2011~2020 年三明市医疗机构门诊次均费用情况

资料来源：三明市深化医药卫生体制改革领导小组办公室。

除看病负担减轻外，三明市人民健康水平也在不断提高。三明市人民健
康水平的不断提高得益于医疗服务质量的提升和卫生健康理念的宣传和树
立，医疗卫生服务体系的改革和医保经济杠杆作用的发挥使三明医疗服务体

系逐渐成为一个以人民健康为中心、责任共担、利益共享的新型健康管护服务体系，大健康管护格局逐渐建立。住院患者总死亡率、新生儿患者住院总死亡率、手术患者住院总死亡率、手术并发症发生率、急危重症病人抢救成功率、新技术新项目等 10 项指标稳中向好。三明市目前的慢病管理也更趋规范，截至 2021 年，全市累计建立居民电子健康档案 228.69 万份，建档率 88.96%；2021 年全市 2 型糖尿病、高血压、严重精神障碍患者规范管理率分别为 82.77%、83.08%、93.72%（见表 8）。城乡居民人均预期寿命由 2010 年的 75.29 岁增长至 2020 年的 80.02 岁，婴儿死亡率由 2011 年的 7.82‰降至 2020 年的 3.13‰，5 岁以下儿童死亡率由 2011 年的 10.43‰降至 2020 年的 4.59‰。

表8 2017~2021 年三明市慢病管理情况

单位：人，%

年份		2017	2018	2019	2020	2021
高血压	已管理人数	170809	162267	164132	173870	183994
	规范管理率	75.80	76.23	77.50	83.02	83.08
	血压控制率	74.47	77.50	77.50	78.79	83.97
2 型糖尿病	已管理人数	51218	48902	53370	57214	61375
	规范管理率	74.83	75.87	76.53	82.48	82.77
	血糖控制率	68.87	64.50	66.83	69.77	73.55
严重精神障碍	规范管理人数	10087	10361	10865	12224	12774
	规范管理率	83.73	82.12	82.57	90.25	93.72
肺结核	规范管理人数	794	883	871	924	765
	规范管理率	99.13	98.77	99.66	99.68	99.74

资料来源：三明市深化医药卫生体制改革领导小组办公室。

三 三明医改实践 AMI 综合评价

在社会科学领域，评价是推动被评价对象发展的重要手段，具有以评促建、以评促改、引领发展的重要作用和意义。理论上，评价是以认识为基础，内在地包含着判断和选择功能。实践中，评价活动具备一定的价值导向性和标准规范性。因而，所有的评价活动和行为均或明或暗地传递着某种价值观念，具有价值选择和导向的"指挥棒"作用。这意味着，对三明医改实践进行评价时，一方面，要全面、深刻地认识其十年多的改革实践，这在上文已经完成。另一方面，要遵循评价活动的理论和规则，以实现评价结论的客观和公正，充分发挥评价对于中国特色医改事业的价值"指挥棒"作用。因此，下文先阐述一般评价基础理论，然后对三明医改实践进行评价。

（一）评价的基础理论

1. 评价的概念与本质

现有评价理论对评价概念的基本共识是：评价是人把握世界价值（意义）的观念活动。此处的"观念活动"指认识活动；因此，要深刻把握评价的本质需结合认识论和价值论等。在认识论中，人的认识活动常常具有两种取向（或者说两种类型）：一是认知，即解释世界本来面目的认识活动，解决的是具有"真假"属性的科学问题；二是评价，即揭示世界价值或意义的认识活动，解决的是具有"是非""对错"属性的价值问题。认知和评价之间存在密切关系，一般来说，认知是评价的基础，评价中包含认知。概言之，评价基于认知但超越认知，包含了认知所没有的、外部世界对于人的意义（价值）这一人与物价值关系的内容范畴。从认识范畴看，可将评价定位为一种分析外在世界对于人的意义、建构价值世界的观念活动，这是区别于认知（揭示物质世界存在、运行规律）的一种认识活动。

2. 评价的特征

评价（活动）有三个典型特征。一是评价是对特殊事实——客体价值的反映。价值的本质是客体与主体需要的关系，即客体满足人的需要的关系。价值作为一种关系，是一种事实且是一种特殊的事实，即一种以主体需要为转移的关系性事实。评价的这种特殊性表明，由于评价主体需要不完全相同，面对同一个评价对象，不同评价主体常常有着不同的甚至可能完全相反的评价结论。二是评价是对价值事实的一种特殊的反映。这种反映的特殊

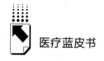

性在于，评价总是包含着与主体自我相关的一种反映（认识活动），即评价对象的价值总是和评价主体（及其某一需要）存在一定的关联性。评价的这种特性表明评价主体与价值主体总是存在现实的重合性。三是评价基于一定尺度和标准，总是表现出一定的价值取向（规范意识）。在一定程度上，对于评价及其结果的争论和分析，归根究底是关于评价标准是否合理、是否正当的争论，是对于某种价值取向的争论，评价的这种价值取向性，也是评价能够发挥"指挥棒"作用的根本原因。

3. 评价的结构

评价作为人把握世界价值的观念活动，决定了无论实际中其类型和表现形式如何，都必然包含着"人"和"世界价值"两个基本要素，即评价主体和评价客体，它们构成了评价的基本结构——主客体之间的价值关系结构。

评价主体，也称评价者，常常是进行评价活动的一方。评价主体的表现形式多样，如个人、集体、阶级、民族和国家等。不同主体间具有差异性，在形式上、微观上体现出主观和个性的一面，但因社会性、历史继承性（文化、习俗或传统等），评价主体仍有共性，这是评价活动虽然多彩多样但仍能对其进行理论概括、不同评价主体间能形成评价共识的原因。评价客体是评价活动所指向的对象，其本质是价值事实（一种抽象的价值关系），具体包含了价值主体、价值客体（评价对象）、主客体间关系、运动和运动结果，其核心是价值主体的需要与价值客体的属性、功能之间的关系。评价客体中，价值指的是客体属性对于主体需要的满足，价值的一个重要特征在于它以主体的客观需要为转移，具备一定客观性。价值主体是现实的能够从事认识活动和社会实践活动的人；价值客体（或称评价对象）为潜在能够满足价值主体需要的事物，形式多样，表现为一定的人、群体、机构、物、社会活动等。本文的评价对象是三明医改实践，属于一种社会活动。

4. 评价的类型

标准不同，事物被划分的类型体系也不同。评价活动的分类也是如此。按照评价主体的性质，可划分为个人评价、阶级评价、民族评价、社会

（舆论等）评价等。按照评价活动发生的时间，可分为事前评价、事中评价和事后评价。根据评价内容特征，可分为分类评价和综合评价。根据评价方法，可分为定性评价和定量评价。按照评价客体（价值相关）性质，可分为道德评价、审美评价、功利评价和学术评价。对三明医改实践的评价即属于功利评价类型，即评估三明医改是否"有利""有用""有益""好"。功利价值最突出的是经济价值、物质利益，但其外延往往比经济价值宽泛，如对个人、集体类评价主体而言的精神利益（如名声、信誉），国家类评价主体的政治利益等。现实社会中的评价活动大多属于功利评价。

5. 评价的运作过程

从评价整个活动过程来看，其运作顺序如下。一是明确评价目的，即明确为什么要进行评价活动，需要形成什么样的价值判断。二是明确评价对象和价值主体，即明确要评价的对象（评价范围），明确评价对象的价值是对谁而言的。三是确立评价标准，即明确评价的依据，在实践中常常对应着对价值主体的需要的把握。四是选择评价方法，常见的评价方法有定性评价和定量评价。五是收集、梳理评价信息，信息收集的越全越好，然后将收集到的信息进行分类。六是对照评价标准对被评价对象进行评价并得出评价结论。七是依据评价结论做出评价表达。本文对于三明医改实践的评价分析，主要涉及评价目的、评价主体、评价对象、评价标准、评价方法和评价结论这些要素。

（二）三明医改实践的评价

在广义上，上文对改革成效的分析也是一种评价，是对下文综合评价的必要支撑。我们评价的目的在于全面认识、理解三明医改，为三明和全国未来的医改总结出有益经验，探索医改深化的具体可行路径。

1. AMI 综合评价模型

AMI 综合评价模型来源于 AMI 综合评价理论，该理论是由中国社会科学评价研究院基于实践提炼总结，以吸引力（Attraction Power，简称 A）、管理力（Management Power，简称 M）和影响力（Impact Power，简称 I）三

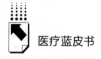

方面为抓手来把握评价对象的价值，实现对评价对象的系统、全面和综合评价的理论体系（简称 AMI 综合评价）。AMI 综合评价的主要目的在于通过 AMI 综合评价分析，实现以评促改、以评促建，体现了一种动态和发展的思维逻辑。AMI 综合评价的主体一般为独立于价值主体、价值客体的第三方，这使得 AMI 综合评价属于第三方评价，其评价结果的客观性和公正性得以保证。

目前，AMI 综合评价理论主要应运用于哲学社会科学领域，既可用于单一对象评价情景，也可用于多对象评价情景，具有较高的运用灵活度。AMI 综合评价适用对象广泛，目前已经成功应用于期刊、智库、网络作品、商品市场、消费活动、产业发展等领域，尤其在期刊、智库评价方面，运用相对成熟，2021 年，在人文社会科学期刊和智库领域，基于 AMI 综合评价模型的国家标准颁布。

AMI 综合评价有特定的评价模型（见图 9）。其中，吸引力是指评价对象因自身的内在特质或所处的外部环境而产生的一种对于外部资源的引聚力。吸引力具有相对稳定性，常表现为某种"与生俱来"的特质。管理力是评价对象的管理者通过整合其人力、物力、财力、信息等资源，高效地进行价值创造（转化）的能力。管理力相对灵活可变，各管理力因素间具有内在协调性。影响力是指评价对象因其成果（成效）、产品、权威、声誉或发展态势而产生的、能够满足个人或社会需要的效应，以及改变人们思想和行为、引起事物运动变化的效应。影响力是一种结果性效力（这不同于吸引力的"先天性"）。吸引力、管理力和影响力，涵盖了评价对象发展的前期、中期、后期，吸引力决定发展的前提和条件，管理力决定发展的关键过程，影响力是发展的结果，并且会反作用于吸引力。三者承前启后、相互关联，共同构成一个关系紧密的逻辑闭环。

三明医改的 AMI 综合评价主要是定性与定量相结合的综合分析，即分析三明医改的吸引力、管理力和影响力情况，旨在通过分析三明医改的吸引力、管理力和影响力总结其十年改革的经验，以助力中国新医改的深化工作。

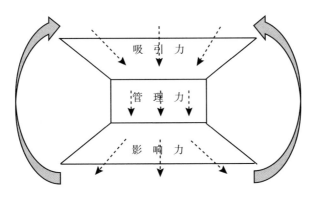

图 9　AMI 综合评价模型

资料来源：荆林波（2020）。

2. 三明医改的 AMI 综合评价

（1）三明医改吸引力评价。三明医改的吸引力是贯穿改革始终的闪光点及其得到的认可或肯定，它是其改革取得成效、得以深化的条件和基础，具体体现在大众口碑和所获奖励两个方面。一是改革口碑，即群众的认可、满意度。结合上文的成效分析，从次均住院费用、门诊费用、报销比例和个人自费额度等数据来看，三明医改有效减轻了百姓就医负担，因而获得当地百姓认可和支持。王春晓学者和北京大学研究团队的研究也表明三明百姓对医改有较高的满意度，当地患者普遍认为医疗服务质量明显改善（王春晓，2018）。此外，根据福建省 2021 年度第三方满意度测评，三明市公立医院职工满意度位列全省第一，出院患者满意度位列全省第二。[①] 二是改革所获得的上级认可和奖励。三明医改初期面临体制内外的重重阻力，遭受各方质疑，不过，三明医改实践者顶住了压力、冲破了阻碍，最终用实际成效证明了改革的价值，并逐步获得市相关部门、省相关部门、福建省领导、国家相关部委、国务院、党中央的肯定和支持。目前，习近平总书记多次对三明医改给予肯定，并于 2021 年 3 月亲临三明市视察，对三明医改予以充分肯定。

[①] 中共三明市委、三明市人民政府：《关于牢记习近平总书记重要嘱托　推进三明医改再出发工作的情况汇报》，2022 年 1 月。

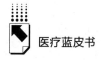
孙春兰副总理先后两次到三明市调研指导，时任副总理刘延东也先后两次到三明市调研、视察指导。国务院五次对三明市公立医院改革成效给予通报表扬，2022年三明市再次被评为深化医药卫生体制改革成效明显地市，获2022年中央财政1000万元的激励支持，这是三明市第五次受国务院办公厅通报激励。①

（2）三明医改管理力评价。参照麦肯锡7S模型，笔者从战略、组织结构、制度、风格、价值观、人员、技能七方面进行管理力分析。第一，在战略方面，三明医改通过不同阶段来推进其"以人民为中心"的医改战略性目标。每个阶段内，三明医改侧重点层次分明。在第一阶段，以"四个可以"为原则，通过"治混乱、堵浪费"，实现整治"以赚钱为中心"的改革目标。在第二阶段，以"三个回归"为引领，通过"建章程、立制度"，实现由"以赚钱为中心"到"以治病为中心"的转变。在第三阶段，通过医共体和健康管护组织建设，促进医防融合，促使医疗卫生服务机构由"以治病为中心"向"以健康为中心"转变，实现"治未病，大健康"，以构建新时代健康保障体系。改革的阶段性使改革战略能够以一种渐进的方式系统、稳定推进。第二，在组织结构方面，三明市坚持党委政府"一把手"亲自挂帅，坚持把"三医"工作全权授予一位分管领导统一集中管理，实现相关职能部门的归口管理。这种组织领导体制保障了三明医改能够冲破重重枷锁，从而使"三医联动"成为可能。第三，在制度方面，三明医改团队在"三医"体制机制方面进行了一系列制度性改革。如在医药领域，实行药品耗材联合限价采购、"一品两规"、"零销售加成"等；在医保领域，三明市建立医保基金管理中心（医疗保障管理局），实行"三保合一""招采合一"，推行医疗费用总额限制、DRG收付费改革、进口药品限价结算、扶持中医药事业发展、设立医院周转金制度等，这些改革不但理顺了医保政府管理体制，还很好地整合了医保资源，有效地发挥了医保资源的杠杆作

---

① 国务院办公厅：《国务院办公厅关于对2021年落实有关重大政策措施真抓实干成效明显地方予以督查激励的通报》，2022年6月9日。

用。在医疗领域，三明市破除公立医院"以药养医"机制，推动公立医院薪酬制度改革，推进医院由"重药轻医"向"医药并重"、提升医疗服务质量转变。第四，在风格方面，三明医改自启动开始便展现出一种以问题为导向、求真务实的风格和气派，如抓住虚高药价这一矛盾焦点，从大处方、大检查、红包和回扣着手，切实"治混乱、堵浪费"，并在医保基金扭亏为盈后，着手调节医院收入结构，减轻百姓看病负担，实现多方共赢，完成了外界认为"不可能完成"的任务。第五，在价值观方面，三明医改深刻体现出以人民为中心、以人民健康为中心价值理念。尽管不同阶段三明医改的目标和重点工作不同，但实质都以人民为中心，将患者放在首位，将百姓放在心上，即解决百姓看病难、看病贵问题，保障人民健康。医改为民是三明医改领导者和执行者一直坚守的初心。第六，在人员方面，三明市上层领导充分信任医改团队，给予各方支持。医改团队的核心主干成员均为医卫部门基层人员，不仅具备过硬的专业素质，而且深知医疗领域的顽疾。毋庸置疑，人员因素是三明医改取得成功的核心关键要素。第七，在技能方面，三明医改在制定某项具体的规定和政策时均经由专业团队把关，譬如，邀请省财政系统的专业人员设计医疗服务价格调整测算模型，建立科学专业的健康效益考评监督体系，提高信息化管理水平，推进专业的财务核算和成本控制管理等。三明医改团队具备极高的执行力和准确的形势判断能力，形成了反应迅速的纠错机制，与实际不符的文件和政策能够快速撤回。

（3）三明医改影响力评价。三明医改的影响力主要指经由改革实践而产生的影响，具体体现为政策影响力、社会影响力和其他影响力。首先，在政策影响力方面，总体来看，三明医改在政治政策方面产生的影响力是广泛而深刻的，从国家医保局成立到中央各类医改深化政策文件、会议，都能看出三明医改已经产生了影响国家领导人决策的巨大政治政策影响力。当前，三明医改得到了党中央、国务院的认可，三明医改经验不断被总结和推广。2019年以来，国家和地方推广三明经验的政策文件密集出台，促进三明医改经验的全国推广（见表9）。随着经验推广工作的深入，可以预见，三明医改政策影响力的广度、深度和强度将进一步提升。其次，在社会影响力方面，三明市作为全国医改经验推广基地，展现出极大的社会影响力。目前，三明医改宣传团队已为国家卫健委、国家医保局、河北、宁夏、青海、天津等举办了 19 期医改专题培训班。根据 2022 年 1 月的统计，三明医改相关部门共举办线下培训班 14 期，培训 1307 人次；在线授课培训 7 期，培训 2626 人次；接待医改考察团 216 批次 2388 人次。① 最后，在其他影响力方面（这里主要论述三明医改于学术领域、国际社会两方面的影响力）。在学术领域，根据中国知网检索结果，聚焦三明医改的学术研究文献高达 200 余篇，研究的主要内容为三明医改成功经验和原因，其中，2016 年和 2021 年成为三明医改研究的两个高峰期（见图 10）。在国际影响力上，不同国家尽管国情不尽相同，但在医改方面也面临一些共性的问题，且医疗改革作为世界性难题，国与国之间仍存在交流的可能性和必要性。三明医改作为中国特色医疗卫生领域改革实践的典型代表，向世界医改提供了具有中国特色的三明医改方案，体现了中国医改智慧，引起了国际关注。2015 年世界卫生组织西太平洋区域主任申英秀一行到三明市第一医院展开调研；2016 年，世界银行行长金墉一行到尤溪县展开调研。通过国际交流活动，三明市在医疗服务能力提升、人才培养方面获得外界帮助，未来将在健康城市建设、慢性病防控等方面展开深入的国际交流与合作。

表 9　中央和地方推广三明医改经验文件

序号	发文或成文日期	标题	发文机关	网址链接
1	2019 年 11 月 6 日	《国务院深化医药卫生体制改革领导小组关于进一步推广福建省和三明市深化医药卫生体制改革经验的通知》	国务院深化医药卫生体制改革领导小组	http://www.nhc.gov.cn/tigs/s7848/201911/e1a885e49e50427a9750ce1a16da5bf7.shtml

---

① 中共三明市委、三明市人民政府：《关于牢记习近平总书记重要嘱托　推进三明医改再出发工作的情况汇报》，2022 年 1 月。

续表

序号	发文或成文日期	标题	发文机关	网址链接
2	2021年2月9日	《国务院医改领导小组秘书处关于认定福建省三明市为全国深化医药卫生体制改革经验推广基地的函》	国务院医改领导小组秘书处	http://www.nhc.gov.cn/tigs/s3581/202102/a52850983bbc493080dd23ea8c1d88e9.shtml
3	2021年5月18日	《中共福建省委 福建省人民政府关于进一步深化医药卫生体制改革的意见》	中共福建省委 福建省人民政府	http://www.fujian.gov.cn/zwgk/ztzl/tjzfznzb/zcwj/fj/202105/t20210524_5600033.htm
4	2021年6月17日	《国务院办公厅关于印发深化医药卫生体制改革2021年重点工作任务的通知》	国务院办公厅	http://www.gov.cn/zhengce/content/2021-06/17/content_5618799.htm
5	2021年6月25日	《全国深化医药卫生体制改革经验推广基地管理办法（试行）》	国务院医改领导小组秘书处	http://www.nhc.gov.cn/tigs/s7852/202106/4991366d9cca497eae8b7ecac4984dd3.shtml
6	2021年10月8日	《国务院深化医药卫生体制改革领导小组关于深入推广福建省三明市经验 深化医药卫生体制改革的实施意见》	国务院深化医药卫生体制改革领导小组	http://www.gov.cn/zhengce/zhengce-ku/2021-10/15/content_5642920.htm
7	2021年10月29日	《国家卫生健康委办公厅关于推广三明市分级诊疗和医疗联合体建设经验的通知》	国家卫生健康委办公厅	http://www.gov.cn/zhengce/zhengce-ku/2021-11/22/content_5652558.htm
8	2021年12月27日	《国务院医改领导小组秘书处关于抓好深入推广福建省三明市经验 深化医药卫生体制改革实施意见落实的通知》	国务院医改领导小组秘书处	http://www.nhc.gov.cn/tigs/s7850/202112/59a0b62f76d744a38741a03141bd83b4.shtml
9	2022年5月25日	《国务院办公厅关于印发深化医药卫生体制改革2022年重点工作任务的通知》	国务院办公厅	http://www.gov.cn/zhengce/content/2022-05/25/content_5692209.htm

资料来源：中国政府网、国家卫生健康委员会网、福建省人民政府网。

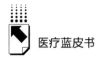
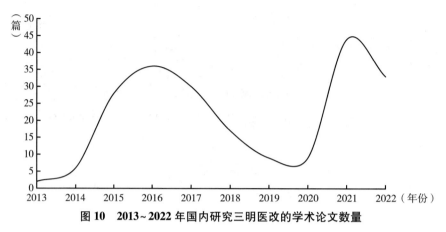

图 10　2013~2022 年国内研究三明医改的学术论文数量

资料来源：中国知网。

经由上述对三明医改的吸引力、管理力和影响力分析，可以看到三明医改的诸多闪光点。从百姓视角看，它是一场有效减轻百姓医疗负担的改革；从公立医院视角看，它是一场回归公益性、实现医院可持续发展的改革；从医院职工视角看，它是一场调整收入机制、使医生回归看病救人角色的改革；从政府视角看，它是一场以人民为中心且能够负担的务实改革。三明医改为新时代下进一步深化医药卫生体制改革提供了一条可行的推进路径，值得其他各地因地制宜地学习借鉴。与此同时，在分析成效和进行评价的过程中，笔者发现三明医改也存在一些不足和需要应对的问题，例如，怎么解决医疗人才不足问题；如何在地域与发展存在相对劣势的情况下，推进增量改革（田孟，2021）；如何广泛推广改革，使三明市脱离"改革孤岛"（财政部社会保障司，2014）；如何解决一些技术性问题［合理控费、医务人员薪酬分配、医疗质量考核等（代志明，2015）］；等等。总之，三明医改需要继续探索，改革仍在路上。我们应通过对医改过去历程的分析、评价，进一步坚定深化改革的信心，坚定构建新时代健康保障体系的决心。

四　结语

整体而言，三明医改既是一场基于医疗卫生资源和医保基金浪费严重、医疗行为与医学本质不吻合而不得不启动的"倒逼"式改革，也是一场能动式改革。回顾三明医改十年实践历程，可谓一路艰辛、困难重重，同时又多方受益、成效显著，备受关注、脱颖而出，成为全国深化医改的典范，得到了党中央、国务院的充分认可和肯定，成为国家进一步深化医改的重要抓手和地方进一步深化医改的标杆。2021年3月23日，习近平总书记到三明考察调研时评价三明医改，"这是一种敢为人先的精神，人民至上、生命至上理念的觉悟担当"。总之，三明医改是一场"以健康为中心"、构建新时代健康保障体系、实现全民健康保障的，方向正确、成效显著、值得推广的改革，是一场不断推进、持续深化的改革，也是国家在大力推广、各地因地制宜借鉴学习的改革。对于三明市来说，需要将改革不断完善，实现纵向深化，而对于国家和各地来说，需要总结、借鉴学习三明医改的经验，切实横向推广。

参考文献

1. 财政部社会保障司：《"三医"联动，向综合改革要红利——福建省三明市公立医院改革调研报告》，《中国财政》2014年第6期。
2. 代志明：《"三明医改"模式可以复制吗？——兼与钟东波先生商榷》，《郑州轻工业学院学报（社会科学版）》2015年第2期。
3. 荆林波主编《中国人文社会科学期刊AMI综合评价报告（2018）》，中国社会科学出版社，2020。
4. 田孟：《存量医改与增量医改：中国"新医改"的实践逻辑——基于三明市和厦门市的医改调查》，《暨南学报（哲学社会科学版）》2021年第5期。
5. 王春晓：《"三明医改"评估：卫生治理框架的分析》，《甘肃行政学院学报》2018年第1期。
6. 王虎峰：《中国医改10年历程回顾与未来展望》，《中国医院管理》2019年第12期。
7. 詹积富：《三明医改：一场倒逼的改革——我所经历的三明医改》，《中国医院院长》2018年第23期。

B.12

三明医改经验形成及其推广评价

王雪峰　刘丰梅*

摘　要： 三明医改已成为全国各地学习的样板和深化医药卫生体制改革、建设新时代健康保障体系的模式之一。三明医改经验正在按照党中央、国务院的要求在全国范围内大力推广。本文本着以评促改、以评促建的原则和着力推进建设新时代健康保障体系的方向，从经验形成及推广两个视角对三明经验形成及推广成效进行评价分析，以期更好地提升三明经验推广的成效。

关键词： 三明医改　医改经验　健康保障　经验推广

一　三明医改经验形成及推广评价的理论基础

（一）试点理论

试点是在正式开展某项行动之前先在一定的区域或范围内试做。试点是我国渐进式改革、稳中求变、具有中国特色变革思想和方法论的体现。试点遵循"实践是检验真理的唯一标准"，遵循由特殊到一般的逻辑，按照实践—总结经验—经验推广—扩大实践范围的行动路径进行的社会实践活动。

---

* 王雪峰，经济学博士，副研究员，中国社会科学评价研究院评价理论研究室副主任，主要研究方向为评价学、产业经济学、流通经济学、消费经济学；刘丰梅，中国研究型医院学会移动医疗专业委员会副主任委员兼秘书长，北京大学血管医学中心副主任，主要研究方向为医共体/医联体建设、智慧分级诊疗、健康扶贫。

习近平总书记对试点有着比较深刻的理解和阐述，他在十八届中央政治局第二次集体学习时指出，"要采取试点探索、投石问路的方法，取得了经验，达成了共识，看得很准了，感觉到推开很稳当了，再推开，积小胜为大胜"；在中央全面深化改革领导小组第十三次会议上指出，"试点是改革的重要任务，更是改革的重要方法。试点能否迈开步子、蹚出路子，直接关系改革成效。要牢固树立改革全局观，顶层设计要立足全局，基层探索要观照全局，大胆探索，积极作为，发挥好试点对全局性改革的示范、突破、带动作用"。这些重要论述很好体现了新时代大国治理、稳中求变、锐意创新的思想。

（二）评价理论

评价是人类认识活动的高级形式，其目的是把握世界的意义或价值，其功能是揭示主体与客体之间的价值关系、形成价值判断，揭示被评价对象有什么价值或意义。评价是人类对活动的合规律与合目的要求，对人类而言，不合规律不可为；不合目的不愿为。一切评价活动都是为了发现价值、实现价值和享用价值，评价就是发现价值和揭示价值的根本方法。一般而言，评价具有四种功能：一是判断功能；二是预测功能；三是选择功能；四是导向功能。合理的评价需要满足四个条件：一是评价目的明确；二是以评价目的为核心的评价标准确立；三是获取充分的评价信息；四是信息处理有序。

（三）三明医改经验形成的评价标准

探讨三明经验形成与推广评价的目的有二：一是研判三明经验是否成型；二是研判三明经验是否具有推广的价值及其推广的可能性。依据我国"深化医药卫生体制改革"目标、"医改试点"任务要求和做出合理评价的四个条件，研判三明经验是否成型、是否值得推广的研判标准主要如下。一是政府认可不认可、满意不满意。二是群众认可不认可、满意不满意。三是医疗卫生机构认可不认可、满意不满意。四是医务人员认可不认可、满意不

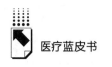

满意。这是研判三明经验是否形成、成型、成熟和是否值得推广、在多大范围内推广以及推广力度的标准。

在三明经验形成和推广判断中，认可的政府层级越高，其经验价值越大，推广的范围也会越大；否则，就只能在与其价值相适应的范围内推广或者不推广。现实中，基于稳妥推进的改革要求，只有成型的经验才有推广的可能。如果成型经验契合国家发展思路、能够践行改革的目标要求，那么，该经验就将可能上升到国家政策层面在全国范围内予以推广。如果成型经验能够践行党中央的治国思想和方略，那么，就将可能会在国家改革理念、思想层面予以体现。

二 治混乱、堵浪费经验形成及推广评价

三明医改启动时面临着与全国各地一样的诸多彼此缠绕、一团乱麻的诸多医疗问题："看病难、看病贵"让群众怨声载道，医保基金穿底使政府身处窘境，医疗资源错配、无序就医致使医患关系紧张，医疗的社会形象严重受损。每一个问题都是很难解答、解除的难题。如何解难纾困，考验着三明医改者的智慧和魄力。

（一）厘清问题，寻求突破点

三明医改迫切需要解决的第一个问题是医保基金穿底，这是三明医改的首要任务和主动进行医改的直接动力。第二个问题是解决"看病难、看病贵"，这是三明医改的根本任务和持续推进的原动力。进入具体实施环节，三明市又面临三个问题。

第一个问题是为什么要改，即医改面临的问题和医疗乱象的根源是什么？三明市梳理了深化医改面临的十大问题，厘清了医疗乱象的根源，即医院偏离了公益性，医生偏离了看病职能，医药偏离了治病职能。

第二个问题是怎么改，即推动医改的起点和基本逻辑是什么？改革不但需要清晰的思维，更需要有说服力的逻辑。改革逻辑是决定能否获得最大可

能支持、能否取得成功的基础。对此，三明市提出了以"四个可以"① 为起点、以"三个回归"② 为方向、以"三个依靠"③ 为路径和以"三医联动"④"四级联推"⑤ 为抓手的医改逻辑。这样，三明医改团队对医改的推进逻辑趋于清晰。

第三个问题是如何改，即改革逻辑怎么具体化和推进的突破点和抓手在哪里？基于对"三医"乱象系列问题的梳理，认定"看病贵"是诸多问题和矛盾的交汇点。分析"看病贵"的成因，形成了三大共识。一是政府定位不清，表现为政府办医责任不清、管理责任不清、监督责任不清和保障责任不清。二是医疗定位职能不清，表现为逐利行为明显，偏离了公益属性和救死扶伤、治病救人的职责职能。三是医保定位不清，表现为医保制度设计不合理、"三保"管理不统一、报销政策不合理等。围绕这三大共识进一步研判，聚焦两大核心问题。一是绩效工资制度不合理，形成"以药养医"的局面。二是药价虚高和回扣绑架医疗，主要表现在药名多、剂型多、规格多，药品流通秩序混乱、回扣盛行、灰色利益严重。通过层层深入分析，聚焦药价虚高和回扣行为，锁定了推进医改的突破点：打击虚高药价和治理回扣行为。

（二）治混乱、堵浪费的举措及成效

改革举措是履行改革逻辑、推进改革目标实现的关键。三明医改在治混乱、堵浪费阶段采取的举措主要如下。一是在体制层面，成立深化医药体制改革领导小组办公室，负责统筹医改工作。二是在降价控费方面，对129种"大品种"药重点监控，同时治理医疗回扣，严控大处方、大检查、次均住院费用、抗菌药物使用等。在重点监控取得成效后，进一步全面取消药品加

---

① 百姓可以接受、财政可以承担、基金可以运行、医院可以持续。
② 公立医院回归公益性质、医生回归看病角色、药品回归治病功能。
③ 公立医疗机构硬件投入依靠政府、软件和日常管理依靠医院自身、降低医疗成本和提高运行效率依靠体制机制创新。
④ 医药、医疗、医保联合推动的综合改革。
⑤ 市、县、乡、村四级联合推进的多层级改革。

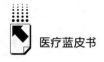
成，严格执行"两票制"，严格执行为用而采、去除灰色、价格真实的"一品两规"联合限价采购。三是深化医保制度改革，成立医保基金管理中心。四是基于精准核算，调整提高医疗服务重点项目价格，推进建立目标年薪制。这四大举措被财政部总结为"三医联动"综合改革，即"腾空间、调结构、保衔接"的"腾笼换鸟"经验。

在治混乱、堵浪费阶段，三明医改团队抓住药价虚高这个突破点，切中了医保基金穿底和"看病贵"问题的要害，很快取得了降价控费的显著成效：职工基本医保基金由医改前的亏损 20835 万，实现 2012 年和 2013 年分别结余 2209 万元和 7517 万元。22 家县级及以上公立医院医药收入增速由原来的两位数降为 2013 年的 6.25%；药品耗材在总收入中的占比由超过 60%降至 2013 年的 38.28%。医务人员平均年薪由改革前的 4.11 万元增至 7.23 万元，院长年薪也由 10.31 万元增至 20.06 万元。住院次均费用个人支付由 1818 元降至 1518 元。与此同时，打击虚高药价和治理回扣行为引起一些药商和个别医生的抵制，以致三明出现了部分药品短缺、医院无药可配和少数骨干医生流失的窘境。

（三）治混乱、堵浪费经验形成判断

依据治混乱、堵浪费阶段的主要改革任务和医疗改革"四个满意"的评价判断标准，对此阶段三明经验做出如下评判。

从三明市政府的角度来看，医保基金当年就扭亏为盈，市财政如释重负。三明市政府对治混乱、堵浪费的医改举措比较认可，对继续推进医改的信心增强，支持力度加大。

从人民群众的角度来看，医改对大处方、重点辅助性用药的重点监控的举措，使部分患者平时常用的药不易拿到，再加上部分临床用药缺货，尽管看病费用整体有所下降，但患者接受诊断治疗的便利性下降，就医的感受变差。人民群众的认可度不高，评价应该是负面的，甚至会有一些负面的情绪和抵触事件发生。

从医院的角度评价来看，大处方药监控和回扣治理造成医院收入增速明

显放缓。医院管理者关注的是医院收入和医疗团队的稳定性，面对收入增幅的下降和少数骨干医生的流失，医院管理者对这一阶段医改的认可度不高，评价也是偏负面的，甚至存在一些较强的抵触情绪。

从医务人员的角度来看，大处方药被严格监管，药品加成取消，致使个人收入与处方用药无关，原有的可能收入消失；同时，医疗服务价格调整刚启动，医疗服务绩效工资效应尚不明显。尽管大部分医务人员的收入增加，但小部分医生的收入出现大幅下降。医务人员对这一阶段医改的整体认可度比较高，但个别利益受损的医务人员对医改评价较差，甚至出现个别骨干医务人员离职调出情况。

以上四主体对治混乱、堵浪费的评价：政府层面的评价正面效应最强，认可度最高；医院和医务人员的整体评价偏正向，但存在部分负面的评价；人民群众给出的评价正负向混杂，整体偏负面。总之，三明治混乱、堵浪费的整体评价是以正面为主，也存在一些不认可甚至是批评的声音。事实上，这一阶段比较认可和支持三明医改的主要是政府的财政部门（福建省财政厅和财政部）。正是因为财政部门有关领导的支持和力推，三明医改才引起国务院领导的关注和重视，三明医改才得以突破重重阻力继续深入实践。

（四）治混乱、堵浪费经验推广评价

在治混乱、堵浪费和整治以挣钱为中心阶段，三明医改以降价控费为重点，通过打击虚高药价、压缩医药费用，打击医疗回扣灰色利益链、治理医疗腐败，挤压医药医疗领域不正当利益，治理医药医疗领域乱象。治混乱、堵浪费阶段形成的经验对存在医保基金穿底、财政无力兜底的地区具有很强的借鉴性，不存在类似问题的地区，因政府没有学习的需求和动力，其借鉴的可能性不大。因而，外界对这一阶段的经验是否可复制、可推广存在较大分歧。

关于三明医改治混乱、堵浪费阶段的经验能否推广存在争议的本质是该经验的可行性和适用性。客观来看，三明医改治混乱、堵浪费是在政府的主导下推进的，来解决药价虚高、回扣严重的医疗乱象问题。这个问题在全国

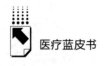
具有普遍性，且政府主导是有效解决的途径，因而，在理论上，三明治混乱、堵浪费的经验具有可行性；但三明在实施这些改革时有其医保基金穿底、财政无力兜底的特殊性，很多地方政府并没有这方面压力，因而又不具有普适性。同时，从本质上来讲，这是存量改革，进行的是现有利益的调整，必然会损害一部分既得利益者的利益，会遇到很大的阻力。实际上，从地方政府层面来看，三明这一时期的经验应该只是适用于需要解决医保财政压力问题的地方政府；但从国家层面来看，三明这一时期的经验能够很好地解决医保基金浪费问题，应该具有普遍适用性，期望能够在国家层面推广。

三　建章程、立制度经验成型及推广评价

2014年2月初，时任国务院副总理刘延东到三明实地考察，对三明医改的思路、逻辑及其取得的成效予以充分肯定。4月，三明市被纳入国家第二批公立医院改革试点城市。6月，全国城市公立医院综合改革试点座谈会在三明召开。三明医改得到国家领导人和财政部、卫计委等相关部委的肯定和支持。三明推进医改的信心更加坚定、举措也更加有力，推动三明经验加快成型。

（一）关乎民生，理应作为

医药卫生事业是关乎生命安全和身心健康的民生事业，具有较强的专业性和信息不对称性，以致其存在较强的逆向选择引致的道德风险。医药卫生事业的特殊性决定了基本医药卫生事业的公益性。基本医疗卫生事业的公益属性决定了政府应该有所作为、主动承担起办医管医的责任。政府需要通过体制机制改革和制度规范建设为人民群众提供有效的基本医疗卫生保障，因而，政府应在医改中发挥主导作用，通过规章制度体现政府意志，激励约束医疗服务行为，树立公益性社会价值导向。

三明医改的目的是构建以"三个回归"为主要内容的新型基本医疗卫生服务体系。围绕这一任务，建章程、立制度的基本逻辑就是：以政府医疗

管理体系改革为引领，以继续对医药的控价降费为切入点，以医保体系改革为抓手，以适时合理调整医疗服务价格为主线，推进医疗服务体系中的组织、人事、薪酬变革，引导医疗服务机构回归公益性、医疗服务主体回归本位，以顺应时代需求、社会的变革和民众的需要。建章程、立制度的动力逻辑是以政府制定的规章制度为引领，激励约束相关主体的行为，实现医疗服务主体公益行为的内生化。

（二）建章程、立制度主要举措及成效

经由治混乱、堵浪费大力推进后，三明药品监控趋严、不当医疗受压、"以药养医"动力弱化，但"重药轻医"观念尚未彻底扭转；因而，激励医务人员自觉提升医疗服务质量的制度体系需要加快建立。为此，在政府办医责任方面的主要举措是坚定医改一把手负总责、一位市领导统抓统管领导组织体制，推进"三保合一"、成立医疗保障管理局。在医保控费方面的主要举措是建立"限价采购"制度、规范化执行"一品两规"和"两票制"、建立药品目录调整规范和统一用药目录制度、优化支付制度和差别化报销补偿政策等。在医疗制度建设方面的主要举措是建立医疗服务价格调整制度，实行公立医院编制备案管理，建立院长聘任制度、院长目标年薪制度，规范绩效工资考核制度，推行全员目标年薪制度，等等。通过规章制度建设，规范医疗服务各环节的行为，引导"三医"各自归位。

这一阶段，三明医改在体制上取得的重大创新突破是三明市医疗保障管理局成立和"三明联盟"药品联合采购成型。在制度上，取得的重要成果就是院长聘任制、院长工资目标年薪制、绩效工资考核制、全员目标年薪制、医疗服务价格调整制度和药品采购的"两票制"等系列制度规范的建立和政策的出台。这使三明市很快由国家医改试点城市上升为国家医改示范城市，使三明经验呼之欲出。

（三）建章程、立制度成型判断

在建章程、立制度阶段，依据"四个认可和满意"的评价判定标准，

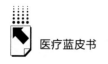

整体评价如下：三明医改通过建章立制，搭建了促进"三个回归"制度框架体系，形成了降价控费、正向激励、利益格局重构的制度体系。整体上，三明经验趋于成型。

从政府的角度来看，医保基金持续扭亏为盈、运行平稳。三明市政府对医改成效非常满意，推进信心进一步增强，支持力度加大。福建省政府对三明医改的成效也非常满意，并开始在福建省推广三明经验，成立了福建省医疗保障管理委员会。国家对三明医改的认可度提升，三明由国家医改试点城市升级为首批示范城市。三明医改得到了国家、省、市三级政府的认可。

从人民群众的角度来看，无论是城镇职工还是城乡居民住院次均费用个人支付均明显下降，城镇职工个人支付由 2012 年的 1721 元降至 2016 年的 1645 元；城乡居民个人支付由 2012 年的 1848 元降至 2016 年的 1667 元。显然，患者看病负担明显减轻，但居民对分级诊疗还不太理解；再加上部分医药依然短缺，患者看病体验满意度依然不是太高；因而，虽然人民群众对三明医改的认可度提升，但依然存在一些负面评价；不过，整体评价趋于正向。

从医院和医护人员的角度来看，县级及以上公立医院总收入平稳增长，医疗服务性收入占比稳步提升至 39.92%，药品耗材收入降至 33.16%，收入结构进一步优化。医院在岗职工平均年薪由 2012 年的 5.45 万元增加至 2016 年的 9.45 元，其中医师平均年薪由 2012 年的 7.04 万元增至 2016 年的 12.30 万元，技师平均年薪由 2012 年的 5.65 万元增至 2016 年的 10.24 万元，药师平均年薪由 2012 年的 4.62 万元增至 2016 年的 7.40 万元，护师平均年薪由 2012 年的 4.92 万元增至 2016 年的 7.93 万元，行政后勤平均年薪由 2012 年的 3.80 万元增至 2016 年的 6.70 万元。医院各类职工平均收入都明显增加。尽管依然存在个别职工调离的情况，医院和医护人员对医改评价正向性都在增强，认可度和满意度都提升较大，整体评价正向性较强。

在医改涉及的以上四个主体中，政府的评价最高，医院管理者评价其次，医务人员评价也偏向于正面，患者和群众虽然还存在一些批评和不满，但也开始趋于正向。这样，三明经验已基本成型并升级到了国家层面，为在国家层面推广奠定了基础。

（四）三明医改经验推广评价分析

对于三明经验是否可复制推广，此时依然存在两类截然不同的观点。一是认为三明医改模式可复制、可推广。二是认为不可复制、不宜推广。持肯定观点的一方主要是国务院医改办、财政部、卫计委等国家部委和人民日报、光明日报、中央电视台等国家主流媒体及部分专家学者。持否定观点的一方主要是地方负责医改的领导和个别专家学者。这样，可复制可推广的观点已占据主流，成为主导性观点。

事实上，三明医改已得到福建省、财政部、卫计委等部委、国务院医改办、中央深改组的认可。三明经验不但在国务院办公厅印发的《关于城市公立医院综合改革试点的指导意见》（〔2015〕38 号）中得以体现，而且在中央深改组第 21 次会议上做了汇报，在全国卫生与健康大会上作为典型做了经验介绍。至此，三明经验已基本成型，且由地方进入党中央、国务院的视野，"三医联动""两票制""年薪制""三保合一"等成了国家层面医改经验的亮点和国家推广医改经验的要点。

这一阶段，到三明考察、调研、学习的团队可谓络绎不绝；三明受邀到外地介绍医改经验的团队也奔赴全国大江南北，积极介绍推广三明经验但成效不大。如何推广三明经验逐渐成了一个问题。三明经验也由是否可复制推广的争议转向了能不能复制推广的问题。这意味着，尽管三明经验体系已经成型，但因其普适性问题依然存在一些分歧。

四 三明医改经验完善及推广评价分析

2016 年，全国卫生与健康大会召开、《"健康中国 2030"规划纲要》印发、《国务院深化医药卫生体制改革领导小组关于进一步推广深化医药卫生

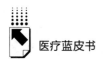
体制改革经验的若干意见》印发，健康中国上升为国家战略，健康成为深化医药卫生改革的重要主题，全国深化医改向制度建设和质量提升转变。三明遵循"以人民健康为中心"的理念推进医改由"以治病为中心"向"以健康为中心"转向升级，践行新时代健康保障体系建设。

（一）建设新时代健康保障体系的理念

健康是美好生活的基础，也是美好生活的首要内容，更是社会主义现代化建设的基本要求。在"健康中国"上升为国家战略、国家把人民健康放在优先发展战略和三明医改已得到国家认可的背景下，三明应基于前期的实践经验和国家分级诊疗试点城市的契机，积极探求"以健康为中心"的实现路径，推进新时代健康保障体系建设，践行将"以治病为中心"的基本医疗服务体系升级为"以健康为中心"的新时代健康保障体系。这是时代的要求，也是三明深化医改的使命和自我要求。在理解和领会"以人民健康为中心"思想的基础上，三明市政府顺应时代要求和人民需要顺势将积极履责基本医疗保障责任升级为健康管护责任，以服务于人民群众不得病、少得病、健康生活的时代目标。

（二）建设新时代健康保障体系的举措和成效

三明推进以总医院为载体的新时代健康保障体系采取的主要举措有：组建总医院，内部实现目标、管理、资源、权责、服务、利益六个方面的统一；实行医保基金打包支付，推进 C-DRG 收付费改革；建立健康促进考评机制；实施人才下沉、病种下沉，建立慢病管理一体化机制，开设特殊病种便民门诊以及培养全科医生、推行家庭签约等。取得的成果是全市组建了 10 个县级总医院、2 个市区紧密型医联体。通过总医院，政府把基本医药卫生服务作为公共产品向人民群众提供，并将职能扩展到健康管护，将健康指标纳入绩效考评，实现了医防融合。这样，在新时代健康保障体系建设阶段，三明医改实践的经验在方向、路径和举措各方面都趋于成熟。

（三）三明医改经验完善评价分析

在"以健康为中心"的新时代健康保障体系建设阶段，依据经验成熟判断的"四个认可和满意"标准，对三明经验的整体评价为：三明已经形成了横向联通、纵向一体的健康服务体系，三明经验已趋于成熟。

从政府的角度来看，城镇职工医保基金安全运行；更为重要的是已经受到党中央、国务院的高度认可并多次提出总结推广的要求。主抓医改的两任国务院副总理（刘延东和孙春兰）连续三年都到三明实地考察。习近平总书记也分别在中央深改组第 33 次会议和中央深改委第 9 次会议上提出了要总结推广三明经验的要求。这样，在政府层面，三明经验已经达到政府满意的最高标准，而且达到了政府满意的最高层级。

从人民群众的角度来看，群众看病负担切实减轻，城镇职工医保住院次均费用降到 2018 年的 5847 元，总医院的组建提高了患者看病的便利性。另外，医保服务站提供的医保报销一站式服务，也为人民群众提供了很大的便利。人民群众对进入健康保障体系建设阶段的评价也由认可提升为满意。

从医疗机构和医务人员的角度来看，医疗机构收入稳定增长，2019 年 22 家县级及以上公立医院收入为 32.80 亿元；药品耗材费用占比优化稳定，基本在 33% 左右；医疗服务收入占比接近 20%，医疗机构发展的内生动力增强，公益意愿增强。医务人员和院长的收入都持续稳定增长，医务人员的自我职业认可和社会认可度增强。这样，医疗机构和医务人员对医改的评价也都由认可转向满意。

以上四主体对进入健康保障体系建设阶段的评价都由认可转向满意，意味着三明经验进入成熟阶段。事实上，三明医改的部分经验在 2016 年就已经上升到了国家深化医改的政策文件中和体制变革中，譬如，中办、国办印发的《国务院深化医药卫生体制改革领导小组关于进一步推广深化医药卫生体制改革经验的若干意见》和成立国家医疗保障局。

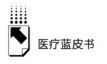

（四）三明医改经验推广评价分析

三明经验的总结和推广早在 2014 年就已经开始。2016 年，深化医药卫生改革的重点任务就提出要总结完善三明医改做法和经验，并要求在安徽、福建等综合医改试点省份推广。中央深改组第 27 次会议审议通过的《国务院深化医药卫生体制改革领导小组关于进一步推广深化医药卫生体制改革经验的若干意见》也汲取了三明的做法，譬如，"三医联动""两票制""年薪制"等。在此期间，三明也积极配合，认真总结并宣传推广。多年来，尽管人来人往、热闹非凡，宣讲者也激情澎湃、倾囊相授，但实际成效甚微。大家都认为三明医改确实很好，但又承认自己真心学不来。这么多年过去了，全国各地能与三明比肩的地方依然屈指可数，形成了三明经验推广难的问题。

三明经验事实上已经上升到了国家层面，但质疑依然存在，焦点如下。一是三明医改是政府主导，市场没有发挥作用，能否持续存疑。二是三明医改所处的地区环境和所拥有的人力资源有其独特性，能否复制推广存疑。当前，分析三明医改推广难的观点有两类。第一类是认识论，认为经验推广不是能不能的问题，而是想不想、愿不愿、敢不敢的问题。第二类是制度技术论，认为三明经验推广难主要是制度和技术方面的原因。在制度层面，我国医疗服务的公益性不强，医疗机构和医生都习惯了治病挣钱。在技术层面，调整医疗服务价格在技术上很复杂，调起来很难。无论是认识派还是制度技术派都承认三明医改的逻辑正确但推广难，其本质是由三明推广三明经验难、由地方政府来自觉学习借鉴三明经验难。

这引发我们对经验推广主体适用性问题的思考。理论上，经验创造主体和经验推广主体具有统一分离性。经验的层次越低、价值越小，推广分享的范围越小，其统一性就越强；经验层次越高、价值越大，推广的范围越大，其分离性就越强。事实上，三明经验已经上升到了国家层面，代表着国家医改的意志。与此相适应，推广三明经验的主体应该是代表国家医改的行政部门或最高权力机构。这样，三明经验创造主体和推广主体已经出现了几乎彻底的分离，三明已无力扮演经验推广主体的角色，应是配合国家推广主体部门做好经验阐释和解读工作。

五　三明医改经验推广评价

（一）三明医改经验推广的背景

中国特色社会主义新时代的主要矛盾已转化为"人民日益增长的美好生活需要和不平衡不充分的发展之间的矛盾"①。健康是美好生活的基础，也是美好生活的首要内容，更是社会主义现代化建设基本要求。党的十八大以来，习近平总书记对人民健康做了系列重要论述："没有全民健康，就没有全面小康"②；"人民健康是社会文明进步的基础，是民族昌盛和国家富强的重要标志"③；"人民的幸福生活，一个最重要的指标就是健康。健康是1，其他的都是后边的0，1没有了什么都没有了"④。这些重要论述都很好地体现了"人民至上、生命至上"的人民健康观。

（二）党中央、国务院对推广三明医改经验的要求

三明经验趋于成熟并升级到国家层面，其经验推广也成为国家推进深化医改的需要。习近平总书记对总结推广三明经验高度重视：2017年3月，在中央深改领导小组第27次会议上提出"三明医改方向是正确的、成效是明显的，要注意推广"；2019年7月，在中央深改委第9次会议上再次强调"要总结推广三明经验"；2021年3月，习近平总书记在沙县总医院视察时强调，三明医改体现了人民至上、敢为人先，其经验值得各地因地制宜借

---

① 习近平：《决胜全面建成小康社会　夺取新时代中国特色社会主义伟大胜利——在中国共产党第十九次全国代表大会上的讲话》，2017年10月27日，http://news.cnr.cn/native/gd/20171027/t20171027_524003098.shtml。
② 习近平在2016年全国卫生与健康大会上的讲话。
③ 习近平在看望全国政协医药卫生界教育界委员并参加联组会时的讲话，2021年3月6日。
④ 习近平在福建考察调研时的讲话，2021年3月23日。

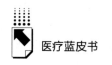
鉴。至此，总书记对三明经验推广的提法从注意推广、总结推广到值得借鉴。实际上，从推广和学习两个角度都提出了要求，期待经验总结、经验推广和学习借鉴能有效结合起来，产生实效。

国务院对三明医改实践也非常重视，李克强总理对推广三明经验多次做出批示。国务院医改领导小组组长孙春兰副总理在 2018 年 10 月实地考察时强调要深入总结推广三明经验；2019 年 8 月，她在全国医改推进现场会上强调要加大三明经验推广力度；2021 年 7 月，她在福建考察调研时指出要把推广三明经验作为深化医改的重要抓手。国务院总理（副总理）多次强调了推广三明经验任务和要求，明确了推广三明经验的深度、力度和意义。

（三）三明医改经验全国推广的主要举措

国务院办公厅也把"进一步推广三明经验"和"深入推广三明经验"分别作为 2021 年和 2022 年深化医改的首要任务和核心任务。国务院医改领导小组连续印发了推广三明经验的通知和实施意见。小组秘书处也将三明市认定为全国深化医药卫生体制改革经验推广基地；建立了深入推广三明经验监测评价机制，并制定了监测评价指标体系，以季调度、年通报、专项调研的方式定期调度各地学习推广三明经验的落实情况。各相关部委也积极行动，出台或制定了落实三明经验的政策文件，譬如，人力资源社会保障部等五部委制定的公立医院薪酬制度改革意见，国家医保局等八部委制定医疗服务价格改革试点方案，国家卫生健康委制定推广三明分级诊疗和医联体建设经验的通知，等等。与此同时，中央媒体还深度调研报道，讲清说透三明医改的核心经验，帮助各地更好学习借鉴。

自全国医改经验推广基地落地以来，三明市积极主动落实国务院医改领导小组秘书处赋予的职责和任务，承办医改领导小组秘书处和多个省、市推广三明经验培训班 14 期，培训 1307 人次；举办在线授课培训 7 期，培训 2626 人次；接待医改考察团 251 批次 2749 人次。与此同时，三明市也在认真借鉴全国各地的经验和做法，践行"人民健康中心"的改革理念，稳妥推进实施"六大工程",着力探索新时代健康保障体系建设经验。

三明市认真贯彻落实党中央、国务院决策部署,不折不扣完成深化医药卫生体制改革任务,并结合实际积极探索,成为全国深化医改的标杆和典范,推广三明经验上升为国家深化医改的意志。这样,推广三明经验成为党中央、国务院深化医改重要抓手,学习三明经验也成为全国各地推进深化医改的规定动作。

(四)三明医改经验全国推广评价分析

三明医改实践不是要我改的被动实践,而是我要改的自觉实践,尽管历程艰险,但是成效显著,成为国家深化医改的典范。推广三明经验也成为推进深化医改、建设新时代健康保障体系、保障全民健康的重要抓手。

经过政策的大力推进和媒体的解读宣传,目前在全国形成了重视学习三明经验的政策和舆论氛围,且绝大部分省份已经开始行动起来。截至 2022 年 5 月底,31 个省份在领导体制上实现由党委和政府主要负责同志担任医改领导小组组长;28 个省份实现了由一位政府负责同志统一分管"三医"工作。省级医改组织体制上的变革,为进一步推进地方各级政府学习借鉴三明经验、推进三明经验落地奠定了领导组织基础。事实上,在三明经验的推广落实中,也存在一些地方政府动力不足、机械抄作业的消极现象。

整体来看,推广三明经验是国家深化医改意志的体现,具有高位、多维、多层的属性,需要在高位推广政策的支持下,依据经验的体制、制度、机制和技术属性采用不同的推广举措,以实现经验有序传播、落地生根的实效。当前,以国务院医改领导小组为代表的推广主体认真贯彻落实党中央、国务院部署精神,积极制定推广政策和检测评价体系,建立推广基地以及组织中央媒体宣传解读,行动快捷有力。以地方政府为代表的经验学习和接受主体则略显动力不足,特别是落实经验落地的基层政府比较被动消极、存在畏难情绪。事实上,基层政府又是经验能否落地、有效生根的关键,因此,随着领导组织体制变革在省级层面的落实,下一步的推广重心应在层层落实

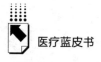

的基础上传导到基层政府，切实激发出基层政府学习借鉴三明经验的自觉性和深化医改的能动性。

参考文献

1. 三明市医改领导小组：《三明市深化医药卫生体制改革情况汇报》，2019。
2. 杨中旭、海若镜：《三明医改这九年》，三明市卫健委信息科，2021年6月25日，http：//www.sm.gov.cn/zw/ztzl/shyywstzgg/gzdt/202107/t20210701_1680013.htm。
3. 《"医疗、医保、医药"三医联动　三明向公立医院综合改革要红利》，《财政简报》2013年第40期。
4. 詹积富：《贯彻新思想践行新理念　建设新时代健康保障体系》，2022。
5. 中共三明市委、三明市人民政府：《三明市牢记总书记重要嘱托　推进医改再出发文件及资料汇编》，2022。

Abstract

Deepening the reform of the medical and health system is a difficult social system project that involves a wide range. After 13 years of hard exploration, China's deepening of medical reform has changed from laying the foundation to improving the quality, from building a framework to building a system, and from a single pilot project to a systematic promotion. The construction of county medical community is an important content and major measure to deepen the reform of the medical and health system into a new stage. It is the embodiment of promoting the idea of "people's health as the center" in the county deep medical reform. It is a new policy of grass-roots medical reform related to the health and well-being of the people.

During the five-year exploration of the construction of county medical community, a number of models who are bold, capable and innovative have emerged, forming a number of practical and replicable practices. After reversing the "making money as the center" to managing Chaos, block waste, and "treating diseases as the center" to establish regulations and systems, Sanming medical reform has entered a new era of "health as the center" to build a health security system, which is in line with the direction of deepening China's medical reform. The practical experience of Sanming medical reform has been affirmed by the main leaders of the Party Central Committee and the State Council for many times, and has been summarized and promoted continuously. The promotion of Sanming experience has become an important point for the Party Central Committee and the State Council to promote and deepen medical reform, and has also become a prescribed action for all parts of the country to practice and deepen medical reform.

This book takes "Sanming practice" of the health security system in the new

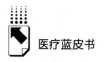
era as the theme. This theme is on the basis of a deep understanding of the spirit of the new era, new ideas and new requirements, and in accordance with the promotion direction and quality improvement requirements of deepening medical reform and the construction of county medical communities. And it is the decision made by the editorial board after many rigorous, careful, in-depth and intense discussions. This book aims to promote the summary and promotion of Sanming experience required by the Party Central Committee and the State Council. With the health security system of the new era as the core, this report systematically explains the overall logic, process, key points and essence of Sanming medical reform, as well as the reform of government responsibility for running hospitals, the reform of medical management system, the reform of medical management system, the reform of medical insurance management system and the creation of health management system, and makes an objective and comprehensive evaluation and judgment on its effectiveness and experience promotion.

Keywords: Medical Reform of Sanming; Center on People's Health; Health Security System; County Medical Community; Healthy China

Content

I General Report

Abstract: The health security system in the new era is a product under the guidance of higher civilization and the emergence of new development concepts. It is an inevitable requirement for maintaining high-quality sustainable economic development and realizing people's aspiration for a better life. Based on expounding the strategic significance and theoretical origin of constructing the health security system in the new era, this paper deeply analyzes the connotation, fundamental characteristics and basic characteristics of the health security system in the new era, as well as the main framework, returns to the exploration and practice of China from no security to security to national security, and puts forward that the health security system in the new era emphasizes the responsibility of the government and needs closer stakeholder linkage essential health security is provided by government and Non-essential health security by market. It also deeply expounds the challenges faced by the construction of health security system in the new era, and finally puts forward strategic and strategic suggestions from the aspects of financing, service provision, talent security, grass-roots health system and so on.

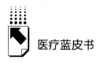
Keywords: Health Security System in the New Era; Basic Connotation; Features; Main Framework

II Exploration

B.2 Construction of County Medical Community with Chinese Characteristics: Sanming Model   *Li Zhen* / 048

Abstract: Based on the real situation, taking problems as the direction and maintaining pioneering spirit, the reformers of Sanming adhered to the systematic and joint reform of medical service, medication and medical assurance. It has gone through two stages "Managing Chaos, Stopping Waste" and "Constituting Regulation, Establishing Institutions". Now it is in the stage of "Preventing Disease, Promoting health", promoting the transformation from "Disease" to "Health". After 10 years of exploration and practice, the operation of public hospitals under the mode of Sanming general hospital has been continuously improved; The leverage and sustainability of the medical insurance fund have been enhanced, and the cost burden of patients has been gradually reduced; It has formed a reasonable and orderly pattern of graded diagnosis and treatment; A new type of health management and care organization integrating medical treatment and prevention has been established, and a unique new mode of medical and preventative collaborative service system has been explored. Sanming medical reform has been recognized by the main leaders of the party and government. As a national experience promotion base for deepening the reform of the medical and health system, it has an important demonstration, breakthrough and leading action for the national reform.

Keywords: General Hospital; Collaborative of Disease Treatment and Prevention; Medical Community

B.3　The Ten Problems Faced by Deepening the Medical Reform

　　and Sanming's Cognition　　　　　*Zhan Jifu, Liu Chun* / 069

Abstract: Cognition is the foundation of action. Only when the cognition is comprehensive and the analysis is in place can we have a well-thought-out plan. Specific direction and goals make us full of confidence in action. Sanming medical reform is characterized by deeply analyzing the causes of medical insurance and medical problems, clarifying the mind, carrying out overall design and phased implementation. The problems faced by medical reform are complex and diverse. Only through the phenomenon can we see the essence and find the root cause. This paper analyzes the current situation of the problem, and deeply excavates the essential root, in order to achieve the purpose of applying the remedy to the case.

Keywords: Marketization; Profit Seeking; Double Siphon; Support Doctors with Medicine Revenue

B.4　Ten Years' Exploration of Sanming Medical Reform

　　　　　　　　　　　　　　　　　Zhan Jifu, Liu Chun / 083

Abstract: Facing the essence of medical care, medical insurance and medicine, the reformers of Sanming bravely broke down the obstacles of system and mechanism and the pattern of vested interests, and always adhere to the health as the center of reform, promote the joint reform of medical service, medication and medical assurance. Sanming medical reform aims to build a health security system in the new era, that is, government medical responsibility system, medical security service system, health management and care organization system, and health performance evaluation and supervision system. It takes joint reform of medical service as the requirements, and firmly grasps the key "six heads". By reforming the unreasonable government management system, Sanming has changed the operation mechanism of the hospital, established a positive health incentive

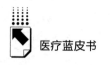
mechanism, promoted the behavior change of the government, hospitals, doctors, medical insurance, medicine and individuals, made the medical behavior of doctors go in the same direction with the interest demands of the people, and truly realized the health-oriented.

Keywords: "Joint Reform of Medical Service"; Health Security System in the New Era; "Six Channels"; "Three Regression"; Behavior Change

B.5 Key Points, Essence and Experience Promotion of Sanming Medical Reform *Shi Xiaolin, Chen Hang* / 108

Abstract: Sanming medical reform has achieved fruitful results. It's operation mode is widely accepted by many sectors of society. Sanming has become the national healthcare reform experience promotion base. Sanming does not shy away from conflict, has courage to touch the interests, does top-level design, pushing forward systematically, accommodates the interests of main parties in the process of healthcare reform. Sanming forms the new era of health security system in which healthcare reform is oriented by the Party Committee and the government and takes health as the central task. The central government adopted a variety of ways to promote sanming medical reform experience and formed social consensus. However, there are still a lot of difficult. It will contribute to the promotion and implementation of sanming medical reform experience which is carrying out nationwide medical reform in a coordinated manner, accelerating the construction of a compact Medical Alliance (Country Medical Community), etc.

Keywords: Government Orienting; Center on Health; The National Healthcare Reform Experience Promotion Base

Ⅲ　Practice

Abstract: with the deepening of medical and health system reform, higher requirements are put forward for government management. As the reform leader and top-level designer, how to better shoulder the construction responsibility, management responsibility, guarantee responsibility and supervision responsibility in the medical and health system is the key to ensure people's health. In view of the common problems in the government health management system, such as the weak concept of government subject, the need to optimize the allocation of government functions, and the lack of integration of policy implementation and supervision, Sanming municipal government aims to "be acceptable to the people", "affordable by the finance", "operational by the fund" and "sustainable by the hospital". It takes "public hospitals return to the nature of public welfare", "doctors return to the role of seeing doctors" and "drugs return to the function of treating patients" as the guidance, The reform of the government leadership system, the change of the administrative management system, the revision of the hospital management system, the strengthening of hospital operation supervision, and the implementation of the linkage and coordination of medicine, medical insurance and medical care have reduced medical costs and improved operational efficiency. It has achieved innovative breakthroughs in government health management at the institutional level, and achieved outstanding results in medical reform at the practical level, providing an important reference for clarifying government responsibilities and giving play to the leading role of the government in the process of medical and health system reform.

Keywords: Medical Reform; Government Management; The Responsibility of Running Hospitals

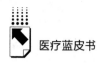
B.7 Reform of Pharmaceutical Management System: Cutting off the Chain Driven by Grey Interest

Nong Sheng / 166

Abstract: In the inherently poor demographic and socio-economic conditions, Sanming City is also facing the "drug chaos" in the pharmaceutical market, which is common across the country. In the face of the urgency of reform and considering the strategy of reform, the Sanming Medical Reform Group decided to open the way by "treating chaos and blocking waste" and "building a charter and system" to realize "people's health as the center". "The reform of medicine has significantly curbed the cost of medicine. Its pharmaceutical reform has significantly curbed the rising cost of medicine, and has achieved a win-win situation for all three parties: supply, demand, and insurance, which has significantly reduced the burden of medical treatment on residents and made the health insurance fund safer. The inspiration of the Sanming drug reform is that there must be external leadership and impetus beyond the inherent system, and sufficient administrative authority and management resources to promote and implement the reform. Otherwise, Sanming's health care reform will remain at the level of academic discussion only, as will public hospital reform in many parts of the country, and no substantive and realistic changes will occur in order to advance the reform. Under the guidance of clear and unambiguous reform goals, each step of Sanming's reform measures have leadership support, peer understanding, and focus on implementation, before breaking the resistance points in the old interest chain one by one, making the drug reform a national model.

Keywords: Support Doctors with Medicine Revenue; Building Rules and Regulations; Sunshine Procurement; Strategic

B.8 Reform of Medical Management System: Building a
Positive Incentive Operation Mechanism

Nong Sheng / 186

Abstract: Sanming City has established a new mechanism of positive incentives for medical operation by rationalizing the government management system, cutting off the use of drugs to support medical care, vacating the cage for birds, and changing the traditional mode of medical practice and other incentive chain reforms. Sanming's medical reform has brought medicine back to its essence, public hospitals back to the public good, the people's burden significantly reduced, hospital finances running smoothly and the reform sustainable. Sanming's experience shows that the problems of the system have to be solved by institutional reform, and the three medical linkages become possible. The Tenglong for birds measure seems simple, but there are more technical issues to be solved, and a comprehensive consideration of all influencing factors is needed to provide the public and government departments with scientific and precise policy solutions.

Keywords: Support Doctors with Medicine Revenue; Integration of Government Functions; Annual Salary System for All Employees; Positive Incentive; Operation Mechanism

B.9 Reform of Medical Insurance Management Mystem:
Giving Full Play to the Guarantee Effect of
Medical Insurance Fund

Xie Qian / 212

Abstract: Medical insurance fund is the economic foundation to ensure the smooth operation of China's medical system. It is an important system design related to the national economy, the people's livelihood and social stability. Its operation and supervision have been widely concerned by all sectors of society. However, in the actual fund management and operation, the legal system of

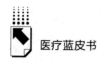

medical insurance fund supervision is not perfect; The fee control mechanism of medical insurance fund is unreasonable, and the phenomenon of swindling and obtaining medical insurance fund is serious; Unscientific fund use and management; The defects of the medical insurance system for urban workers; The payment method needs to be further improved. Over the years, Sanming City has integrated and optimized the traditional medical insurance system, effectively solving the problems of the division of the medical insurance system, the separation of rights and responsibilities, and the disconnection of the "three medical" reform. Straighten out the medical insurance management system through "Three Guarantees in one", give play to the leading role of medical insurance institutions in drug procurement by means of "integration of bidding and purchasing", and promote the reform of medical insurance payment methods at the same time; The implementation of the third precise subsidy and the promotion of medical insurance for the convenience and benefit of the people have played a protective role of the medical insurance fund and provided reform ideas for China's future medical system.

Keywords: Medical Insurance Fund; Regulatory System; Medical Security

B.10 Build a Health Management and Care System, Promote the Life-course Health Management and Care to the Whole Population *Miao Yanqing, Li Zi* / 225

Abstract: Currently, Sanming medical reform has entered the stage of "health-centered". In October 2021, Sanming City started with the implementation of "six major projects" to promote Sanming medical reform. Among them, the health management and care system improvement project is an important sign that Sanming medical reform has entered the health-centered 3.0 stage. Based on the research framework of health management theory and life course theory, this report analyzes the connotation, system setup and operational mechanism of the health management and care system. Then, provide relevant suggestions on expanding the integration of health services and related industries, mobilizing residents' subjective initiative, studying and formulating relevant industry standards and technical specifications. Finally, this paper also provide implications for other region's health reform including optimizing the supply content structure, strengthening the effective cooperation, and promoting the reform of system and mechanism.

Keywords: Health Management and Care System; Whole Population and Lifecourse; Integration of Disease Treatment and Prevention

Ⅳ   Evaluation

B. 11   The Achievements of and Evaluating on Sanming

Medical Reform   *Jing Linbo*, *Shao Yanfang* / 243

Abstract: Based on the ten-year practice of Sanming medical reform, this paper focuses on the analysis of Sanming's achievements in the medicine field, medical insurance field, medical field and comprehensive medical reform, and uses the AMI comprehensive evaluation model to evaluate it. The main conclusion is that Sanming medical reform is a reform with remarkable achievements, correct direction and beneficial to the people, hospitals, doctors and the government. This paper believes that based on the needs of the "new era", Sanming medical reform should continue to deepen vertically and promote horizontally, so as to set a benchmark for promoting the deepening of the national medical reform and the upgrading of the national health security system.

Keywords: "Joint Reform of Medical Service"; Achievements of Medical Reform; AMI Comprehensive Evaluation

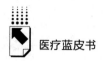

B.12　The Formation of Sanming Medical Reform Experience and Evaluating on the Experience Promotion

Wang Xuefeng, Liu Fengmei / 272

Abstract: Sanming medical reform has become a model for learning all over the country. It has become one of the models of deepening the reform of the medical and health system and building a new era of health security. The Sanming experience is being vigorously promoted nationwide in accordance with the requirements of the Party Central Committee and the State Council. Based on the principle of promoting reform and construction through evaluation and the direction of promoting the construction of a new era health security system, this text evaluates and analyzes the achievements of Sanming experience promotion from the perspective of experience formation and promotion, in order to improve the achievements of Sanming experience promotion.

Keywords: Medical Reform of Sanming; Medical Reform Experience; Health Security; Experience Promotion

皮 书

智库成果出版与传播平台

❖ 皮书定义 ❖

皮书是对中国与世界发展状况和热点问题进行年度监测，以专业的角度、专家的视野和实证研究方法，针对某一领域或区域现状与发展态势展开分析和预测，具备前沿性、原创性、实证性、连续性、时效性等特点的公开出版物，由一系列权威研究报告组成。

❖ 皮书作者 ❖

皮书系列报告作者以国内外一流研究机构、知名高校等重点智库的研究人员为主，多为相关领域一流专家学者，他们的观点代表了当下学界对中国与世界的现实和未来最高水平的解读与分析。截至 2021 年底，皮书研创机构逾千家，报告作者累计超过 10 万人。

❖ 皮书荣誉 ❖

皮书作为中国社会科学院基础理论研究与应用对策研究融合发展的代表性成果，不仅是哲学社会科学工作者服务中国特色社会主义现代化建设的重要成果，更是助力中国特色新型智库建设、构建中国特色哲学社会科学"三大体系"的重要平台。皮书系列先后被列入"十二五""十三五""十四五"时期国家重点出版物出版专项规划项目；2013~2022 年，重点皮书列入中国社会科学院国家哲学社会科学创新工程项目。

皮书网

（网址：www.pishu.cn）

发布皮书研创资讯，传播皮书精彩内容
引领皮书出版潮流，打造皮书服务平台

栏目设置

◆关于皮书

何谓皮书、皮书分类、皮书大事记、
皮书荣誉、皮书出版第一人、皮书编辑部

◆最新资讯

通知公告、新闻动态、媒体聚焦、
网站专题、视频直播、下载专区

◆皮书研创

皮书规范、皮书选题、皮书出版、
皮书研究、研创团队

◆皮书评奖评价

指标体系、皮书评价、皮书评奖

◆皮书研究院理事会

理事会章程、理事单位、个人理事、高级
研究员、理事会秘书处、入会指南

所获荣誉

◆2008年、2011年、2014年，皮书网均
在全国新闻出版业网站荣誉评选中获得
"最具商业价值网站"称号；

◆2012年，获得"出版业网站百强"称号。

网库合一

2014年，皮书网与皮书数据库端口合
一，实现资源共享，搭建智库成果融合创
新平台。

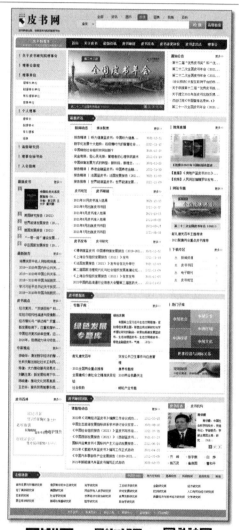

皮书网

"皮书说"
微信公众号

皮书微博

权威报告·连续出版·独家资源

皮书数据库
ANNUAL REPORT(YEARBOOK)
DATABASE

分析解读当下中国发展变迁的高端智库平台

所获荣誉

- 2020年，入选全国新闻出版深度融合发展创新案例
- 2019年，入选国家新闻出版署数字出版精品遴选推荐计划
- 2016年，入选"十三五"国家重点电子出版物出版规划骨干工程
- 2013年，荣获"中国出版政府奖·网络出版物奖"提名奖
- 连续多年荣获中国数字出版博览会"数字出版·优秀品牌"奖

皮书数据库

"社科数托邦"
微信公众号

成为会员

登录网址www.pishu.com.cn访问皮书数据库网站或下载皮书数据库APP，通过手机号码验证或邮箱验证即可成为皮书数据库会员。

会员福利

- 已注册用户购书后可免费获赠100元皮书数据库充值卡。刮开充值卡涂层获取充值密码，登录并进入"会员中心"—"在线充值"—"充值卡充值"，充值成功即可购买和查看数据库内容。
- 会员福利最终解释权归社会科学文献出版社所有。

数据库服务热线：400-008-6695
数据库服务QQ：2475522410
数据库服务邮箱：database@ssap.cn
图书销售热线：010-59367070/7028
图书服务QQ：1265056568
图书服务邮箱：duzhe@ssap.cn

▲▲社会科学文献出版社 皮书系列
SOCIAL SCIENCES ACADEMIC PRESS (CHINA)

卡号：753978295766
密码：

中国社会发展数据库（下设 12 个专题子库）

紧扣人口、政治、外交、法律、教育、医疗卫生、资源环境等 12 个社会发展领域的前沿和热点，全面整合专业著作、智库报告、学术资讯、调研数据等类型资源，帮助用户追踪中国社会发展动态、研究社会发展战略与政策、了解社会热点问题、分析社会发展趋势。

中国经济发展数据库（下设 12 专题子库）

内容涵盖宏观经济、产业经济、工业经济、农业经济、财政金融、房地产经济、城市经济、商业贸易等 12 个重点经济领域，为把握经济运行态势、洞察经济发展规律、研判经济发展趋势、进行经济调控决策提供参考和依据。

中国行业发展数据库（下设 17 个专题子库）

以中国国民经济行业分类为依据，覆盖金融业、旅游业、交通运输业、能源矿产业、制造业等 100 多个行业，跟踪分析国民经济相关行业市场运行状况和政策导向，汇集行业发展前沿资讯，为投资、从业及各种经济决策提供理论支撑和实践指导。

中国区域发展数据库（下设 4 个专题子库）

对中国特定区域内的经济、社会、文化等领域现状与发展情况进行深度分析和预测，涉及省级行政区、城市群、城市、农村等不同维度，研究层级至县及县以下行政区，为学者研究地方经济社会宏观态势、经验模式、发展案例提供支撑，为地方政府决策提供参考。

中国文化传媒数据库（下设 18 个专题子库）

内容覆盖文化产业、新闻传播、电影娱乐、文学艺术、群众文化、图书情报等 18 个重点研究领域，聚焦文化传媒领域发展前沿、热点话题、行业实践，服务用户的教学科研、文化投资、企业规划等需要。

世界经济与国际关系数据库（下设 6 个专题子库）

整合世界经济、国际政治、世界文化与科技、全球性问题、国际组织与国际法、区域研究 6 大领域研究成果，对世界经济形势、国际形势进行连续性深度分析，对年度热点问题进行专题解读，为研判全球发展趋势提供事实和数据支持。

法律声明

"皮书系列"（含蓝皮书、绿皮书、黄皮书）之品牌由社会科学文献出版社最早使用并持续至今，现已被中国图书行业所熟知。"皮书系列"的相关商标已在国家商标管理部门商标局注册，包括但不限于LOGO（▧）、皮书、Pishu、经济蓝皮书、社会蓝皮书等。"皮书系列"图书的注册商标专用权及封面设计、版式设计的著作权均为社会科学文献出版社所有。未经社会科学文献出版社书面授权许可，任何使用与"皮书系列"图书注册商标、封面设计、版式设计相同或者近似的文字、图形或其组合的行为均系侵权行为。

经作者授权，本书的专有出版权及信息网络传播权等为社会科学文献出版社享有。未经社会科学文献出版社书面授权许可，任何就本书内容的复制、发行或以数字形式进行网络传播的行为均系侵权行为。

社会科学文献出版社将通过法律途径追究上述侵权行为的法律责任，维护自身合法权益。

欢迎社会各界人士对侵犯社会科学文献出版社上述权利的侵权行为进行举报。电话：010-59367121，电子邮箱：fawubu@ssap.cn。

社会科学文献出版社